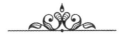

科室创新管理

池宇翔 编著

KESHI CHUANGXIN GUANLI

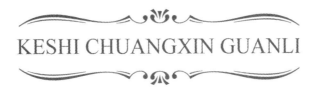

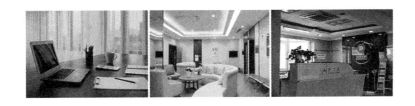

西南大学出版社

SWUP 国家一级出版社 全国百佳图书出版单位

图书在版编目（CIP）数据

科室创新管理 / 池宇翔编著.— 重庆 ： 西南师范大学出版社，2021.4

（品牌科室管理丛书）

ISBN 978-7-5621-5796-0

Ⅰ．①科⋯ Ⅱ．①池⋯ Ⅲ．①医学－管理 Ⅳ．①R197.32

中国版本图书馆CIP数据核字(2019)第065190号

科室创新管理
KESHI CHUANGXIN GUANLI

池宇翔　编著

责任编辑： 熊家艳

责任校对： 翟腾飞

书籍设计： ◠◡ 起源

出版发行： 西南大学出版社（原西南师范大学出版社）

地址：重庆市北碚区天生路2号

邮编：400715

印　　刷： 重庆市国丰印务有限责任公司

幅面尺寸： 185 mm×260 mm

印　　张： 16.5

字　　数： 297千字

版　　次： 2021年4月　第1版

印　　次： 2023年12月　第4次印刷

书　　号： ISBN 978-7-5621-5796-0

定　　价： 68.00 元

我国很多医院高层管理者都想方设法建设质量效益型医院，已是大势所趋。作为医院战略业务单元的临床科室，无疑需要紧跟时代步伐创新管理。这套品牌科室管理丛书，很大程度上能够帮助科室主任、护士长从医学专家成长为管理专家，是值得品读的作品！

桂克全

健康界总编辑，《解密华西》《申康维新》作者

在医院经营管理面临政策变革、行业激荡的今天，每位管理者都在殚精竭虑地思索符合医学科学属性、医院发展规律的资源整合、效率提升，都致力于推动医院从优秀走向优胜。品牌科室管理丛书成功地将理论体系与管理实践有机结合，是池宇翔老师行胜于言医院经营管理思想的精华呈现。从丛书中体会智慧，从交流中探索出路，与各位医管同行共同奋进！

倪书华

南京同仁医院总经理、管理学博士

台湾的医疗改革从 20 世纪 70 年代开始，借由区域医疗网络规划及医院评鉴的推动，再加上全民健康保险的实施，使得医院管理逐步实施了以病人为中心的管理系统。大陆的地域更广、医院更多，要想成功实现医疗改革，必须要深入进行医院管理研究，找到适合大多数医院的管理模式。品牌科室管理丛书提倡从科室开始管理变革，降低医疗改革的难度和阻力，为大陆医改打开了一扇窗户！

陈进堂

中国台湾健康产业平衡计分卡管理协会创会理事长、《医疗平衡计分卡》作者

他序

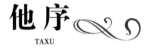

TAXU

　　池宇翔教授，幼以拯救黎庶为志，苦读医籍，勤思笃行，扎根骨科，兢兢业业，闻鸡即起，达旦无休，挽万千痛患于即倒，为患家与同行之共赏，终有小成。

　　然医者熙熙，患者攘攘，深感日久担重，手握屠龙之刃，遍尝回天之无力，终悟先贤鲁迅之感慨，国人病不在身而在心。

　　痛定思痛，弃万千宠爱于不顾，奋而离职，苦思当下医患离心之桎梏，欲解顽疾于根本。以科学之法，见微知著，将医患之矛盾纵横条理，引古喻今，师夷长技，誓以彻底解决医患矛盾为余生之念。天道酬勤，终有所悟，且心无藏私，尽注笔端，望对天下医者有所裨益，不求尽善尽美，唯愿无愧于心。

　　吾与池君神交旷久，今拜读其文，深有所得，望与诸君共赏。

陈　伟

全国知名医院管理专家、北京积水潭医院医患关系协调办公室主任

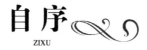

自序 ZIXU

突破现有医疗体制进行医院管理变革
——后半生就做这件事

　　20 世纪 70 年代末我国开始实行改革开放，医疗行业被推向市场经济，到了 90 年代末，医患矛盾和医疗纠纷不断凸显。2009 年我国实施新医改，数年时间过去了，国家出台了许多医改政策，每年投入数以千亿的资金，而医改的成效并不明显。民众对医院和医务人员的不满好像没有明显改善，医院员工的抱怨似乎没有明显减少。

　　新医改的问题到底出在哪里？这是政府、医疗从业者和广大老百姓都非常关心的问题。我作为一名医院管理的研究者和践行者，也从未停止思考这个问题。不同省市、不同级别、不同类型医院的问题的解决方法应该是不同的。

近年，我在研究我国医院该如何借鉴部分国家和地区已有的医院管理变革经验时，发现医疗行业的改革不但要进行医疗体制的改革，还要进行医院管理的变革。从国际和国内医改的经验来看，医疗体制的改革是一个漫长而艰难的过程，而医院管理的变革是可以突破现有的医疗体制而得以实现的。

新医改的目标是解决老百姓"看病难、看病贵"的问题，其实与世界上其他国家和地区医院相比较，我国医院"看病难、看病贵"只是一种表面现象。在我国的区县医院和乡镇卫生院看病难吗？我国的中小医院门诊诊疗费和住院手术费贵吗？我国医院目前存在的最大问题，其实是医疗偏离了正确的方向和原有的本质，绝大多数医院更多地是以经济效益为中心和以治疗疾病为中心，而没有真正地以病人为中心和以健康为中心。医疗的本质应该回归到"治好病、当人看、服务好"，不但要实现生理—心理—社会医学模式，还应该有让民众不生病或者少生病的健康管理理念。

近年我在医院管理研究和实践的过程中，体会到部分国家和地区先进的医院管理理念值得我国的医院借鉴，但由于文化传统和社会环境的较大差异，需要对其他国家和地区的医院管理理论和实践进行一定的改良和转化。2004年，我开始系统地研究著名医院管理专家张中南教授的人本位医疗与美国医疗机构评审国际联合委员会医院评审标准、新加坡医院优质服务体系，以及中国台湾医院经营管理模式等前沿医院管理理论和实践。对国内数十家经营管理成果优异的医院进行案例剖析，并用研究的管理理论在多家医院进行管理实践，认识到一些现代化医院管理理念是能够在我国医院实施和落地的。

医院管理变革千头万绪，从哪些方面开始、从什么时候开始、从哪些群体开始、达到什么样的目标等问题需要深入地研究和详细地规划。我从事医院管理和医院管理研究十余年,知道在医院的组织结构中有一个相对独立的经营管理战略业务单元——临床科室。为了降低医院管理变革的难度和阻力,医院管理变革可以从每一个临床科室开始,通过科室试点推广到全院,以科室局部的改变来推动医院系统的改变。

科室管理变革的实施,需要科主任和护士长充分发挥管理的重要作用。我国医院的科主任和护士长都是医学专家出身,绝大多数医院选拔科主任和护士长的标准都是技术优先,而非经营管理能力。我国医院要想推动管理变革,将科主任和护士长从医学专家培养成管理专家是一个发展趋势。当科主任和护士长成为卓越的医院管理者后,医院管理变革将会变得比较轻松和顺利。

我通过对美国、新加坡,以及中国台湾地区医院管理变革的研究,发现医院科室管理变革主要从四个方面转变:一是管理模式的转变,从以管理领导意志为中心到以员工参与为中心,真正地实现以员工为中心的科室创新管理;二是医疗模式的转变,从以治疗疾病为中心到以病人健康为中心,真正地实现生理—心理—社会的全人整合医学;三是服务模式的转变,从以医院职能为导向到以患者需求为导向,真正建立医院的优质服务体系;四是医患模式的转变,从医生主导方式到患者参与方式,真正实现有效地人文医患沟通。要让科主任和护士长掌握和运用管理模式、医疗模式、服务模式和医患模式转变的理念和技能,就需要对科主任和护士长进行系统培训和全面辅导。

我曾经无数次在内心问过自己这样两个问题:一是我这辈子可以活到多少岁?二是我活着究竟是为了什么?人的一生其

实是非常短暂的，我期望自己能够活到 80 岁左右，总计大约 3 万天时间。仔细一计算自己的人生已经过半，只剩下 1.5 万天左右的时间。我的后半生到底要做些什么，才能使自己离开这个世界的时候，少留一些遗憾？

要想自己的后半生不留太多的遗憾，首先要尽量让自己保持健康的状态。我开始了合理饮食、适度运动、规律生活和平衡心理，似乎在修炼自己的身体和心灵。然后是多抽时间陪伴家人，父母年事已高，他们陪伴子女的时间在不断地减少。女儿在一天一天地长大，她独立生活的日子在慢慢逼近。而在以后的日子里，陪伴自己最多的是妻子。我要珍惜陪伴父母、妻子、女儿的每一分每一秒。

人生要活得更加精彩，我选择了对事业毕生追求。事业和工作有着本质的区别，工作更像是自己谋生的手段，而事业则是自己的兴趣爱好所在。在公立医院的十余年，我从一名骨科医生、创伤科主任成长为医院副院长。后来从公立医院辞职，到民营医院当院长。现在我成为一名医院管理研究者，专门从事医院管理培训、咨询和辅导工作。我非常热爱目前所从事的事业，而目前这种工作方式也让我有独立的时间和充沛的精力去思考和研究自己想做的事情，真正地将兴趣爱好和事业追求融为一体，甚至到了爱不释手的地步。

我希望通过自己的努力，能够成为培养医院科主任、护士长的专家，践行科室管理模式、医疗模式、服务模式、医患模式的转变。为了推动医院管理的变革，早日实现新医改的目标，真正让我国医院回归医疗的正确方向和原有的本质，我愿意贡献自己的一份力量。

2013 年我出版了第一本医院管理著作——《品牌科室：创新经营与职业化管理》。近年在全国各地医院培训和辅导的时候，我时常会听医院院长说，他们把这本书作为必读书籍推荐给科主任、护士长，这让我感到高兴和莫大的欣慰。

随着对医院科室经营管理的深入研究和不断实践，我的团队已经初步形成一套将科主任、护士长从医学专家培养成管理专家的复合型人才培养体系。我准备用两年的时间来完成品牌科室管理丛书的研究和编写工作，并且打算以后每三至五年对丛书进行一次全面的改版，希望丛书未来能够成为全国医院科主任、护士长管理的参考书。

首先，出版第一本书《科室创新管理》：员工共同参与的管理模式，学习我国台湾地区医院科室经营管理理念，主要从医院目前面临困境、医院未来发展趋势、战略管理分析、战略规划制订、学科品牌定位、管理模式改进、财务成果衡量、患者服务营销、医疗质量改善、员工职业发展等方面诠释科室的经营管理。创新的含义是实现以患者为中心的经营理念，实现员工共同参与的管理模式。

其次，出版第二本书《医院优质服务》：患者需求导向的服务模式，借鉴新加坡医院优质服务体系，主要从医院服务的现状、医院优质服务的概述、医院优质服务的策略、医院服务的调研、美化医院服务环境、医院5S现场管理、塑造员工服务行为、员工服务行为规范、改善医院服务流程、医院优质服务管理等进行全面的阐述。科室管理变革从最容易改变的事情开始，从最能够见到效果的项目开始，医院优质服务体系的建设是医院管理变革的突破口，分别从医院服务环境、员工服务行为、患者就诊流程等三个方面，由浅入深，逐步推进。

再次，出版第三本书《全人整合医疗》：关注患者健康的医疗模式，引用美国医院生理—心理—社会医学模式的思路，主要从患者安全目标、完整医疗思维、整体护理模式、全面康复理念等方面阐释全人整合医学的实践。改变传统以治疗疾病为中心的临床思维方式，转变为以患者健康为核心的临床思维方式；颠覆以往只注重医疗技术的临床模式，提倡从医疗、护理、康复三方面保障患者健康。

最后，出版第四本书《有效医患沟通》：医患伙伴合作的沟通模式，沿用欧美国家医院医患沟通的通用课程，主要从医患沟通模式转变、医患沟通核心技能、医患沟通情景演练等三个方面展开讲解和训练。完全模拟医生对患者进行诊断和治疗的临床场景，与患者建立伙伴关系和提供访谈结构贯穿整个医患沟通过程，对医生的提问、倾听、语言、行为和沟通流程都进行必要的规范和训练，让医生真正掌握有效沟通的技能。

每个人的能力和时间都是有限的，我的后半生就做这件事，努力成为我国医院科主任、护士长培养专家，从科室创新管理、医院优质服务、全人整合医疗、有效医患沟通等四个方面去完善科主任、护士长的培养体系，为我国的医院管理变革贡献自己微薄的力量。

池宇翔

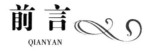

科室创新管理点燃医院管理变革

医院未来的发展目标和方向在哪里？科室经营管理应该怎么做？这是每一位医院院长、科主任和护士长都在思考的问题。新时代的科室经营管理需要创新的思维和变革的勇气，创新管理或许是解决目前科室经营管理困难的最佳答案。

科室创新管理是指医院把新的管理要素（如新的管理方法、新的管理手段、新的管理模式等）或要素组合引入科室经营管理系统，以更有效地实现组织目标的创新活动。

科室创新管理主要体现在两个方面：一是从经验管理到科学管理；二是从管理领导意志到员工参与。前者是指从过去的凭经验、靠直觉的管理方式转变为制订战略规划和实施运营管理的管理方式。后者是指从传统的强制、命令的管理方式转变为员工主动参与、领导支持协助的管理模式。

科室是医院战略业务单元，医院的社会效益和经济效益都是在每个科室得到具体的体现，科室管理在医院管理中发挥着重要的作用。每个科室都是一家专科医院，科主任是专科医院的院长。

我国医院的科主任和护士长绝大多数都是医学专家出身，如何从一名优秀的医学专家转型为一名优秀的管理专家，是每一位科主任和护士长都面临的问题。现代管理学之父彼得·德鲁克说道：管理者不同于技术和资本，不可能依赖进口。中国发展的核心问题，是要培养一大批卓有成效的管理者。他们应当是中国自己培养的管理者，熟悉并了解自己的国家和人民，并深深根植于中国的文化、社会和环境中。只有中国人才能建设中国。

如何将科主任和护士长培养成为卓有成效的科室管理者是医院院长感到最头疼的事情。科主任和护士长因为工作时间、自身精力和医院经费等诸多因素，不可能都像医院院长一样花费较长时间去参加清华、北大、复旦、川大等高校举办的现代医院管理研修班，进行系统的医院管理学习。

目前我国医院的科室经营管理是内困外忧，面临着巨大的挑战。科室内部管理面临粗放管理、畸形医疗、不满服务等问题，已经不能适应患者的需求和员工的发展。科室外部经营遇到医患纠纷、医保控费、激烈竞争等发展障碍和生存压力。

台湾地区在二十世纪七八十年代的医院状况与大陆医院目前面临的问题有很多的相似之处：大医院一床难求、看病"三长两短"、"回扣"、医患纠纷等。台湾地区用了十五年左右的时间改变了这一状况。

通过对台湾地区医院管理的研究我们发现，台湾地区医院管理已经形成一个比较完善的体系，从理论研究、专业培训到管理实践。特别是台湾地区长庚医院的经营管理模式给台湾地区的医院管理带来了"鲶鱼效应"，推动了私立医院和公立医院的良性竞争和发展。

台湾地区长庚医院创造的责任中心和专科经营助理的制度值得推广。科主任和护士长主要负责学科发展、战略规划和医疗质量、护理质量，专科经营助理主要负责科室日常运营管理，将学科战略管理与科室运营管理进行适当的分工，更有利于科室的经营管理。

学科战略管理主要是从战略环境分析、战略规划制订和战略规划执行三个方面来施实，以明确学科发展的目标和方向，满足患者需求、员工发展需求，参与竞争，形成科室的核心竞争力，使科室实现永续经营。

科室运营管理是对学科战略规划的有效执行，主要从财务成果、患者服务、医疗质量和员工发展四个方面来进行细化。财务成果是科室经营管理的最终目标，患者服务是科室经营管理的根本要求，医疗质量是科室经营管理的永恒主题，员工发展是科室经营管理的坚实基础。

学科战略管理和科室运营管理强调，科主任和护士长要具备系统思考的思维模式，要善于运用管理工具。在科室创新管理的理论体系中，平衡计分卡这个管理工具的运用贯穿了战略管理和运营管理的全过程，让科主任、护士长既具备系统思考的能力，又具备管理技能。

科室创新管理的理论体系可以让科主任、护士长在有限的时间内，形成对未来三到五年学科发展进行战略规划的思维模式，也使其具备了科室日常运营管理的基本能力。同时还解决了医院院长反复强调的执行力低下问题，培养了科主任、护士长对学科发展的责任心。

突破现有医疗体制进行医院管理变革，科室是医院的战略业务单元，是医院最容易进行管理变革的最小经营单位。通过科室创新管理来点燃医院管理变革的火炬，最终取得医改的成功，以解决民众看病难、看病贵的问题。

目录
MULU

第1章
医院目前面临困境

我国新一轮医改从 2009 年开始，国家出台了数十项改革措施，每年投入数以千亿的资金，医改的效果如何？

老百姓看病难、看病贵的问题仍然存在，医患之间的矛盾没有得到根本缓解，患者、家属与医生、护士发生冲突的事件还是时有发生，医务人员收受"红包""回扣"的现象还没有完全消除，医疗费用还在以超过居民收入增长和国内生产总值（GDP）增长的速度持续攀升，医保基金的使用面临巨大压力，民营医院的数量在不断地增加……

目前医院内部管理存在诸多问题，外部经营面临较大的压力，医改政策给其带来很大的冲击。我国医院的经营管理环境，目前面临着巨大的变化，未来十年甚至是二十年、三十年，我国医院将进行持续不断的创新和变革来适应社会的发展。

✿ 管理存在的问题

粗放管理

粗放管理主要是指医院经营管理缺乏系统思考和长远规划，缺少对科学管理工具的运用，更多凭借管理者的经验和个人的直觉进行的管理方式。

医院粗放管理主要体现在三个方面：一是人治管理；二是效益优先；三是技术导向。

第一是人治管理。我国医院的发展存在奉行领导意志的现象，部分医院的发展规划、科室结构调整受领导意志的影响，领导换届可能会使现行管理制度等被否认或调整。

有个别医院院长偶尔会宣扬自己的管理理论和理念有多么的先进，事实上这些院长讲解的管理理论和理念多半是自己的经验总结和创造，很难从工商管理或医院管理的体系中找到相对应的管理原理和模型。

科室管理也经常出现类似的情况,科室的老主任晋升或者退下来,医院便会内部提拔或者外部引进一位新主任,新主任上台很可能"新官上任三把火"。新主任可能将对查房制度、病历书写、病案讨论、会议制度、奖金分配等进行一些形式或内容上的调整和修改,用诸多的改变来证明自己和上任的不同,以此来树立自己的权威和体现自己的能力。

我国台湾地区的医院管理水平在亚洲乃至全世界都是很领先的。我曾参加过台湾的医疗平衡计分卡年会,同时观摩了六家医院对平衡计分卡的实践运用。六家医院中有医学中心、区域医院和地区医院,让我感到惊讶的是,虽然这几家医院在业务收入等方面有着较大的差距,但他们分享的平衡计分卡的管理理论和实践经验却有相似之处。

后来我与台湾医院的同仁进行深入的沟通和交流,了解到台湾从二十世纪七八十年代开始,经过几十年的时间,其同等规模的医院的技术水平、医疗设备、管理能力和服务质量基本趋于同质化。

二十世纪七八十年代,我国台湾地区曾派出大批的医院管理者或者相关专业学生,到美国攻读医院管理硕士或博士,系统学习医院管理体系。这批人员陆续回到台湾,在大学成立医院管理专业,培养了大量医院管理人才,并且对医院管理进行了系统的研究和实践,从而奠定了我国台湾地区医院管理的坚实基础。

我国有数家管理比较有特色的医院,几乎都有一个共同的特征:医院院长任期超过十年,有的甚至长达二十年。比如济宁医学院附属医院原院长武广华、广东省中医院名誉院长吕玉波、浙江台州医院院长陈海啸、浙江东阳市人民医院院长应争先等。这些医院院长任期长达十年以上,能够充分保证医院的长远战略规划的实施,避免因为院长频繁更换导致的医院发展目标和方向的改变或调整。

第二是效益优先。我国从 20 世纪 70 年代末开始实行改革开放,取得了巨大的成就。改革开放有一项关键的措施就是实行社会主义市场经济。改革初期,农村实行"包产到户",一下子将农民的积极性调动起来,后来,工厂实行"责任承包",工人的热情也一下子被点燃了。

医院要发展,员工的待遇要提高,国家却没有相应的经费投入。因此,国家给医院放开了政策,药品可以加成,科室可以实行责任承包,收支结余可以分配奖金等,慢慢地打开了"潘多拉的盒子",医院从此走上了以经济效益为中心的道路。

医院过分强调经济效益是目前我国看病贵和医患矛盾较突出的根本原因之一。医院以经济效益为中心的经营理念对患者、家属、医生、护士以及国家、社会都有较大的危害和不良影响。

对患者、家属而言，医院追求经济效益将导致过度诊断和过度治疗。二十世纪七八十年代我国医院产科的剖宫产率不超过10%，短短几十年的时间过去，剖宫产率增长到36.7%（截至2018年），有的医院甚至更高，而世界卫生组织曾指出剖宫产率不应超过15%。2009年国家发改委调查表明，我国年输液量为104亿瓶，人均8瓶，高于国际人均2.5~3.3瓶，并且我国抗生素的使用量是发达国家的10倍以上。

著名心血管专家胡大一认为，我国滥用心脏支架问题已相当严重，不少患者一次性就被放入3个以上，有的甚至被放入十几个。而在他看来，很少人需要置入3个以上的支架，除非在置入过程中导致其他部位损伤，才被迫补偿性置入支架。

目前，针对心梗患者的治疗，临床中一般有药物、心脏支架和搭桥手术3种方法。胡大一认为，心脏支架之所以被滥用，和医生的积极推荐有直接关系。很多医生会对患者说，一种方法只需要小创伤就可以疏通血管，一种方法需要动大手术。胡大一说，在患者缺乏相应的医学常识的情况下，患者往往更倾向于介入治疗。

在支架滥用的同时，各种大检查也跟着"满天飞"。胡大一说，置入心脏支架首先得做一系列检查，先是做计算机断层扫描（CT），然后是冠状血管造影、血管超声等，有些医生也不管患者血管情况如何，一系列检查下来就足够考验患者经济能力了。

"医生之所以热衷支架治疗，无非就是为了'名和利'，"针对现状，胡大一直接指出问题的关键，"放支架很安全，也会直接收到效果，患者也自然把这个医生当成'名医'。"

胡大一认为，对于稳定型的心脏病患者几乎不需要放支架。"而从临床上看，12%的患者被过度治疗了，38%的支架属于可放可不放。"

对医生、护士而言，科室的经济效益和每个人的奖金是息息相关的。医院既往的奖金分配方案多是收入减支出，再乘以分配比例。科室每个月创造的纯收入越高，科室可分配的奖金就越多，每位医生、护士能够拿到的奖金就越多。通常在医院，骨科、眼科等手术科室奖金高；重症监护科、肿瘤科、心内科等内科科室，因为科室患者病情比较危重，药物治疗比较多；而产科、儿科、急诊科、感染科、麻醉科、康复科、医学影像科等经济效益则相对差些。

全面二孩政策放开以后，出生率有所增加，好多医院发现儿科医生的数量无法满足儿童就医的需求。调查结果发现，我国开设儿科专业的医学院校屈指可数，很多医学院校在数年前就停止了儿科专业的招生，教育部和国家卫健委要求这些医学院校恢复儿科专业的招生。

试想一下，医院为什么没有办法让学临床医学的医生去改行做儿科医生？从专业的角度来讲，临床医学专业与儿科专业是基本相通的，临床医学专业的医生通过进修学习，应该是能够胜任儿科医生工作的。

其深层的原因在于，由于我国的计划生育政策，很多孩子都是独生子女，是父母的心肝宝贝。孩子一旦生病，家长就希望儿科医生开的药能够药到病除，孩子不能受到一丁点儿的痛苦，所以对儿科医生的要求就比较高。同时，儿科医生面对无法表达或者无法清楚表达病情的孩子时，承担着较大的压力。还有，因为儿科的辅助检查简单，用药比较少。

儿科医生的压力大、风险高、收入相对较少，临床医学专业的医生改行从事儿科工作的可能性是非常小的。医院里可能还有部分的儿科医生因无法承受压力和抱怨收入偏低，而选择改行或者离开。

第三是技术导向。我国的许多医院，甚至是乡镇卫生院，都热衷于购买先进的医疗设备，例如 CT 仪、磁共振成像（MRI）仪、彩超仪、全自动生化分析仪、正电子发射计算机断层成像（PET）仪等。购买这些医疗设备的好处是非常明显的，首先是提高疾病的诊断水平，其次是提升医院的品牌形象，同时能为医院创造一笔不菲的收入。

有的区县人口只有几十万，其地区医院 CT 仪就有 4~5 台，甚至有的地区医院多达 10 台。个别医院每天接受 CT 检查的患者只有几个，造成了医疗资源的极大浪费。每年医院维修维护设备的成本、电力成本、人工成本都是不小的开支。

个别规模偏小的民营医院和乡镇卫生院，虽然拥有先进的医疗设备，但是也无法吸引优秀的专业技术人才，可能导致误诊或者漏诊，最后不但不能赚取利润，反而还会赔钱。另外，还有的医院会因为没有专业技术人员或者检测人员偏少，造成医疗设备的闲置。

部分医院为了等级医院的评审，盲目开展难度较大、技术要求较高的手术或治疗，例如心脏介入、肿瘤放疗、关节置换、腔镜手术等，可能会导致手术或治疗的并发症发生，甚至会导致手术或治疗失败，最坏的结果是导致患者死亡。

大多数医院提拔科主任、护士长的标准是技术导向，也称"技而优则仕"。一个医生只有技术水平高，手术做得漂亮，病人看得多，才有机会成为科主任。一个护士只有打针输液水平高，服务态度好，才有机会成为护士长。试问一下，一个优秀的医生或护士能够成为一名优秀的管理者吗？答案是，不一定。

曾经有一家医院的妇产科老主任退下来，医院需要提拔一名新主任。医院的院长和副院长按照"技而优则仕"的原则选拔了一位新主任，因为她的手术是科室做得最漂亮的，慕名找她看病的人是最多的。新主任上任以后，希望通过自己的技术和榜样的作用来带动科室的发展。每天白天做手术，晚上也做手术，上班看病人，下班也看病人。

因为当时我国还没有全面实行医疗保险政策，只有少部分患者是享受公费医疗，大部分患者是自费患者。医院为了增加收入，采取一些政策来激励医生多看病人、多做手术，每收一个住院患者就给予一定比例的奖励，每做一台手术给予一定比例的提成。

这位新主任没日没夜地看病人、做手术，一年以后全科室的医生都向医院院长反映，科主任太贪财了，每天想到的就是不停地"挣钱"！后来，这位科主任听到员工这样的评价，一气之下就从医院辞职，去一家民营医院做专家了。

后来，医院院长意味深长地总结道："医院院长要想把一位优秀的专家毁掉，最简单的办法就是让他当科主任。"

这个案例告诉我们一个道理，医疗技术和医院管理是两个完全不同的领域，一个优秀的技术专家不一定就是一个优秀的医院管理者或科室管理者。医院提拔科室管理者需要制订一定的标准和要求，除了医疗技术之外，还应该考虑人际沟通、战略思维、运营管理、医疗质量、服务意识等其他方面的综合能力。科室管理者与技术专家之间一个最大的不同点在于，科室管理者需要有带领团队工作的能力。

医生、护士在医学院校和护士学校学习的医学基础课程和专业课程，最少是30～40门，最多可能是50门左右。而医院的科主任、护士长从事管理工作以后，需要进行相对系统和专业的管理培训。目前大多数医院在对科主任、护士长的系统培训方面是空白，最多每年安排科主任、护士长出去听几天管理的课程。

目前我国医院的技术和设备的同质化现象越来越严重，未来医院发展的关键在于管理和服务的差异化。医疗技术是医院发展的基础，必须重视技术水平的提高，但是医院管理是医院发展的根本，医院管理能力和水平也需要不断提高。一项先进的医疗技术很难去改变一个落后的管理理念，但是一个先进的管理理念很容易去改变一项落后的医疗技术。

畸形医疗

畸形医疗是指以疾病治疗为中心，以经济效益为导向的医疗模式，是一种完全违背医疗本质的医疗模式。

有的医院院长或科主任、护士长，可能看到"畸形"这两个字的时候心里有一些沉重，但是我目前还没有找到一个更恰当的词语来概括我国目前的医疗现状。目前采用生物医学模式治疗疾病主要有两种方法：一是以战争模式为主；二是以替代模式为主。战争模式就是发明抗生素去杀灭细菌，抗病毒药物去杀灭病毒，抗癌药物去杀灭癌细胞。替代模式就是用药物、器械、设备、移植脏器等部分或者完全替代原有脏器、器官的功能。

医疗的本质是什么？ 医疗的本质应该是，不但要治疗患者身体的疾病，还要解决患者心理、社会和道德的问题。 医疗不但要关注患者的疾病，还应该关注患者的健康，让患者不生病、少生病、生小病、晚生病。 医院不但要治疗患者的疾病，还要帮助患者进行功能恢复，让患者回归家庭、工作和社会。

我国绝大多数医院里的绝大多数医生，询问病史的第一句话是："请问您哪里不舒服？"这是一个封闭式的问题，医生首先关注到的是患者身体的器官和部位。 20 世纪 70 年代开始，医学院校的老师就告诉医学生，我们的医学模式要从单纯的生物医学模式转变为生理－心理－社会医学模式。

从生理－心理－社会医学模式的角度，医生询问病史的第一句话应该是开放式提问："请问您需要什么帮助？"或者"请问您来医院，准备解决什么问题？"这样的提问方式是告诉患者，我们今天可以交流他希望解决的所有问题，不单单是身体的不舒服。

目前我国医院的畸形医疗主要体现在三个方面：一是医疗缺陷；二是护理缺位；三是康复缺失。

第一是医疗缺陷。 一个完整的医疗体系应该是预防医学、保健医学、临床医学和康复医学的有机整合。 而目前我国的医院将大部分的精力和时间都投入在临床医学上，因为临床医学是见效最快、收益最高的部分。

《人民日报》曾经发表一篇文章《病人为何越治越多》，这是值得医院、行政主管部门、政府反省和思考的问题。 我们开办医院的最终目的是什么？ 是治疗疾病，还是健康促进？

中国中医科学院广安门医院花宝金教授因擅长治肿瘤，患者趋之若鹜，一号难求。然而，花教授却并不开心，他说："我行医几十年，每天都在拼命看病。结果，病人不仅没有减少，反而越治越多。作为一名医生，一点成就感都没有。"

花教授是一位清醒的医者，他看到了表面"繁荣"背后的隐忧。从医生个人来说，病人越来越多，说明自己医术高、口碑好，患者认可。但是，从整个国家来说，病人越来越多，则说明医学发展走入误区，重治疗轻预防，医生"只治不防，越治越忙"。

古人云：上医治未病。意思是说，医术最高明的医生并不是擅长治病的人，而是擅长防病的人。遗憾的是，不少医生错误地认为：谁的病人多，谁的本事就大。近年来，很多医院跑马圈地，盲目扩张，有的医院床位数甚至超过 6000 张，成为世界罕见的"巨无霸"，在扩大规模的同时，还大量引进高精尖设备。如此一来，大医院形成"虹吸效应"，抽空了基层的优秀人才，导致患者过度集中难以分流，医院的扩张速度赶不上病人的增长速度。因此，大医院医生整天疲于奔命，都在忙着"治已病"，哪有精力"治未病"？

医学技术越来越进步，医生队伍越来越庞大，而病人却越来越多，这是医生的悲哀，也是医学的误区，值得我们认真反思。美国心脏协会曾有一个生动的比喻：如今的医生都聚集在一条泛滥成灾的河流下游，拿着大量经费研究打捞落水者的先进工具，同时苦练打捞落水者的本领。结果，事与愿违，一大半落水者都死了，被打捞上来的也是奄奄一息。更糟糕的是，落水者与日俱增，越捞越多。事实上，与其在下游打捞落水者，不如到上游筑牢堤坝，让河水不再泛滥。作为医生，不能坐着等人得病，而应防患于未然，避免更多人"落水"。

现在的患者去医院看病，大部分都有这样的错误观点：输液的效果比打针、吃药的效果好，价格贵的药要比便宜的药效果好。这种错误的观点是怎么形成的？大概是科普不到位、医院经济利益驱使、患者固有观念的误区等多因素造成的结果。

患者去医院看门诊或者住院治疗，他们最愿意花钱的地方是什么？购买药物。因为他们认为药物是治疗疾病的，是最应该花钱的。其次，愿意花钱去购买材料或者做检查，这些是看得见、摸得着的，是用在自己身上的。患者最不愿意花钱的地方是什么？医生、护士的人力成本。因为患者和家属看不到医生与护士对疾病诊断、治疗和护理所带来的价值。

诸多因素的影响之下，目前我国医院的医生更多关注患者的身体疾病，而很少去关注患者心理、社会的问题，很少去关心患者是否能够回归家庭和社会。

第二是护理缺位。护士在医院里最主要的工作是什么？可能相当多的专业人士和患者家属都会给出相同的答案：打针输液。护理的基本工作是照顾患者，在照顾患者的同时进行病情观察、治疗处置、膳食指导、心理支持、健康教育等。其实护理工作的内涵是非常丰富的，而现在很多人将护理工作仅局限于打针输液等治疗处置。

在我国绝大多数医院，患者生病住院治疗，在医院的所有生活都是患者的家属或者护工在照顾，导致患者生病住院都需要有人陪伴，结果造成医院住院大楼的电梯非常拥挤，病房的环境异常杂乱。从照顾患者的专业度和患者家属的便利性来讲，患者生病住院，由医院的护士来实现无陪护理是最安全、最经济的。

我曾经在医院里照顾生病的家人数十天，对病人和家属在医院的生活有较深的感触。在医院里我有一个比较重要的任务就是负责打饭，第一顿有剩余的饭菜，病房里没有冰箱来保存，我就自行发明了"土冰箱"来保存，就是在脸盆里装一些凉水，然后将剩余的饭菜放在里面。等到下一顿开饭的时间，我就去病区的微波炉打热，一般情况下需要排队三十分钟到一小时。

有一天病区的微波炉坏了，我暗自庆幸自己曾经在医院工作过，知道临近的病区同样有微波炉。我悄悄地端上饭菜向上一层楼走去，还没有走到放置微波炉的地方，就被这层楼的护士长发现了，然后她大声地对我说："这个病人家属不是我们病区的,不许在这里热饭。"我就灰溜溜地回来了,只好把剩余的饭菜倒掉以后,重新去打饭。

晚上我们在病房睡觉的时候,为了方便夜班护士对病人的病情观察,不能将病房内的灯全部关掉,同时还不能将病房的房门锁起来。如果同病房里面有一位患者夜间需要进行心电监护,我们还不能要求将心电监护仪"嘟、嘟"的警示音关掉。数十天的时间,我能够深刻地体会到什么叫"半梦半醒"。数十天的时间,我们基本上都是在半梦半醒间度过的。

病人和家属换洗衣服和洗澡也是一件比较困难的事情。一般情况下,我一周换洗一次衣服,因为衣服换洗后,很难找到一个地方晾晒。洗澡也不痛快,只能用脸盆接上凉水来冲一冲,我把这种洗澡的方法戏称为"干洗"。这种洗澡方法,千万不要使劲去搓,因为这样可能会永远洗不干净。

住院的患者每天输液的液体什么时候完,原本应该是护士去观察,现在都变成了患者家属或护工的工作。医院床头的呼叫铃,应该是患者病情突然变化或者出现紧急情况时,与护士及时沟通的工具,但现在好多医院的呼叫铃都变成了提醒换液体的工具。护士一听到某一床的呼叫,立马就回答一声:"知道了。"赶紧转身去治疗室给患者配换液体,完全忘记询问患者是什么情况,都习惯性地认为患者是需要换液体了,这是一种非常危险的惯性思维。

因为我是学医出身的,陪床期间还有一个比较专业的事情由我负责,就是每天观察输液的液体什么时候完。在其他医院,病人输液时都是采用透明的输液管,但在这家医院,每个病人每一天都是使用棕色的输液管。有一点医学知识的人都知道,棕色输液管是用于需要遮光的特殊药物,后来一看每日费用清单才知道这家医院的棕色输液管为37.5元,高出其他医院近一倍,我才明白为什么会每天都用棕色输液管。

在观察液体是否输完的时候,棕色输液管的观察难度较透明输液管增大了许多。经常会出现我盯着输液管的时候,液体没完,我没有看见的时候,液体却已经输完了的情况,并且还会有回血倒流的现象。每当这个时候,液体输完了,我也快崩溃了。护士走进来看到这样的情况,多半是说:"家属,如果不看好液体什么时候完,回血把针头堵上了,要重新扎针啰。"

当听到有可能重新扎针,孩子的母亲是最心疼的:"平时经常说自己当医生的时候技术水平还不错,但是我不相信一个连液体什么时候输完都看不到的医生,技术水平会好到哪里去!"没有想到,我当医生时的光辉形象一下子被液体观察——一个原本和我没有任何关系的任务给毁掉了。

2010年卫生部为了让护理回归本源,在全国开展"优质护理服务示范工程"活动，把时间还给护士，把护士还给病人。部分医院在推行优质护理服务的时候，完全误解了优质护理服务活动的内涵，认为护士去帮助病人完成所有的日常生活活动就是优质的护理服务。

医院里部分科室成为优质护理服务的示范病房，护士们就开始主动地帮助所有的病人剪指甲、洗头、洗脚、擦澡等。有的患者不习惯护士帮助他们做这些事情，就好奇地问道："护士，我的手脚都是正常的，你们为什么要帮我洗脚呢？"护士就悄悄地告诉患者："我们科室是医院优质护理服务的示范病房，所以我们要给您洗脚。"当护士把患者的脚洗完以后，患者就把袜子扔到盆子里，然后说道："护士，麻烦您把袜子也给我洗一下。"把单纯对患者的生活照顾认为是优质护理服务是一个非常大的误解。

患者是否需要护士或者家属、护工帮助，需要进行专业的日常生活能力评估。患者因为疾病或者治疗的原因，不会或不能进行日常活动的，护士应该进行帮助。在患者病情允许的情况下，患者不会做的，护士可以教会他们自己做。

第三是康复缺失。我国康复医学的快速发展是在 2008 年汶川地震以后，因为较多的创伤患者需要身体功能、心理功能和社会功能的康复，一些医院才引起了足够的重视。

虽然大部分医院重视康复医学的发展，但是有部分医院还是不能够完全理解，医院为什么要发展康复医学？康复医学到底应该做些什么？还有部分的医务人员把康复医学与保健、按摩等同。目前我国的医保政策中，还有很多的康复项目只能在三级医院报销或者是不能报销。

由于社会对康复医学的不重视，国家对这块儿的投入也比较少，很多病人遇到需要完全自己掏钱治疗的情况，就打起了退堂鼓。偏瘫后脚下垂的病人，走路容易摔跤，如果用上脚托就可以解决，但是就是这样作用很大的脚托，却不在医保范围内。医学应该是预防、保健、治疗和康复共同发展的，但是目前国内只重治疗，80％的钱都投入治疗领域，而且其中 60％～70％花在了重症病人的后期治疗上。

一位生产时因为羊水栓塞导致偏瘫的病人，已经躺着不能动七八年了。大家都说她的丈夫和婆婆对她很好，自从她偏瘫后，丈夫每天上班前为她穿衣服，并把她抱到沙发上看电视，下班回家喂她吃饭、帮她洗澡，婆婆帮她带孩子，让她只要舒舒服服地躺着就行。殊不知他们这样对她完全是害了她。现在即使这位病人想站起来也不可能了，因为她已经错过了康复的最佳时期。很多患者都希望舒舒服服就能让功能得到恢复，这是不可能的。任何功能的恢复都需要付出很大的努力，因此康复治疗至关重要。

目前大部分医务人员在为病人提供治疗的过程中，只看重对疾病的治疗情况，而不关注将来病人能否顺利回归社会。相关调查表明，脑血管病人如果能及时进行康复治疗的话,80％可以恢复到能够独立行走,40％～50％可以恢复到能够进行原来的工作。但事实上,现在绝大部分脑血管病人由于缺乏康复治疗,生活无法自理。对于脑血管病人来说,发病后的一个月是最佳恢复期,4个月是黄金恢复期。

"康复治疗就是教人活动活动,完全没有技术可言。"这样的观点是非常错误的,其实康复过程中,治疗师起着非常重要的作用,但是现在很多医院的治疗师都是护士、技师等改行的,没有地方去的人才会到康复科当治疗师,这正是康复医学发展的瓶颈。

康复医学是一门新兴的学科,是 20 世纪中期出现的一个新概念。 康复医学和预防医学、保健医学、临床医学并称为"四大医学"。 它是一门以消除和减轻人的功能障碍,弥补人的功能缺失,设法改善和提高人的各方面功能的医学学科,也就是功能障碍的预防、诊断、评估、治疗、训练和处理的医学学科。

康复医学是医学的一个新分支,主要利用物理因子和方法(包括电、光、热、声、机械设备和主动活动)诊断、治疗和预防残疾和疾病(包括疼痛),使病、伤、残者在身体上、心理上、社会上、职业上得到康复,消除或减轻功能障碍,帮助他们身体发挥残留功能,恢复其生活能力、工作能力以重新回归社会。

康复医学学科的建立真正地体现了,患者来到医院不但是治疗疾病,还要重返家庭、工作和社会。 康复医学对临床医学进行了补充和延伸,能够彻底将单纯生物医学模式转变为生理－心理－社会的医学模式。

康复意识的缺乏是目前制约医院康复医学发展的重要因素,所以康复教育显得尤为重要。 康复理念的教育应该首先从医院院长、科主任、护士长和医生、护士开始。只有医院的管理者和医务人员认识到康复医学发展的重要性和必要性,才能保证康复医学的早期介入和积极参与。

不满服务

不满服务是指患者到医院看门诊、健康体检或住院治疗时体验不佳,医务人员或行政后勤人员的服务态度或服务能力不能够满足患者的需求。 患者及家属对医院的不满服务主要体现在四个方面:一是医院环境糟糕;二是员工态度冷漠;三是服务流程混乱;四是医患沟通不良。

第一是医院环境糟糕。 2008 年全球金融危机,我国为了拉动内需,投入 4 万亿进行重大基础设施建设和医疗卫生、文化教育事业发展等,一些公立医院在这个阶段抓住机会快速扩张。 虽然某些医院建起了一栋栋外观漂亮的大楼,但是大楼投入使用半年到一年以后,内部的环境就变得比较糟糕。

首先,医院标识导向不清楚。 我国的大多数公立医院都是经改建或者扩建的,民营医院多是租用其他场所开办的。 医院标识导向对于患者及家属，尤其是急诊的患者及家属显得尤为重要。

我国医院的标识系统缺乏统一的标准和规范，设计标识的公司大多对医院运营系统和内部流程缺乏深入的了解。 特别是患者希望尽快找到的卫生间、诊断室、检验科、影像科、药房等地方，医院的标识导向不能明确指引患者及家属在最短的时间内找到。

在医院的标识导向系统中，很多时候户外标识、指引标识、位置标识和其他标识之间没有明确的区分。 特别是夜间急诊或者住院的标识，不能够让人一目了然。 另外，医院的标识导向色彩、字体和格式单一，容易让人产生视觉疲劳。

旅游出行时，坐飞机已经成为越来越多人的选择。但置身偌大的机场，各种信息错综复杂，使人眼花缭乱，你是否分不清东南西北，茫然得不知所措？尤其是到陌生的机场，这样的感觉是不是更加强烈？

因此，读懂机场的语言、认识机场的标识牌显得尤为重要，这能够帮你在第一时间确定下一步该走向何处。一个大型枢纽机场内，遍布各个角落的标识牌加起来可能会有 1000 多块，而它们又分电子和非电子两类，出发和到达注意事项又不同，我们怎样才能快速地读懂呢？

跟着标识读流程：机场航站楼一般分为出发大厅、安检区域、登机区域、商业区域和到达大厅等 5 大区域，从机场出发所涉及区域会较多，所以跟着标识的流程走很重要。

先看电子标识牌：电子标识牌主要是滚动提供各个航班的信息。从电子标识牌中，乘客可以获得自己所搭乘的航班在哪里办理登机牌、在哪个登机口登机和航班起飞时间等信息。

一般机场在出发大厅和到达大厅的主要通道口都有本层的平面图，平面图很清楚地指引乘客，另外还通过不同颜色对国际和港澳台航班区域、国内航班区域进行区别。要是还有不明白或者因身体原因看不到标识的都可以到问询处去咨询，"问询"标识牌特别醒目，很容易找到。有的机场在出发大厅入口处就特别设有直达问询处的盲道，方便盲人乘客获取更多的帮助。

标识牌的大小和颜色：常见的机场标识样式有"树形"样式和"L形"面旗样式。机场的标识牌分为主流程标识、辅助流程标识和延伸服务标识，以 3 种颜色组合来区分这 3 类标识。

主流程标识采用"深灰底＋黄色字体"组合，主要指引乘客进行出发、到达、中转、安检和登机等必须流程；辅助流程标识采用"浅灰底＋白色字体"组合，主要是指引乘客找到洗手间、急救处、问询处、银行和饮水处等；延伸服务标识采用"白色底＋

彩色字体"组合,主要是告知乘客餐饮、购物等相关信息。

医院的内部环境和就诊流程远比机场复杂得多,但医疗行业可以借鉴机场的做法。 对医院的标识导向系统进行必要的统一和规范,将有利于患者就诊体验的提升,在某种意义上可以缓解医患之间的矛盾,减少医疗纠纷的发生。

其次,医院就诊环境不温馨。 很多医院装修风格单一乏味,墙是白色的,床单是白色的,工作服是白色的。 医院环境的设置普遍缺乏人文关怀,最简单的例子就是,医院的卫生间里面大多没有准备卫生纸,同时还缺少婴儿护理台。 卫生间里的蹲便器离地面有几厘米甚至十几、二十厘米的高度,没有考虑到残障人士无障碍的通行需求。

最后,医院生活设施不齐备。 一般医院在病区里都配备了微波炉、开水器、空调、电视等家用电器,但是专门为患者及家属配备电冰箱、洗衣机、烘干机的医院还不是太多。 还有的医院不能够满足患者及家属在病区洗澡的需求,特别是在冬天洗热水澡的需求。

第二是员工态度冷漠。 曾经有一位医者说过这样一句话:"对于患者来讲,比疾病更可怕的是医生态度的冷漠。"大多数人在不熟悉的人面前天生比较冷漠,很难见到一丝微笑,医院的医生、护士也是如此。 而我们见到家人、亲戚、朋友的时候,却是另外一种状态:春风满面,微笑常在。

为什么不可以善待患者及家属呢? 当他们的病情和检查、治疗允许的时候,医务人员面带微笑、主动问候、握手示意,与他们进行眼神交流,可能就是这几个简单的动作就拉近了彼此之间的距离,建立了初步信任,有利于患者疾病的诊断和治疗。

北京的贾女士因腹部剧痛,到北京一家著名的三甲医院挂了妇科专家号。她刚说了几句病情,就被打断了。医生用手摸了摸她的腹部,便开了检查单,整个过程就一两分钟。

走出诊室,她一看单子,包括乙肝、艾滋病筛查等项目,好像是一张术前检查单。她立刻折回诊室,焦急地问:"这是要我做手术吗?"医生轻描淡写地说:"切子宫。"贾女士连忙哀求医生:"我还没有孩子,将来还想要孩子,能不能不切除啊?"医生肯定地说:"不行,你的子宫肿得很大了,必须切除。"她恳求医生再仔细瞧瞧,医生表示没有必要。

无奈,贾女士又挂了另一位医生的号,经过检查诊断是宫外孕。于是,贾女士做了输卵管手术,避免了一场误切子宫的悲剧。

我国著名医学家吴阶平曾指出:"造成误诊的原因是多方面的,但人的因素始终居于第一位。"事实上,误诊率较高的医生往往并非技术最差的人,而是责任心最差的、对患者最冷漠的人。 有的医生虽然号称"一把刀",但过分相信经验,忽视对病人的观察，误诊误治并不罕见。相反，一些"小大夫"虽然技术平常，但体恤病人疾苦，认真对待每一名病人，反而很少出现误诊。这说明，误诊的发生虽然和技术因素有关，但和人文关怀关系更为密切。

如今，医学技术日新月异，而医学人文精神却在萎缩，冷漠成了医生的职业病。一名优秀的医生，不仅要用手术刀治病，更要用心治病。"人民的好军医"华益慰从医数十年，没做过一件对不起病人的事，被称为"值得托付生命的人"。他有着良好的职业习惯：手术前，总是提前来到手术室，细致地做好各项准备，然后就站在门口等候病人，让患者在麻醉前看到医生，并与病人交谈几句，让病人放心；手术时，他尽量在患者原有的伤口上开刀，或者沿着皱纹开刀，以免造成新的伤痕；手术后，他从不急于换下手术衣离去，而是观察病人的每一个细微变化；病人醒来后，他及时来到病人床边，询问病人感觉，交代注意事项。这些看似不起眼的举动，折射出他精益求精的职业素养，也饱含了他对患者的无限深情。

第三是服务流程混乱。不管是门诊患者，还是急诊患者，到医院就诊都可能经历十几个甚至是几十个服务流程。如果是住院进行手术或者需求抢救的危急重症患者，可能会面临上百个甚至更多的服务流程。

患者来到医院就诊，对医院环境、医务人员、设施设备、专业知识、服务流程都是非常陌生的。很多时候，医院的服务流程都是按照医院的规章制度或医务人员的工作习惯来制订的，而不是更多地考虑患者及家属是否方便和快捷。

医院彩超检查室是患者排队等候时间较长的地方之一。门诊患者、住院患者需要检查，心脏内科、妇产科患者需要检查，禁食的、憋尿的患者需要检查，急诊的、手术的患者也需要检查。很多时候，医院彩超检查室的门口都是围满了焦急等待的人。可能因为等待时间太久，也可能因为有人插队，经常会出现争吵和投诉。

一位夜间因为"冠心病、心绞痛"住院的患者，打着吊瓶从早上七点三十分开始排队等候。两小时过去了，还没有进行检查。患者捂着胸口，无精打采地坐在候诊椅上，家属在一旁用手高高地拎着输液瓶，连声骂道："这个医院，人都快没命了，还做不到检查！"

旁边另外一位患者的家属，也开始骂起来："医生检查的速度太慢了，我们的病人已经憋了3次尿了，还没有做检查。这样憋下去，人都可能会憋死！"原来这位患者是做妇科的超声检查，需要憋尿。但是患者憋好尿以后，没有到检查的顺序，医生告知不能插队检查。患者只好去上厕所撒尿，然后重新憋尿。如此反复了3次，导致患者家属的情绪爆发。

美国梅奥诊所也曾经面临过患者就诊时服务流程混乱的问题，只有60%～80%的患者的电话预约得到了安排。有时候患者预约需要两周时间，甚至两周之后还没有听到消息。后来美国梅奥诊所通过重新设计预约系统来解决这个问题，现有约 8000 种预约的类型标准，都会出现在预约工作人员的电脑屏幕上。

第四是医患沟通不良。医患沟通是医务人员临床工作中的一项重要内容，如果医患沟通良好，不但可以提高疾病诊断和治疗的效果，同时还能使医患之间的关系更加和谐。反之，医患沟通不良，不但会影响患者的遵医行为，同时还可能导致医患之间产生误解、矛盾、冲突。

提到医患沟通，好多医生和护士都感到非常委屈和不解。从患者入院开始，只要有特殊检查、特殊用药、特殊材料、疾病诊断、治疗方案、麻醉、手术、病危、患者离院等可能发生危险或者纠纷的情况，医生、护士都会与患者及家属进行充分的沟通，并且让患者及家属签上名字。工作做得如此之细、如此之多，为什么患者及家属对医生、护士还是缺乏信任和理解呢？

其实我们的医生和护士只是做了医患沟通的形式，没有真正地进行有效沟通。大部分医生、护士做医患沟通的主要目的是规避和推卸责任，而不是真正地让患者及家属进行参与和配合。

医生经过了长期规范的医学专业训练，他们的表达多是医学术语。但是医生在与患者及家属进行沟通交流时，应当使用通俗易懂的语言，让他们能够听得明白，并且能够理解其中的含义。

医疗技术发展速度很快，但是医学人文技能包括沟通技能没能跟上技术发展的步伐。这种不平衡发展带来的后果很严重，很多医患纠纷事件都是从沟通不良开始的。这时候就要改变医生的叙事法则。以前有的医学院校会专门开设一些医患沟通课程。这些课程不讲病症，讲的是疾病之外的人文因素，教的是医患之间的沟通方式。

叙事医学有两个重要特点：一是让病人参与其中，主角不再只是医生；二是治病不仅是身体上的，还有心理上的。最终达到尊重病人，医患一体，共同面对疾病的完美结局。医生和患者只有一个共同的敌人——疾病。医生在倾听中想象病人的痛苦、境遇，反思对病人的影响，尊重病人和家属的选择，最后做出最佳的伦理决定，改进和平衡医患关系。

✢ 经营面临的压力

医患纠纷

医患纠纷，可能是医院管理者和医生、护士的心头之痛，是社会、政府、患者、民众共同面临的一个问题。 医生、护士和患者、家属之间到底发生了什么？

回忆起刚刚参加工作当医生时的情形，我现在都非常留恋。每个月总有那么一两个准备出院的患者或者是已经出院的患者，为了感谢医生、护士把自己的病治好了，把家里自己都舍不得吃的、最好的土特产送到我们的手上，并且还不停地说："谢谢，谢谢你们！"在场的医生、护士们，都是开怀大笑，非常满足和自豪！

偶尔也会碰见因为疾病或者其他原因，患者抢救无效死亡的情况。患者家属丝毫没有抱怨医生和护士的意思，他们更多地认为是患者命中注定。他们带着患者遗体离开的时候，同样会给医生、护士说上一声："谢谢，你们辛苦了！"每当我们见到这样的场景，听到这样的话语时，内心感到无比自责和愧疚。

这样的场景不知道从什么时候开始，从我们的身边悄悄地溜走了。 现在少数患者一走进医院就带着怀疑的目光，担心医生给自己做过多的检查，提防医生给自己推销有药品，害怕医生给自己做有奖金提成的手术，认为每天拿到的费用清单上都有不合理的收费。

每当患者及家属对医生、护士不满或者进行投诉时，医院总是担心会发生医疗纠纷，甚至是医疗赔偿。 医生为了防患于未然，不停地给患者做辅助检查；医患沟通时，也说得模棱两可；有风险的手术也不敢放手去做；患者病情危重时，有一定副作用的药也不会大胆去用了。

医院以治疗疾病为中心，以经济效益为导向的医疗模式应该是导致医患矛盾激化的重要原因之一。 医生、护士在临床工作中存在的两个问题：一是缺乏有效的医患沟通；二是缺少医学的人文关怀。 这两个方面促进了医患关系的恶化。

2017年山东某人民医院发生由医患纠纷引起的聚众严重扰乱社会秩序案件，经有关部门调查，处理结果如下：

县委和县政府党组织向市委写出书面检查，县卫生和计划生育局党委向县委做出书面检查，对县人民医院党支部进行通报批评。

对县卫生和计划生育局局长进行诫勉谈话，对县人民医院党支部书记、院长进行诫勉谈话。对县委政法委、县公安局党委进行通报批评。对县委常委、政法委书记进行通报批评。

对县公安局党委委员、交通警察大队大队长进行诫勉谈话。按程序免去县政府党组成员和县公安局党委书记、局长职务，依照法律程序免去其副县长职务。

经法治教育，死者家属已将30万赔款退回。该案共对6名犯罪嫌疑人采取强制措施，其中逮捕3人，取保候审3人，案件进一步审理。

这则几百字的新闻稿打破了近十几年以来我国医院解决医患纠纷的魔咒——"大

闹大有、小闹小有、不闹没有"，给我国医院医疗赔偿的规范化和合理化带来了曙光。政府在改变，社会在改变，希望医院也能够改变。医生、护士回归医疗的本质，患者、家属回归原本的角色，希望医患关系慢慢地重归于好！

激烈竞争

我国已进入上中等收入国家行列，群众对医疗健康的需求日益增长。但目前医疗产业大约占我国产业比重的 5.4%，与发达国家相比存在差距，市场潜力巨大。"健康中国"被提升至优先发展的战略地位，《"健康中国 2030"规划纲要》明确提出健康服务业总规模于 2020 年、2030 年分别超过 8 万亿和 16 万亿，"健康中国"战略必将成为我国医疗健康产业发展的重要引擎。

近年来，公立医院快速扩张和民营资本大量进入医疗领域，还有国有资本勇于试水，未来的医院运营将面临激烈的竞争。适度的竞争可以促进医院良性和健康的发展，过度的竞争可能会导致部分医院亏损，甚至倒闭。

我国公立医院规模扩张的形式主要有两种。一种是单体式扩张，即在原址扩增或者异地扩增，通过增盖大楼、增加诊疗科目及医疗服务种类等方式来扩大医院规模。另一种是联合式扩张，具有两种模式：一种模式是横向扩张，即通过建立分院、收购、兼并重组等方式形成医疗共同体来扩大医院规模；另一种模式是纵向扩张，即同一地区地域位置较为接近的不同层次不同级别的医疗机构，进行医疗服务的垂直整合形成医联体。

公立医院规模扩张具有三大特点：一是公立医院数量和规模整体增长迅速；二是大型医院数量和规模扩增占据主导地位；三是区域间公立医院数量和规模聚集度明显失衡；四是超大单体医院规模增长明显失控。

我国公立医院规模扩张效益主要体现在以下几方面：

医疗效益方面，主要体现在医疗服务提供体量增加、医疗服务质量提高、医疗服务环境改善、人才引进、新技术运用、学科建设加强以及由此带来的医学科学发展和进步。

经济效益方面，各种并购重组模式可以使医院迅速实现低成本扩张，不仅使医疗运营收入增加，也使其进一步获得相应规模的财政补助；更为突出的影响是使医疗资源重新规划和调整，主要是机构整合、学科整合、人员整合等方面。

社会效益方面，主要表现为规模扩张可以满足各种绩效考核标准和社会评价准则，增加区域市场竞争力，塑造医疗服务品牌，树立良好的形象，提升医院排名。同时，作为区域医疗服务技术水平的标志，公立医院是地方软环境投资的重要内容。

公立医院规模扩张的弊端和风险，主要体现在公益性、财务风控、医疗服务、市场运营等几个方面。

在公益性方面，过度逐利，导致公立医院公益性和社会责任感淡化。 公立医院规模扩张在政府财政补助不足和自有资金有限的情况下，一般会选择负债融资，包括各种商业贷款、政府贴息贷款等，要承担还本付息压力。 盲目扩张导致的较高负债率会给医院的现金流带来极大压力，诱发医院过度逐利，出现大处方、过度检查、过度治疗等损害患者和社会利益的医疗行为，最终导致公立医院公益性淡化。

在财务风控方面，由于发展需要，公立医院在规模扩张阶段大肆举债，体量巨大。 这种债务消耗了历年结余资金，占用日常经营现金，给医院可持续发展带来严重影响。 政府管制有时也会导致财务风险。

在医疗服务方面，优质医疗资源总量不足、人才匮乏的局面短期内很难改变，盲目追求床位规模和大型设备数量而不考虑学科发展、管理水平提升以及人才储备问题，往往会造成：一方面医务人员工作量加大，在临床、科研、教学等方面超负荷运转；另一方面很多大型公立医院大量依靠实习生、进修生、规培生出诊、管床，而这些人往往经验不足和能力欠缺。 在这种情况下，提高医疗服务质量和保障医疗安全无从谈起。

医保控费

近十年，我国绝大部分公立医院门诊室门庭若市，住院部人满为患，是医院的技术水平提高了吗？ 是医院的服务态度变好了吗？ 是医院的管理水平提升了吗？ 其实都不是。 最重要的原因是，短短十几年的时间里，我国推行全民医保政策，从原来覆盖30％左右的公费医疗发展成目前覆盖95％左右的全民医保。 医保政策的全面覆盖释放了民众巨大的就医需求。

医院喜欢收医保病人吗？ 我相信绝大多数科主任、护士长的回答是："不喜欢。"医院离得开医保病人吗？ 绝大多数医院的回答是一致的："离不开。"医院和医保目前的关系是，爱恨交加、不离不弃。

我国医保政策的基本思路是：低水平、广覆盖。 政府机构和医保部门鼓励广大老百姓参加居民医保。 医保报销大致比例为：在一级医院住院可以报账80％～90％，二级医院住院可以报账70％～80％。 并且，如果是大病或者医疗费用超过一定的数目，还可以二次报销。

广大老百姓了解国家政策以后，连连称赞："国家政策真好！ 每年自己只交这么少的钱，住院的报账比例这么高。"但如何在有限的资金范围内将医保政策落实是一项巨大的挑战。 医保管理部门为了保证医保的惠民政策能够得到具体的落实，更多的时候是采取一些简单、粗放的管理方式，医保经费不足的压力就落到了医院。

每一年本地区对医保经费进行划分，对每一家医院进行医保总额的控制、报账比例的限制、报账项目的限制、住院患者均次费用的限制、药品的种类管理等。 另外，对住院患者自费的项目和比例也进行严格的控制。

我国的医保大多采取的是后付费制度。患者出院时只需要付清自付的部分，医保支付的部分由医院进行垫付。医院垫付的部分，经过医保管理部门审核后转付给医院。这种支付方式对医院的经营有两个方面的影响：一是医保管理部门转付费用时间的长短，直接影响到医院的现金流；二是如果医保管理部门认定医院收费不合理、收费违规、医保总额超出控制范围，医保管理部门将直接扣除医院垫付的一部分费用，这将直接影响医院的利润。

曾经有一家医院，2016年总收入近4亿元，当年医院被医保管理部门扣除医保费用近4千万元。医保扣除的理由是，本地区医保经费出现亏损，根据每家医院收入的比例进行分摊扣除。4千万元的利润需要多少业务收入才能够达到？这家医院院长估计了一下，他说大约2亿元左右吧。

成本加重

5～10年以前，医院每年业务收入的增长率20%～30%，甚至是50%。近年来，医保政策的红利在慢慢减弱，医保经费的投入速度在逐渐放缓，所以尽管公立医院的床位不断扩张，民营医院的数量不断增加，医院的业务收入增长速度却在一步一步减缓。医院业务收入增速放缓的同时，医院成本的增长速度却在慢慢加快，这对医院的经营管理形成了双向压力。

医院成本加重的原因主要有以下方面：

第一是人力成本增加。医院在扩张规模时，为了保证医疗质量和服务质量，需要增加人力储备。医院为了创等级医院，提升医院品牌，需要引进一些高学历、高职称的人才，他们的薪酬、住房补贴、科研经费等也是一笔不菲的支出。

随着社会经济的发展，员工对工资、奖金等收入的期望也不断上升，特别是民营医院不断增加以后，公立医院需要保证员工较高的收入水平，以防止员工的流失。随着社会保障制度的不断完善，医院为员工缴纳的五险一金也在不断增加。据不完全统计，除了住房公积金，其他保险的费用在近十年的时间里，差不多增长了一倍。

第二是设施设备成本增加。随着医院规模的增大，医疗设施和辅助设施需要增加。医院为了增强竞争力，其医疗设备需要更新换代。目前我国高端医疗设备市场，大多数被国外的几家大型企业所垄断，一台设备几百万元到几千万元已是见惯不惊。

医院的大型医疗设备除了采购成本和运行成本，还有一项巨大的支出——维护维修成本。这些大型医疗设备的维护和维修更多依赖于经销商或厂家。维护或维修一次的服务费和配件费可能数万元，甚至更高。有一种简单的方法，是医院每年向经销商或厂家缴纳一笔维保费用来减少不必要的麻烦。

第三是药品耗材利润消失。医院药品和耗材的加成，原本是医院一项不小的收入。国家全面推行取消药品加成以后，医院收入受到非常大的影响，特别是基层医院，业务收入中药品收入比例高达50％左右，取消药品加成后每年可能减少几百万甚至上千万的收入。

药剂部门从原来的利润中心变成了成本中心，药品耗材的采购成本、物流成本、库存成本、损耗成本、人力成本等，都是医院不小的支出。

第四是日常运行成本增加。医院的大楼在不断增多，医院的面积在不断扩大，医院需要投入更多的人力、财力、物力。

❧ 医改政策带来的冲击

医改目标

我国医改的目标是什么？或者说是准备解决老百姓的什么问题？医院院长和科主任、护士长异口同声地回答："解决老百姓看病难的问题，解决老百姓看病贵的问题。"

我国老百姓看病难在哪里？其实是看大医院难、看大专家难。在地市级医院、区县级医院看病难吗？在乡镇卫生院、社区卫生服务中心看病难吗？我曾经有一次好奇地问一位乡镇卫生院的院长："院长，你们医院看病难吗？"这位院长尴尬地回答："我们医院不是看病难的问题，我们医院的医生很多时候是很难看到病人。"

我国70％~80％的医疗资源都集中在大城市、大医院，而我国70％~80％的人口却是在区县。我国医院看病难的问题，其本质是医疗资源的分配不均。

公立医院新一轮的快速扩张进一步加剧了医院之间的差距，结果是大医院越来越大，而小医院越来越难生存。除极少数省份外，我国绝大多数省会城市都有床位超过3000张的医院，个别省（区、市）连地市级医院的床位都超过了3000张。

有统计显示，郑大一附院的营业收入甩开国内众多顶级大医院几条街：2016年医院营收总额为94.89亿元。而2015年该院的营收为84亿元，2014年营收为74亿元。也就是说，郑大一附院每年营收增长10亿元左右。

先来看看这家医院2016年的成绩单：按照集团化、多院区的发展道路，形成河医、郑东和惠济"一院三区"的发展格局。门诊量方面，郑大一附院在2016年超过了570万人次，比2015年多了近百万人次。手术量方面，2016年达到了25万多台，比

2015 年新增了 4 万台左右,继续傲居全国第一。一年的出院患者多达 41 万余人次。医院床位规模方面,随着 2016 年 9 月郑东新院区开张,郑大一附院床位新增 3000 张,再加上惠济院区,总核定床位 8475 张。职工规模方面,也创出了全国医院职工人数的新高,该院职工总计 10858 人。

大型公立医院的扩张,其实是通过虹吸作用将优质的资源、优秀的人才吸引过来,投入先进的医疗设备,于是大量的患者蜂拥而至,加剧了患者看病难的问题。

我国目前还有多少乡镇卫生院、社区卫生服务中心在做普外科、骨科、妇产科等常见手术? 还有多少乡镇卫生院、社区卫生服务中心能够接收生产分娩者? 医改的目的是强基层、保基础,实际的结果好像并没有达到预期。

讨论完看病难以后,我们再来讨论一下看病贵的问题。 从医疗资源分配的合理性来讲,三甲医院主要是看疑难杂症和危急重症,二级医院和一级医院主要看常见病和多发病。

单纯性阑尾炎手术一般在乡镇卫生院需要 2000～3000 元的医疗费用,到了区县医院就变成了 5000～6000 元,再往上市级医院可能就是 7000～8000 元,最后到了省级医院就需要上万元。 不同级别的医院实施单纯性阑尾炎手术需要的专业技术、医疗设备、药品耗材等的差距都不是很大,费用差距却很大。

医院看病贵主要还体现在药品、耗材和大型的辅助检查。 而这些物品和项目的定价权不在医院,是机制和制度的不完善留下了寻租的空间。

陆勇是江苏无锡一家针织品出口企业的老板,2002 年他被确诊患有慢性粒细胞白血病。为了治病,他开辟出一条直接从印度制药公司购买"救命药"——廉价抗癌药的道路。

2004 年,陆勇开始从印度一家制药公司购买 Veenat(印度格列卫)。这是一款治疗慢性粒细胞白血病的仿制药,与中国市场上出售的正规进口药——瑞士诺华制药公司生产的格列卫(Gleevec)相比,几乎具有同等疗效,从印度制药公司直接购买的印度格列卫价格仅为正规进口药的百分之一。

作为第一个"吃螃蟹"的人,陆勇在服用印度仿制抗癌药后,发现效果不错。随后,他将这种价格低廉、疗效不错的"印度药"介绍给 QQ 交流群中的白血病病友。于是,在口碑传播效应下,先后有 5 个 QQ 群、千余名白血病患者,都与陆勇一样,开始购买这种印度仿制抗癌药来维持生命。

按照我国法律,这些抗癌药即使有疗效且的确是真药,但由于并未取得中国进口药品的销售许可,均会被认定为假药。2014 年 7 月 21 日,沅江市检察院以"妨害信用卡管理"和"销售假药"的罪名,将陆勇公诉至沅江市法院。

医改是希望解决老百姓看病难、看病贵的问题。我国医院最需要解决的问题是如何"当人看、服务好、有所值","当人看"是指转变医疗模式,关注病人,而非关注疾病;"服务好"是指转变服务模式,从医院制度导向到患者需求导向;"有所值"是指患者的体验,即患者所花的费用、所花的时间是否合算、是否物有所值。

医疗体制改革

医疗体制改革是新一轮医改的难点和重点,涉及很多既得利益者和利益相关者,是一块难啃的硬骨头。

取消药品加成是目前医疗体制改革推行速度最快、推行范围最广的一项政策。从2009年新一轮医改启动以来,国家一直将取消药品加成作为破除"以药补医"机制的突破口。通过改革,公立医院药占比由2009年的46%下降至2017年的40%,一定程度上减轻了群众医疗负担。2017年我国公立医院全面取消药品加成,回归公益性轨道,为患者节省药品费用600多亿元。

公立医院取消药品加成以前,医院的收入来源有三部分:一是政府补贴;二是药品加成;三是服务收费。取消药品加成以后,公立医院的收入来源就变成了两部分,政府补贴和服务收费。

目前,我国地区经济发展仍存在不平衡现象。经济发展较落后地区的政府,没有财政能力来弥补取消药品加成出现的资金缺口。并且目前我国很多省(区、市)医疗进行服务价格调整,也很难填补取消药品加成出现的缺口。公立医院的经营将可能出现大面积的亏损现象。

2017年,北京市医疗服务价格调整,医事服务费是本次改革新设置的项目。以三级医院为例,普通门诊医事服务费50元,副主任医师60元,主任医师80元,知名专家100元,急诊医事服务费70元,住院医事服务费每日100元/床。

首批选择435个项目进行价格规范。具体可以总结为"一升两降":降低大型医用设备检查项目价格,比如头部CT从180元降到135元,磁共振从850元降到400～600元,PET-CT从10000元降到7000元;提高中医、护理、手术等体现医务人员技术劳务价值和技术难度高、执业风险大的医疗服务项目的价格,比如普通床位费从28元调整为50元、针灸从4元调整至26元等,借此逐步理顺医疗服务比价关系。

此次调价的435个医疗服务项目中,除国家明确规定不报销的项目外,都纳入了医保报销范围。其中,新增的55项专项护理和新生儿诊疗项目全部纳入报销范围,特别是此次调整后的96个中医类项目,也全部纳入报销范围。

医院要实现管办分离,最重要的举措就是改变法人治理结构。法人治理结构改变一方面体现在卫生行政主管部门,另一方面体现在医院最高决策机构。我国卫生行政主管部门实现管办分离的形式主要是成立医管局，主要有两种形式：一是成立独立于卫健委的专门机构，这种形式最大的弊病在于无法进行责任的有效划分；还有一种形式是在卫健委之下成立医管局，这种其实就是"换汤不换药"。

医院最高决策机构应该是董事会或理事会，组成成员可能包含政府的相关部门和医院管理者、职工代表等。从理论上来讲，医院董事会或理事会成员应该由股东大会或职工大会选举产生。而我国很多公立医院的董事会或理事会成员，多是由政府部门指派，从某种意义来讲没有真正实现管办分离。

天津泰达国际心血管病医院作为一家公有制医院，是国内第一家按照现代企业制度运营和管理，建立所有权与经营权分离的法人治理结构，实施院长负责制，建立院科两级成本核算体制，并在全国首次实行医院职业经理人体制的医院。

我国著名心血管外科专家刘晓程出任天津泰达国际心血管病医院院长，他是中国第一位管理公立医院的"CEO"。

公立医院取消事业编制是把"双刃剑"。取消事业编制的好处在于，员工从"单位人"变成"社会人"，有利于人才特别是高端人才的流动。人才真正流动起来，才能打破大型公立医院对人才的垄断，公立医院之间、公立医院与民营医院之间才可以进行有序的竞争。

取消事业编制的最大弊端在于，人才可能发生逆向流动。基层医院、偏远地区医院的优秀人才将流向大型的公立医院和资本雄厚的民营医院。最终的结果会导致强的医院越来越强，弱的医院越来越弱。

天津泰达国际心血管病医院推行人事制度改革，实行了真正意义上的全员聘任制，所有就职人员的档案放在开发区人才交流中心，员工全部参加社会保险。医院通过建立符合医院性质和工作特点的管理制度，用岗位管理取代身份管理。经常听到一些医院院长抱怨，虽然也实行了聘任制，却解聘不了员工；而在天津泰达国际心血管病医院，员工能上能下、能去能留，破除了终身制的干部管理制度。

医疗体制改革是我国公立医院改革的难点和重点，我国的医疗体制将改成什么样子？需要多长的时间才能够改变？这可能都是一个未知的答案，我们应抱有坚定的决心，慢慢地等待这种艰难的改变。

医院管理变革

当医疗体制难改的时候，我们其实可以转换一种思路，能否从医院容易改变的地方开始？能否从医院容易改变的事情开始？

医院最容易改变的地方在哪里？答案非常明确：临床科室。因为医院的临床科室是医院的战略业务单元，经营管理相对独立，如果科主任、护士长愿意去改变，有能力去改变，这个科室就一定能够改变。

医院最容易改变的事情是什么？ 答案非常简单：医院服务。 医院的服务是最容易改变的，不需要较多的资金投入，不需要较高水平的技术。 医院环境、员工行为、服务流程的改变，是患者、家属立马就能感受到的。

医疗体制改革是一场自上而下的改变，只有从顶层开始改变，慢慢地，医院才能够改变。 而医院管理变革是一场自下而上的改变，当医院里一个科室发生改变时，其他科室也会发生改变，当临床科室发生改变以后，其他的部门也将发生改变，最后的结果是整个医院都发生改变。

医疗体制改革和医院管理变革是从两个不同的方向、两个不同的角度来推动医疗改革。 医院管理变革降低了改革的难度和阻力，是看得见、摸得着的改变，是短期取得局部成功后让大家坚定信心的改变。

2010 年国家卫生部开展了"优质护理服务示范工程"活动，当时在全国上下掀起了一阵热潮，大家都争先恐后去争创示范医院、示范病房和先进个人。"优质护理服务示范工程"的最终目的是什么？ 可能很多医院管理者到现在都还没有完全弄清楚，似乎也没有必要弄清楚，上级让怎么做，医院就怎么做。 我个人认为"优质护理服务示范工程"最终目的是回归护理的本质。 而护理的本质是什么？ 是护士对患者的生活照顾、病情观察，还有心理支持、康复指导、治疗处置和健康教育等。 而目前我国医院的护士绝大多数时候都在做治疗处置，就是老百姓俗称的打针输液。

估计很多医院管理者都认为，优质护理服务应该是护理部主任、护士长和护士的事情：你们放手去做吧，努力拿一个示范医院、示范病房和先进个人回来。 但要保证护士有时间去照顾患者、观察病情等，首先就需要把护士从治疗处置中解脱出来，减少不必要的打针输液和其他治疗。 医生愿意减少吗？ 可能大多数医生都不太愿意，因为这是他们经济效益的重要来源。

如果无法减少治疗处置的工作量，就需要增加护士的数量。 护士的数量一增加，医院的人力成本增加，科室的奖金稀释，这是医院更不愿意看到的事情。 很多医院为了创建示范医院和示范病房，补贴人力成本的支出，等到示范医院和示范病房创建成功以后，立即将护理人员撤下来。

优质护理服务推动困难还有一个重要的原因是，很多的护理管理者和护士都不能完全理解护理的本质到底是什么，应该怎么做。 因为从学校学习、临床实习到临床工作，护士做得最多的工作就是治疗处置。

要想护理回归本质，有两个重要的模式需要改变：一是改变护理模式；二是变革护理管理。 护理模式的改变就是将功能制护理转变为责任制整体护理，简单的理解就是每一位患者所有的护理工作原则上应该由责任护士来承担，和目前医生的管床制度有点相似。 护理管理的变革就是实施护理的垂直管理，意味着临床科室和护理单元是相对分离的，这种做法直接挑战了目前医院的科主任负责制。

优质护理服务是一个系统工程，需要医院管理者、临床科室和医生、护士，乃至国家的政策来共同推动。"优质护理服务示范工程"的初衷是很好的，但是绝大部分医院和科室并没有坚持推行这项工作，没有使护理真正地回归本源。

2011 年我国开启了新一轮的等级医院评审活动，当时国家卫生部的初衷是非常好的，希望通过等级医院评审来达到三个方面的转变：一是从规模扩张到质量效益；二是从粗放管理到精益管理；三是从建设投入到人力投入。

这项政策一出台，很多的二级甲等医院都看到了希望，拼命去创建三级医院。 创建三级医院带来的最直接的好处是，品牌提升和收费增加。 有的区县人民医院和中医院都成了三级医院，让老百姓看病只有被迫选择三级医院。

不可否认，通过三级医院的评审，很多医院的管理能力、技术水平、医疗设备配置和学科建设水平得到了大幅度的提高。 但是国家对三级医院的要求不只是临床水平，还包括科研和教学的能力，医院很难在短时间内将这些短板补齐。

十年不到的时间里，我国增加了很多三级医院，其中一部分是拔苗助长，可能还会让老百姓失去对三级医院的信任。 部分医院是为了评审而评审，而不是将等级医院评审的标准作为一种常态化的管理。 迎接评审的半年时间里，医院上下一心，全体总动员，不分白天黑夜地加班，准备各种文件和资料，死记硬背各种制度和规范。 等到评审顺利通过，可能三个月到半年后又被打回原形，等到下一轮等级医院评审的时候又发起新一轮的冲锋。

劳民、伤财，这是很多医院等级评审以后的最大感受，但是在目前的形势和情况下，医院又不得不参加评审。 希望有一天，所有的医院不是为了评级而去参加评审，而是为了将医院评审标准常态化、制度化。

2015 年国家卫计委、国家中药局推行《进一步改善医疗服务行动计划》，预计用三年的时间来落实此次计划，这是一项比较契合实际的管理变革措施，应该是目前为止医改政策中最容易实现的一项政策。 改善就是变得更好的意思，行动计划就是具体的措施。 行动计划的最终目的是改善患者就医体验，患者的就医体验主要包括安全、有效、便捷、明白。

《进一步改善医疗服务行动计划》的第一条指出，医疗机构应优化诊室布局，保持环境整洁，设置醒目标识，提供便民设施。 设施布局、就诊环境、引导标识、便民设施这些方面，不管是城市的三级甲等医院，还是农村的乡镇卫生院都能够做到，并且一旦做到，患者和家属能够立即感受到变化。

《进一步改善医疗服务行动计划》比较强调患者安全和医学人文关怀，这两项内容都是患者最核心的需求。 安全是患者来到医院就诊最基本的保障，人文关怀是患者来到医院就诊最需要的感受。

但是截至 2018 年，三年时间过去了，有多少医院的服务理念和水平得到了改变？患者就医体验有多大的变化？ 有的机构专门举办了改善医疗服务的案例竞赛，最终获奖的绝大多数是大型医院。 大型医院的就医感受一定比中小型医院好吗？ 答案是不确定的。 竞赛的结果只能说明大型医院比中小型医院更符合竞赛的要求，如更擅长做研究等。

《医疗质量管理办法》已经在 2016 年下发,《国务院办公厅关于建立现代医院管理制度的指导意见》从 2017 年开始实施。 医院管理变革的制度和规范需要不断完善，但是关键在于这些制度和规范要得到落实以及如何落实。

第2章
医院未来发展趋势

YIYUAN WEILAI FAZHAN

QUSHI

"看病难、看病贵""伤医事件"等标题，常常见诸媒体，医院员工抱怨、职业倦怠、猝死等也时有发生。我国医院现状产生的原因除了医院自身的因素外，更多是由于社会发展到一定的阶段，社会矛盾会凸显出来。医院是一个人生、老、病、死都需要经历的地方，所以很多社会矛盾就在医院集中爆发，导致医患纠纷产生。

　　看病难、看病贵其实是一种表面现象，医院目前问题的根源在于，管理模式、医疗模式、服务模式不能够适应社会和经济快速发展的需要。

　　我国医院未来发展趋势主要体现在三个方面：一是员工共同参与的管理模式，称为创新管理；二是患者需求导向的服务模式，称为优质服务；三是关注病人健康的医疗模式，称为全人医疗。

✤ 创新管理思维

　　经济学家约瑟夫·熊彼特于 1912 年首次提出了"创新"的概念。创新是指以现有的思维模式提出有别于常规或常人思路的见解，利用现有的知识和物质，在特定的环境中，本着理想化需要或为满足社会需求，改进或创造新的事物、方法、元素、路径、环境，并能获得一定有益效果的行为。

　　医院创新管理是指医院把新的管理要素（如新的管理方法、新的管理手段、新的管理模式等）或要素组合引入医院管理系统，以更有效地实现组织目标的创新活动。医院创新管理主要体现在两个方面：一是从经验管理到系统思考；二是从管理领导意志到员工参与。系统思考是指从过去凭经验、靠直觉的管理方式转变为战略管理、人才选育、运营管理等管理模式。员工参与是指从传统的强制、命令的管理方式转变为员工主动参与、领导支持协助的管理模式。

　　在充满了各种挑战的今天，每一个医院管理者都需要学会系统思考的技能，以应对复杂挑战。 正如彼得·圣吉在《第五项修炼：学习型组织的艺术实践》一书中指出的那样：今天，系统思考比以往任何时候都更重要，因为我们面对复杂局面的压力越来越大。

目前医院中高层管理者大多数是 60 后、70 后，而医院基层员工大多是 80 后、90后，甚至 00 后。 现在很多医院中层管理者都有这样的看法，现在的年轻人不好管。80 后、90 后、00 后大多是独生子女，他们是父母心中的宝贝，生活在物质富裕的时代，在工作上，他们不会特别看重工资和奖金，他们更希望独立地思考、自主地参与。

强制和命令、以领导意志为主的管理方式，已经不能够适应社会的发展，21 世纪的年轻员工更需要的是管理者的支持和协助，是以员工参与为主的管理方式。 未来的医院管理者需要有系统思考的思维模式，采用能够让员工参与并激发个体主观能动性的管理模式。

医院院长经常批评，中层管理干部执行力不强，医院员工责任心不高。 中层干部抱怨医院会议频繁、医院文件太多；医院员工抱怨医院奖金发得少、医院奖金分配不公平。 医院医疗设备越来越先进，医疗技术不断提升，患者数量不断增加，医院收入提高，员工奖金也逐步增多。 但为什么从医院高层、中层到基层，都患上了一种抱怨的"传染病"？ 根源在于，近十年医院超乎常规地、快速地、粗放式地发展，而医院管理者的管理理念和模式已经不能适应这种发展，导致矛盾和冲突的产生。

我国医院管理者绝大多数都是技术专家出身，又很少参加系统的管理培训和学习。 即便参加一些大学和机构举办的医院管理研修班等短训，所接受到的知识多是碎片化、零散性的，缺乏系统性。

现代管理学之父彼得·德鲁克曾经说过这样一段话：管理者不同于技术和资本，不可能依赖进口。中国发展的核心问题，是要培养一大批卓有成效的管理者。他们应当是中国自己培养的管理者，熟悉并了解自己的国家和人民，并深深植根于中国的文化、社会和环境当中。只有中国人才能建设中国。

医院管理变革要想获得成功，一个非常重要的前提是需要培养一大批优秀的医院管理者，并且是我国自己培养的管理者。 要想培养优秀的医院管理者，就需要有一套相对完善的医院管理理论体系，并且是适合我国医院目前发展阶段实际的理论体系。

我国医院目前最缺乏的就是一套相对完善的医院管理理论体系，这需要政府、高等院校、医疗机构、民间组织来共同完成。 医院管理者这支队伍大多是医学专家出身，在与患者和疾病打交道的过程中，已经训练出较高的敏锐性和较强的行动力、判断力，这些能力其实都是成为管理专家的基本素质。

2016 年《美国新闻和世界报道》的最佳医院排行榜上，梅奥诊所名列榜首，克里夫兰诊所位居第二。这两家医院的 CEO 不仅是业内最具影响力的管理者,同时也都是技艺精湛的医生。事实上,这两家医院从诞生的那天起,一直就是由医生在运营的。这仅仅是个巧合吗?

2011 年的一项研究调查了三个重要专业(包括癌症、消化系统疾病和心血管疾病)里最好的一百家医院的 CEO。这项研究的目的是:弄清楚由医生运营的医院和由非医生管理者运营的医院,哪个排名更高一些。研究结果发现:由医生运营的医院的质量要比由非医生管理者运营的医院高 25%。

虽然这些发现并不能证明医生就是更好的管理者,但至少支持二者之间的相关性。其他一些研究也发现了医生管理者与更好的组织绩效之间的相关性。在其他行业里也有类似的发现。专家管理(就像医生管理医院)往往有更好的绩效,比如由学者领导的大学里,科研成果往往更好;在篮球界,那些由前 NBA 明星运动员转型而成的教练往往更为成功。

医生是更好的医院管理者,这个结果出乎意料吗?医院是非常复杂的组织,任何没有在医院脚踏实地工作过的人都很容易低估运营医院与运营其他任何机构之间的差异。而医生,作为这个行业的专家,出任运营官有得天独厚的优势。

医院院长、副院长每一天的工作安排得满满当当,开会、阅读文件、接听电话、面谈、签字等等,有时候忙得连上厕所的时间都没有。科主任每天忙于看病人、做手术、查房等等,护士长每天忙于领物品、交病历、算奖金等等。白天黑夜地不停加班,换来的结果是效率不高、执行力不强。医院管理者目前存在的一个较大问题是,缺乏系统思考,缺少管理规范,很多时候是凭借感觉和经验。

医院院长如何增强中层干部的执行力?执行力的三大关键因素是:战略管理流程、人才选育流程、运营管理流程。

战略管理是指对医院或科室在一定时期的全面的、长远的发展方向、目标、任务和政策以及资源调配做出的决策和管理艺术。战略管理主要包括三个步骤:一是战略环境分析;二是战略规划制订;三是战略规划执行。

运营管理是指运营过程的计划、组织、实施和控制,是与患者服务过程密切相关的各项管理工作的总称。依据平衡计分卡的管理理论,可以将科室的运营管理概括为四个方面:一是财务成果衡量;二是患者服务营销;三是医疗质量改善;四是员工职业发展。

在 20 世纪 70 年代的我国台湾地区,长庚医院采取速战速决的策略,打破当时公立医院一统的局面,改写了台湾医疗的历史。

据悉,台湾当时 1400 多万人口,只有台大医院、台北荣民总医院、三军总医院 3 个第三级即最高等级的医院,平均 10000 人只有 11 位医师、7.8 张病床,且病床总数的 77% 属于公立医院,医院经营方式陈旧,医师工资比照公务员的固定水平。普通市民罹患重病,没有关系就挤不进上述三大医院,而且院内红包盛行。

长庚医院,仅用 3 年时间就实现了收支平衡,并开始赢利,大大鼓舞了其他民间资本、大学等相继进入医疗产业,捐建国泰、亚东、奇美、慈济等大型民办非营利性综合医院。

长庚医院的成功,也使地区政府感受到社会力量办医的竞争压力,促使公立医院开始扩大规模、更新设备、快速提升医疗质量,与民间医院开始良性竞争。长庚医院的快速发展,冲破了公立医院的垄断,带活了整体医疗风气改革与医疗效率化追求。

❧ 优质服务体系

优质服务指在符合行业标准或部门规章等规范的前提下,所提供的能够满足服务对象的合理需求和市场期望值的服务,保证一定的满意度。

2010 年我去新加坡的医院交流和学习的时候了解到,新加坡的医院服务已经形成了比较完善的服务培训体系。新进员工必须要经过相关服务课程的培训和考核,老员工每年要定期参加服务课程的复训。

新加坡医院的优质服务体系主要由以下几个方面组成:一是医院服务现状的调研;二是医院优质服务的理念;三是医院优质服务的策略;四是医院优质服务的技能;五是医院优质服务的管理。医院优质服务的技能主要包括美化医院环境、塑造员工行为、改善服务流程等三个方面,医院要对员工进行内部培训,最终形成以患者需求为导向的医院文化和服务意识。

新加坡亚历山大医院是新加坡最后一家改制的公立医院,2000 年改制,当年医院亏损 300 万新币,位于新加坡中央医院与新加坡国立大学医院之间。

当时的新加坡卫生部部长许文远,向新加坡亚历山大医院的员工提出挑战:建设一间真正以"病人为中心"的医院,恰当地运用现代资讯科技为病人带来新的价值体验和便利。这家医院将努力提供始终无间的"无缝隙"医疗服务,建设"一点也不麻烦"的一站式医疗服务中心。

如何对待我们的病人?陆圣烈院长的诠释是,病人是我们医院里最重要的人物。在医院里,我们所做的一切都要把他们的健康利益和方便舒适放在第一位,像对待我们自己的母亲一样,为病人提供优质的护理和服务,而无须特殊的安排。

医院首先改变的是医疗环境，这是患者和家属能够立即感受和体会到的变化；有温馨的就医氛围、明显的医院标识、周到的便民设施、科学的建筑结构、家庭式特殊病房和宾馆式后勤服务。

然后改变的是员工行为，医院专门制订了患者关怀准则和员工行为准则。新加坡亚历山大医院的患者关怀准则是：建立信心、专注、尊重他人和同理心。员工行为准则总共二十条，例如第二条：我们对待顾客的态度必须像对待我们挚爱的亲友一样，懂得实行各种不同的服务方式去提供优质的服务。第十三条：我们要做医院的亲善大使，无论身在何处始终都为医院做正面积极的宣传。

新加坡亚历山大医院为了有效地推进医院优质服务，采取了跨界标杆学习的模式。学习麦当劳的质量水平，学习银行的柜台式服务，学习新加坡航空的服务态度，学习旅馆酒店的主动服务，学习动物园的卫生间清洁和学习的士公司的微笑服务、预约服务等。

虽然新加坡医院的优质服务理念比较先进，体系比较完善，但是并非所有的内容和方法都适合我国的医院。我近年对新加坡医院的优质服务体系建设的理论和实践进行了比较深入的研究，结合我国医院的实际情况进行了必要的改良和转化，将之运用于我国医院的临床工作中，并取得了比较显著的效果。

医院服务现状调研就是围绕着医院服务的内容，收集相关的资料和图片，找到医院服务中目前存在的问题，分析这些问题产生的根本原因，并明确解决问题的思路。

医院服务现状调研可以由医院自己来完成，也可以委托第三方专业机构来完成。服务现状调研的准确性对医院优质服务体系的建设有着较大的影响，包括医院优质服务项目推进的方向和步骤，所以在进行医院服务现状调研以前，要做好充分的准备工作。

医院服务现状调研的方法和种类比较多，最常采用的方法有：满意度调查、焦点会议、神秘患者和服务扫描等。医院服务现状调研是一项专业性较强的工作，前期最好是委托第三方专业机构来进行；同时医院服务现状调研也是一项长期性的工作，需要医院由专门的部门和专业的人员来实施这项工作。

医院优质服务理念主要包括三个方面：一是服务的基本特性；二是医院服务的特征；三是医院优质服务的要素。

与有形产品相比，服务具有五个基本的特征，即无形性、异质性、同步性、易逝性和参与性。根据医院服务的特点，将其基本特征分别延伸为五个方面：一是医疗服务是无形的产品；二是每位患者感受不同；三是服务提供和患者诊疗同时发生；四是医疗服务随着时间消失而逝去；五是患者参与医疗服务过程。

医院要想为患者提供优质的服务，医院的员工就需要了解医院服务的特征。医院不仅需要对员工进行理论培训，而且要让员工去体验"患者"的角色。只有当员工真正体会到生病的感受以后，才有可能进行换位思考，最终为患者提供优质的服务。

医院服务的特征主要包括：患者承受的压力；患者要在医院生活；患者需要的服务；患者承担的风险；患者希望人性化、个性化的服务等。

医院优质服务的要素主要包括：一是管理患者的期望；二是影响患者的体验；三是减少不良的服务；四是重视患者的抱怨。只有当患者的体验优于患者的期望时，医院提供的服务才是患者主观感受的优质服务。医院在管理患者的期望和影响患者的体验的同时，要减少医院的不良服务，重视患者的投诉。

医院优质服务策略是指为了提高医院的服务质量，实现患者服务目标而制订的一套服务提升和改进的战略和行动计划。主要包括医院服务愿景及服务理念、患者关怀准则、员工关键行为标准、优质服务项目实施行动方案等。医院优质服务策略的建立是为了完善医院的服务体系、指导医院优质服务的建设、增强医院服务的竞争力、导入以患者需求为导向的医院服务文化。

医院优质服务技能主要包括三个方面：一是医院环境管理；二是医院服务规范；三是服务流程改善。

医院环境管理是医院优质服务的基础，医院的环境是最容易改变的，医院的环境改变以后，患者、家属、员工都立马能够感受到。医院环境管理主要包括：明显的标识导向；温馨的就医环境；完善的生活设施；便捷的后勤服务。

医院服务规范是医院优质服务的关键，医院员工的服务行为不同于其他服务行业，医院的服务应当是专业技术与人文关怀的有机结合。医院员工的服务行为会给患者和家属带来切身的感受，医院的一线员工特别是医生和护士与患者接触时间最多，所以一线员工的服务行为尤为重要。

医院服务规范主要包括：一是服务标准，就是把患者的期望转化成确切的员工服务标准，成为医院员工的日常行为规范；二是超值服务，就是医院所提供的服务除了满足患者的正常需要外，还有部分超出了正常需求的服务，从而使医院的服务质量超出了患者的预期水平；三是服务补救，服务补救就是医院针对员工服务失误所采取的补救措施和行动。服务失误主要是医院员工的服务表现低于患者服务期望，并导致患者和家属的不满意。

服务流程改善其实就是医院服务流程的再造，流程再造的核心是面向患者满意度的业务流程，而核心思想是要打破医院按职能设置部门的管理方式，以业务流程为中心，重新设计医院管理过程，从整体上确认医院的作业流程，追求全局最优，而不是个别最优。

医院所有的服务流程都存在三种形式：一是现实中的服务流程；二是我们印象中的服务流程；三是应该合理存在的服务流程。

医院管理者不能单纯依靠报告、数据或者标准等方式来消除浪费，尤其是在改善服务流程的初级阶段。医院改善服务流程的方法是：医院管理者和员工一定要亲自到现场去看看，找到浪费，消除浪费。当然，到现场观察需要时间，但是对个人和医院来讲，花费的这些时间都是最合算和最有价值的投资。医院管理者到现场，帮助一线员工查找问题和找出改善的办法，同时这也是一个和一线员工沟通和交流的机会。

医院优质服务是否能够真正实现，医院优质服务管理是重要的保证。医院优质服务管理根据 PDCA 循环（计划—执行—检查—处理）的原则分为四个步骤：一是制订服务标准；二是培训服务技能；三是督导服务过程；四是评价服务效果。

医院服务标准是指医院按照患者期望或要求而制订的，用于指导和管理员工服务行为的规范。为了提供优质服务，医院需要建立服务培训体系，使医院员工参加服务技能与知识的培训，以及操作或互动技能的培训。服务督导是实施服务标准的重要保证。医院服务标准制订以后，对医院员工进行服务技能的培训，但医院管理者不要期望所有的员工都能够积极主动地达到服务的标准。

医院优质服务体系建设的效果如何，需要通过指标来对服务效果进行评价。服务评价可以分为科室评价、医院评价和第三方评价等不同的层次。服务评价的指标可以根据医院情况设定患者满意度、员工满意度、关键事件（表扬或投诉）、督导记录和改进方案等方面。医院还应根据评价结果给予员工及时、恰当的激励。

❖ 全人整合医疗

全人整合医疗主要包含两层意思：一是全人医疗，指关注病人身体、心理、社会等健康的医疗模式，从单纯生物医学模式转变为生物—心理—社会医学模式；二是整合医学，指以病人为中心，打破学科界限和专业分工，共同服务于病人的医学模式，从学科细分、专业分工的医学模式转变为学科整合、团队医疗的医学模式。

生物医学模式把人作为生物体进行解剖分析，力图寻求每一种疾病特定的生理、病理变化，研究相应的生物学治疗方法。该模式以疾病为中心来解释病人的健康问题，视疾病为独立于社会行为的实体。将疾病从病人的社会文化环境中抽离出来，这是该模式的重要缺陷。

生物医学模式的优点在于：以生物科学为基础，具有客观性和科学性，理论和方法简单、直观，易于掌握。资料如实验室检查、活体或尸体检查结果可以得到科学方法的确认，可使医生治愈许多原来是致命的疾病，并控制许多尚不能治愈的疾病。

生物医学模式在医学史上发挥了巨大作用，为人类的健康事业做出了伟大贡献，但是随着社会的发展，科学技术的进步，人们逐渐发现它存在一定缺陷，给人们的思维活动带来一些消极影响。

一是忽视了病人的需求。医生致力于搜索各种资料作为疾病证据，来解释就诊者的症状和体征，以此作为评价病人健康状况的标准。而对于病人心理和社会方面的问题，如生命质量，不予评价。医生忽略了病人的主观感受和需求，致使诊疗过程机械化和失人性化。

二是医患关系疏远，病人依从性降低。病人被动接受医生的检查和处理，医生的关注重点在于疾病的病理生理变化。医生对疾病的热衷和对病人的冷漠，致使医患关系疏远，必然导致病人依从性的降低。

三是医生思维的局限和封闭。医生强调症状、体征和实验室检查的客观意义，而忽略了与疾病密切相关的性格、个人经历、经济情况、家庭和社会支持等因素，导致促进健康的措施收效甚微。

美国罗彻斯特大学医学院精神病学和内科教授恩格尔，于1977年在《科学》杂志上发表了题为《需要一种新的医学模式：对生物医学的挑战》的文章，批评了现代医学模式即生物医学模式，指出这个模式已经获得教条的地位，却不能解释并解决所有的医学问题。为此，他提出了一个新的医学模式，即生物－心理－社会医学模式。

生物－心理－社会医学模式实现了对生物医学模式的超越。生物－心理－社会医学模式的提出是以人类的疾病谱以及健康观念的变化为依据的。这一模式认为人类产生疾病的原因不仅有生物因素，而且还有社会因素和心理因素，因而治疗方法除了传统的生物学方法以外，还应当包括社会科学法和心理学方法。

生物－心理－社会医学模式不仅要研究自然的人，还要研究人的状态和人所处的环境。医学应该是在人与生存环境和谐适应的基础上，改善人的生存状态，而不仅仅是简单的治病、防病和促进健康。

世界卫生组织对健康的定义不断完善。1948年世界卫生组织宪章中首次提出三维健康概念：健康不仅仅是没有疾病和不虚弱，而是一种心理、躯体、社会适应的完美状态。1978年世界卫生组织又在国际卫生保健大会上通过《阿拉木图宣言》，重申了健康的内涵，指出健康不仅仅是没有疾病和痛苦，而是身体、心理和社会功能各方面的完好状态。在《渥太华宪章》中提出：良好的健康是社会、经济和个人发展的重要资源。1984年在《保健大宪章》中进一步将健康概念表述为：健康不仅仅是没有疾病和虚弱，而是身体、心理和社会适应能力的完好状态。

1989年世界卫生组织又进一步完善了健康的概念，认为健康包括躯体健康、心理健康、社会适应良好和道德健康。这一四维健康观将医学模式由传统的生物医学模式发展成为生物－心理－社会医学模式，它既考虑到人的自然属性，又考虑到了人的社会属性，使人们对健康的认识更加全面化。

生理健康是指人体的组织结构完整和生理功能正常。人体的生理功能是指以人体内部的组织结构为基础，以维持人体生命活动为目的，协调一致的复杂而高级的运动形式。生理健康是其他健康的基础，是自然人的健康。

判断心理是否健康有三项基本原则：一是心理与环境的同一性，指心理反映客观现实，无论在形式或内容上均应同客观环境保持一致；二是心理与行为的整体性，指一个人的认识、体验、情感、意识等心理活动和行为是一个完整和协调一致的统一体；三是人格的稳定性，指一个人在长期的生活过程中形成的独特的个性心理特征，具有相对的稳定性。

道德健康以生理健康、心理健康为基础，并高于生理健康和心理健康，是生理健康和心理健康的发展。道德健康的最高标准是"无私利人"，基本标准是"为己利他"，道德方面不健康的表现是"损人利己"和"纯粹害人"。

社会适应是指一个人在社会生活中的角色适应，包括职业角色、家庭角色及学习、娱乐中的角色转换与人际关系等方面的适应。社会适应良好，不仅要具有较强的社会交往能力、工作能力和广博的文化科学知识，能胜任个人在社会生活中的各种角色，而且能创造性地取得成就贡献社会，达到成就自我、实现自我的目的，这是最高境界。缺乏角色意识，发生角色错位是社会适应不良的表现。

医学的发展由全科走向专科，再由专科发展到亚专业，加上高科技的发展以及企业化管理的导入，引发了医学界的工业革命，并且协助解决了不少疑难杂症。学科亚专业的发展，成功促进医务人员及科学家将复杂的人体分成不同的脏器和部位，并对单独脏器进行深入的研究和治疗，同时不断地缩小研究单位而取得了非常多突破性发展，也形成了目前医院学科不断细分的状态。

目前医院学科的不断细化，局限了医务人员的视野，使得本专业的医务人员只看到自己熟悉的器官和疾病，对于病人的了解只停留在生物医学层次，而忽视了"生病的人"。导致很多的医务人员用"疾病"代替了"病人"，以"脏器"取代"病人"，医生对疾病的诊断、治疗、护理流于形式，失去了对病人的尊重和关心。

随着老年患者和慢性疾病的增加，疾病的复杂程度也越来越高，学科的细分和专业的分工会导致相互之间缺乏有效的沟通，缺乏通才的医院管理者，这会导致患者住院时间的延长和医疗资源的浪费。

梅奥诊所是一家"如果真得了大病值得一去的医院""最后能求助的法庭——医学诊断的最高法院"。人们确信梅奥会向他们提供诊断和解决方案。他们期待着仍存争议的医学观点、医疗诊断，抑或治疗方案能够得到澄清和辨析。"最终会给你一个明确答复"是梅奥诊所形象中一个非常突出的方面。

作为美国最大的非营利性综合医疗集团之一,梅奥诊所拥有150余年的历史,是代表世界最高医疗水平的医疗机构,有"医学麦加"的美誉。

梅奥诊所保健模式的基本要素:(1)各方面的医学专家组成团队,为病人提供高质量的照料,因为医学是合作的科学;(2)从容不迫地检查每位病人,充分地倾听;(3)梅奥诊所医生和病人的社区医生一道指导病人的治疗;(4)提供高质量的照料的同时,还有同情和期待;(5)尊重病人、家属和病人的社区医生;(6)及时地全面评估、高效地判断和治疗;(7)可得到最新、最先进的诊断以及治疗技术和手段。

患者需求至上:无论过去、现在,还是将来,传承以"患者为中心"的价值观,都将成为梅奥诊所管理层的首要职责。倡导合作医学:医学发展成一门合作的科学已成必然趋势。为了患者的利益,医生、专家、实验工作者应共同协作,互相支持,解决诊断和医治过程中随时发生的难题。

梅奥诊所的医生们并不从他们建议的任何检查和治疗上获得经济利益,这让患者很放心。医生花费时间协助同事,同样不会造成个人收入减少。

全人医疗模式主要包括四个方面:一是完整医疗思维;二是整体护理模式;三是全面康复理念;四是患者安全目标。

完整医疗思维主要包括:一是详细信息采集;二是全面体格检查;三是必要辅助检查;四是准确循证诊断;五是最佳治疗方案。

整体护理模式主要包括:一是及时病情观察;二是专业生活照顾;三是安全治疗处置;四是积极心理支持;五是合理膳食指导;六是有效健康教育。

全面康复理念主要包括:一是医疗康复;二是教育康复;三是职业康复;四是社会康复;五是康复工程。

患者安全目标又分为国际患者安全目标和中国患者安全目标。国际患者安全目标:一是正确识别患者身份;二是改进有效沟通;三是改进高警讯药品的安全性;四是确保安全手术;五是降低医源性感染的风险;六是降低患者跌倒坠床导致伤害的风险。

中国患者安全目标:一是正确识别患者身份;二是强化手术安全核查;三是确保用药安全;四是减少医院相关性感染;五是落实临床"危急值"管理制度;六是加强医务人员有效沟通;七是防范与减少意外伤害;八是鼓励患者参与患者安全;九是主动报告患者安全事件;十是加强医学设备及信息系统安全管理。

学科整合模式,也称多学科协作诊疗模式(MDT),通常指来自两个以上学科的一组相对固定的专家,在固定的时间、固定的地方聚在一起,针对某器官或系统疾病的患者进行讨论,形成诊断治疗的决议并由相应学科成员执行的治疗模式。

这一诊疗模式是以患者为中心的诊疗模式，其优势在于可以使患者利益、规范化治疗、执行力达到最大化，有利于医院学科品牌和平台的良性发展，并且可以实现跨专业协作。这一模式的关键在于，对每个患者的评估和治疗是预先规划的，这样就可以避免因为专科医生其他科知识更新不及时带来的局限性，也让每个有需要的患者在疾病治疗开始前，就能获得全面周到的医疗照护。可以说，多学科协作诊疗模式不仅是治疗方法的改进，更是治疗理念的改变。

多学科协作综合治疗小组的建立为医疗模式和医院管理带来了新思路，旨在使传统的个体式经验性医疗模式转变为现代的小组协作规范化决策模式，由此推动全方位专业化、规范化诊治策略与合理化医疗资源整合配置，最终以质量控制系统来不断提高亚专业水平和进一步推动多学科交叉发展。

调研结果显示，整合门诊作为一种新型门诊模式，确实解决了一部分患者"看病难，看病贵"的问题，尤其是多系统、多脏器、跨科性的疾病患者。这类病人长期往返于各有关科室和医院之间，费尽周折，但得不到及时、合理的诊治，产生了单科依次排队、重复挂号收费、重复检查、重复处方等现象。因此，整合门诊的开设引导这部分患者接受正规诊治，优化和缩短诊疗流程，降低了医疗费用。

医院不但分科越来越细，医务人员的分工也越来越明确。医务人员可以分为主诊医生、责任护士、临床药师、康复治疗师、膳食营养师、心理咨询师、社会工作者、个案管理师等。医生又分为门诊、住院、麻醉、医学检验、医学影像、内镜检查等不同专业的医生。康复治疗师又分为物理治疗师、作业治疗师、言语治疗师、文体治疗师、康复工程师等。

多学科协作诊疗模式是以主诊医生（或主管医生）为团队领导，其他不同专业的医务人员参加，同时患者、家属陪护也共同参与的一种诊疗模式。这种诊疗模式可以从不同的专业角度来考虑患者的诊断、治疗、护理、康复等问题，从而使患者身体、心理和社会等方面全面恢复。

第 3 章
战略环境分析

ZHANLUE HUANJING

FENXI

在我国，"战略"一词起源于古代的兵法，是指将帅的谋略。 在西方，"战略"起初是指"军队的艺术和科学"，后来逐渐被用来指军事指挥中的活动。

战略管理大师迈克尔·波特在1996年发表的《战略是什么》一文认为战略的本质就是选择，即基于自身资源和能力，选择一套不同于竞争对手的活动方案，从而有效地避免其他竞争对手的模仿和复制，以独特的定位和竞争优势提供独特的价值。

战略规划明确了医院应该朝什么方向发展，并使医院能够更为专注。 战略规划为医院选定方向，并通过对愿景的理解和制订战略目标，为医院中的每一个人提供一个统一决策的模板，从而将医院带向其未来愿景。

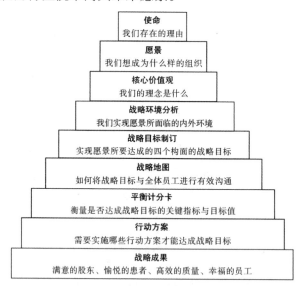

医院战略规划分为总体战略、职能战略和业务战略。 总体战略是医院最高层次的战略，是医院长期和整体发展的战略行为；职能战略是指医院职能部门发展战略，例如财务管理、人力资源、医疗质量等部门；业务战略是指临床科室的战略规划，临床科室是医院的战略业务单元（SBU），是相对独立的经营管理组织。

战略描述架构主要由使命、愿景、核心价值观、战略环境分析、战略目标制订、战略地图、平衡计分卡、行动方案和战略成果组成。 战略描述架构如上图。

战略管理主要分为三个步骤：一是战略环境分析；二是战略规划制订；三是战略规划执行。 战略环境分析包括：宏观环境分析、行业竞争趋势、顾客需求判断、科室现状评估和科室态势分析。 战略规划制订包括：明确战略方向、确定战略目标和制订战略方案。 战略规划执行包括：战略规划实施和战略规划控制。

✤ 宏观环境分析

宏观环境又称总体环境，由社会中影响行业和医院的所有因素组成。 主要包括政治环境、经济环境、社会环境和技术环境。 它们既对医疗服务市场产生全局性的影响，同时又对医院的发展产生深远的影响。 医院只有在把握宏观环境发展趋势的基础上进行合理的战略规划，才能获得健康持续的发展。

医院根据自身特点和经营需要，宏观环境分析的具体内容会有差异，但一般都应对政治（political）、经济（economic）、社会（social）和技术（technological）这四大主要的外部环境因素进行分析。 简单而言，称之为 PEST 分析法。

政治环境

政治环境主要包括政治制度与体制，政局、政府的态度等。 政治环境对医疗行业和医院的发展有着较大和长远的影响，医院管理者需要进行深入的熟悉和剖析。 政治环境的分析主要包含：产业政策、医改政策、医保制度、区域惯例等。

国家单独二孩政策出台，符合政策的生育女性多处于30～40岁之间，而高龄产妇的年龄界限为35岁。 首先，高龄可能面临的问题是不孕不育。 其次，高龄产妇相对于正常年龄的产妇来讲，更容易出现早产儿或低体重新生儿、不明原因的死胎、胎儿先天性畸形等情况。 再次，高龄产妇容易患妊娠高血压、先兆子痫、产程延长、难产、产后出血、产后感染等并发症。

单独二孩政策对医院妇科、产科、新生儿科、儿科、儿童保健科、儿童康复科等的发展有着较大的推动作用，同时也带来了新的挑战。

全面二孩政策放开，对医院产科、儿科的医务人员和床位的需求也不断增加。

国务院2013年发布《关于促进健康服务业发展的若干意见》和2016年发布《"健康中国2030"规划纲要》，将对健康服务业的发展起到巨大的推动作用。 健康服务业包含的主要内容，即医疗服务、健康管理与促进、健康保险以及相关服务，涉及药品、医疗器械等相关产业。2020年基本建立覆盖全生命周期、内涵丰富、结构合理的健康服务业体系，健康服务业总规模达到8万亿元以上，成为推动经济社会持续发展的重要力量。

一直以来，我国服务业的消费占国内生产总值的比重都是比较低的，医疗服务业尤为明显。目前美国医疗服务占国内生产总值的比重是17.6%，全球的平均值为10%，而我国这一比重仅为5%左右。可以说作为战略新兴产业，健康服务业在未来10年将迎来快速发展阶段。

现在很多公立医院的住院床位使用率居高不下，这是什么原因呢？由于我国医疗保险制度的规定，绝大多数时候患者只有住院才能报销费用，手术患者在门诊的检查也不能报销，就直接导致了患者平均住院床日的延长。

我国医院的住院标准宽泛，有的医院不符合住院标准的住院患者可能达到20%～30%，甚至更高。医院里还有部分应该出院的患者无法出院，例如部分老年患者和慢性病患者，因为我国的康复、护理、养老和临终关怀（姑息性治疗或安宁护理）的体系不够完善，导致这部分不需要积极治疗的患者滞留在医院，对医疗资源来说是较大的浪费。

在诸多因素的影响下，我国医院平均住院床日较其他国家普遍偏长，近年我国三级综合医院的平均住院床日为10.5天，而新加坡的平均住院床日为5.3天。如果我国医院的平均住院床日达到这个水平，意味着我国医院的床位数将减少一半左右。

随着医疗保险制度的不断完善和医疗技术的进一步发展，日间手术、日间透析、日间放疗、日间化疗等将是必然趋势。门诊医疗、居家医疗和居家护理将分流一部分住院患者。

日间手术是指病人在入院前已做完术前检查，预约手术时间，当日住院手术，24小时内出院的一种手术模式，不包括门诊手术。

开展日间手术的好处：(1)对病人而言，住院时间缩短、术前等待时间缩短、住院费用降低、家属负担减轻；(2)对医院而言，医院的床位资源得以充分利用，床位使用率大幅提高，不必花大量的资金用于医院的床位扩张，医院的经济效益和社会效益均会提高；(3)对国家而言，医保的支出减少了，但服务品质并未降低，同时也部分解决了病人住院难、手术迟的问题，满足病人趋优心理。

日间手术于20世纪初由苏格兰儿外科医生James Nicoll首先报告，20世纪60年代美国加利福尼亚成立第一个日间手术中心，1995年国际日间手术协会(IASS)成立，发展到现在，据统计，2009年欧美国家日间手术占到择期手术的80%。

我国香港地区在1991年开始尝试日间手术，2001年武汉儿童医院在大陆率先开展日间手术，2006年上海申康医院开始规模性地开展日间手术，2009年华西医院成立日间手术中心，2012 年我国成立中国日间手术联盟，2013 年 5 月我国加入国际日间手术联盟。日间手术模式目前已经形成一定的规模，并在进一步推广，深受大医院与患者的喜爱。

为缓解看病难、看病贵的问题，国家将把更多的优质医疗资源和病人分流到基层。未来三级医院的普通门诊将逐步减少，甚至取消一般门诊服务。2015 年全国已有 28 个省份开展分级诊疗试点。分级诊疗实施后，将会有效地解决看病贵、看病难以及床位难的问题。

这也就意味着，"分级诊疗时代"的来临，大医院将侧重于危急重症、疑难杂症，而基层医疗卫生机构将承担为居民治疗常见病、慢性病等功能。分级诊疗是指按照疾病的轻、重、缓、急和治疗的难易程度进行分级，不同级别的医疗机构承担不同疾病的治疗。

江西南昌大学第二附属医院正式取消所有门诊静脉用药，门诊医生在信息系统中不能开静脉输液针剂，只有急诊科和住院部医生才有此权限。输液过度会影响免疫力，医院门诊不提供输液，这个国际医务惯例已被越来越多的人熟知。医院主动取消门诊输液是良好的第一步，或许有一天，我国的各大医院门诊部将不再是一片"吊瓶森林"……

"南昌大学第二附属医院取消了门诊输液，必须输液患者需到急诊科"的新闻，再次把"门诊不输液"话题推到了风口浪尖，各方支持或质疑声不断。在我国现行阶段，医院门诊取消静脉用药，用意何在？能否为促进医改起到一些积极的作用？

输液，医学上称之为静滴、静脉输液、静脉注射，老百姓则称之为打点滴、吊针、吊水等。在国外，门诊基本是不允许输液的。在国内，最先吃这个螃蟹的是浙江大学附属邵逸夫医院。这家医院坐落在杭州市中心，由香港知名实业家邵逸夫捐资建成，开院 5 年就引入了来自美国罗马琳达大学的世界一流医学专家和管理精英，当时就没有设门诊输液室。

健康管理服务立足于"以健康为中心"的服务理念，近年发展迅速，规模日益扩大，已经成为我国新兴产业。我国人口老龄化进程加快和慢性病发病率急剧升高，健康管理服务必将成为我国亚健康人群及慢性病患者健康管理以及老年人护理照料的有力支撑和保障。

健康管理于 20 世纪 50 年代起源于美国，通过为客户建立健康档案，进行专业健康评估，及时发现个体可能出现的危险因素，并加以指导与干预，有效防范严重问题的发生。一项 20 多年的跟踪研究发现，90% 的个人和企业通过健康管理后，医疗费用降到原来的 10%，而没有参与健康管理的个人和企业，医疗费用比原来上升 90%。另外美国肿瘤、心血管疾病、糖尿病等慢性病的发病率也因此下降了约 30%，医疗费用急剧上涨的情况得到了有效遏制。

有资料表明：我国符合世界卫生组织健康标准者约 10%，各种疾病患者约 25%，而处于亚健康状态者却有 65% 左右。帮助人们建立正确的健康理念、良好的生活习惯，摆脱亚健康状态；帮助人们及时地知道自己的健康状况和可能导致慢性疾病与恶性疾病的危险因素与概率；帮助个人建立降低疾病与亚健康状态发生的健康管理目标，将是我国健康管理服务的主要任务。

健康管理服务由三大基本服务模块构成，即健康检测、健康评估、健康干预，并且在一个信息平台上运行，通过不断地跟踪服务形成一个健康管理服务的封闭循环。

社会环境

社会环境是指一定时期整个社会发展的一般状况，主要包括社会道德风尚、文化传统、消费变动趋势、价值理念、人口状况等。社会环境的分析包含：人口规模、人口分布、人口结构和社会文化等。

医院辐射一定的区域，人口规模、人口结构等因素对医院的定位和发展有着较大的影响。人口规模在城市地理学研究及城市规划编制工作中所指的是一个城市人口数量的多少（或大小），一般指一个城市在一定期限内人口发展的数量，与城市发展的区域经济基础、地理位置和建设条件、现状特点等密切相关。

一个城市的人口始终处于变化之中，它主要受到自然增长与机械增长的影响，两者之和便是城市人口的增长值。自然增长是指人口再生产的变化量，即出生人数与死亡人数的净差值。出生率的高低与城市人口的年龄构成、育龄妇女的生育率和初育年龄、人民生活水平、文化水平、传统观念和习俗、医疗卫生条件以及国家计划生育政策有密切关系。死亡率则受年龄构成、卫生保健条件、人民生活水平等因素影响。

机械增长是指由人口迁移所形成的变化量，即一定时期内，迁入城市的人口与迁出城市的人口的净差值。机械增长的多少与城市经济发展的速度、城市建设和发展的条件以及国家的城市发展方针密切相关。

2009 年从"东莞市卫生业务工作会议"上获悉，受产业结构升级调整的影响，目前东莞各级医疗机构门诊量均出现不同程度的下降。卫生部门的统计数据显示，全市 41 家医院 2008 年共亏损 19 亿元。

近十几年来，"规模扩展"一直是东莞大部分医院发展的"主调"。改革开放促进了东莞加工制造业的蓬勃发展，农民工数量急剧增加，令医院业务急剧增长，不少医院上了规模、上了档次，大部分镇医院已达到甚至超过二级医院的规模和标准。但是，随着全市产业结构的升级调整，"双转移"后人口大幅减少，各级医疗机构门诊量也在不同程度地下降。在所有公立医院中，只有 1/3 赢利，1/3 本利持平，而其余 1/3

则处于亏损状态。

人口分布是指人口在一定时间内的空间存在形式、分布状况，包括各类地区总人口的分布，以及某些特定人口如城市人口的构成(如迁移、性别等)等。 人口分布是受自然、社会、经济和政治等多种因素作用的结果。 自然环境条件(如纬度、海拔、距海远近等)对人口分布起重要作用。 20世纪以来，世界工业化和城市化进程加速，社会、经济和政治等因素对人口分布的影响越来越大。

我国人口的分布极不均衡，绝大多数人口集中在东南部地区，西北部人口稀疏分散。 如果从黑龙江省的黑河市至云南省的腾冲市划一条直线，此线以东的面积约占全国的43%，人口却为全国的94.3%，而该线以西的面积约占全国的57%，人口只有全国的5.7%。

人口结构主要包括年龄结构、性别结构、家庭结构等，人口结构往往决定医院提供的服务产品和服务需求的满足程度，会对医院的服务营销产生重要的影响。 不同年龄阶段的人群代表着不同的消费需求、消费方式和购买行为。 许多疾病都呈现出明显的性别特征，不同性别的人口对医院服务的需求不同。

随着社会经济的发展，家庭结构呈现出一些新的特点：首先是离婚率上升，晚婚人群增加；其次是家庭规模缩小；再次，非家庭住户迅速增加，如单身人群、同居人群、集体住户等；最后，还出现了空巢家庭以及留守老人和儿童等现象。

联合国的人口老龄化标准，当一个国家60岁及60岁以上的老年人口占总人口的比例超过10%，或者65岁及65岁以上的老年人口占总人口的比例超过7%，意味着这个国家进入"老龄化社会"。

当一个国家进入老龄化社会时，其社会、政治、经济、文化等诸多领域都会发生深刻变化，这种变化被称为"老龄化危机"。 按照联合国的标准，我国从1999年开始步入人口老龄化社会，2011年之后进入人口老龄化提速期。

我国第一部老龄事业蓝皮书——《中国老龄事业发展报告(2013)》披露，截至2012年底，我国老年人口数量达到1.94亿，老年人口占总人口的比例达到14.3%。2013年年底，我国老年人口数量突破2亿大关，达到2.02亿，老龄化水平达到14.8%。

预测到2027年，65岁及以上老年人口占总人口的比例将上升至14%；到2030年，我国老年人口总量将达到4.3亿；而到2050年前后，我国老年人口数量将为4.37亿，占总人口的31.2%。 届时，我国将进入一个"三人行，必有一老"的"超级老年型社会"，并且这种情况将保持到世纪之末。

随着我国老龄化进程加快，高龄、失能和患病老年人的照料护理问题会更加突出。 我国老年人口基数较大，人口老龄化进程快，老年人慢性病患病率高，带病生存时间长。 不断增长的老年医疗卫生服务需求与保障服务能力不相适应，主要体现在老年卫生服务资源不足，专业性老年医疗卫生机构少，长期护理保险制度有待建立等方面。

21 世纪，人口老龄化已然成为世界性问题，是发达国家和发展中国家需要共同面对的重大挑战。 人口老龄化所造成的影响极为深远，如引起劳动力萎缩；医疗与社会保障支出攀升，加重公共支出负担；家庭赡养比例降低，威胁基本养老金制度的财政可持续性等。 为应对人口老龄化，国际社会先后提出"成功老龄化""健康老龄化"和"积极老龄化"等战略主张。

20 世纪 80 年代，世界卫生组织在第一届老龄问题世界大会上首次提出将"健康老龄化"作为新时期人口老龄化的应对战略，这种指导思想逐渐被国际社会接受和采纳。 对个体而言，"健康老龄化"强调老年人始终保持生理、心理以及社会生活的良好状态，缩短带病期，尽量将失能和疾病困扰推迟到生命尽头。 对社会而言，"健康老龄化"旨在提高老年人生命与生活质量，促进老年人自我价值实现。

如果社会中占绝对比重的老龄群体都能够保持身心健康，其社会生命延长的同时个人带病周期缩短，那么，因群体衰老所致的社会发展停滞就可以减缓。 从这个角度来说，在健康中平稳走向老龄化的社会就是一个健康的老龄化社会。

随着社会经济的进一步发展以及人口平均预期寿命的不断延长，80 岁以上高龄老人的规模将越来越大。 预计到 2050 年，我国 80 岁以上高龄老人将接近 1 亿人，平均 5 个 60 岁以上的老人中就有一个 80 岁以上高龄老人，平均 3 个 65 岁以上的老人中就有一个 80 岁以上高龄老人。

与低龄老人和中龄老人相比，高龄老人在身体健康、精神心理以及生活自理等方面的失能比重将大幅度上升。 因此，高龄老人规模不断扩大的同时，失能老人的规模也在迅速增加。

"空巢家庭"是指家里最后一个子女离家后，留下父母两人共同居住或其中一人单独居住的家庭构成形式。"空巢家庭"的出现，是子女人数减少、居住意愿转变和人口迁流等因素共同作用的结果，涉及经济、文化、价值观念以及社会变迁等多方面原因。

随着社会经济的发展、生活观念的改变、住房条件的改善，以及第一代独生子女政策时期的父母开始步入老年，传统家庭的养老模式面临挑战。 赡养、照料老人的传统孝道观念在日益淡化，家庭为老人提供最基本生活保障的传统也在不断被削弱，获得子女经济支持的老人比例显著下降，家庭的空巢期将明显延长，空巢老人现象也将更加普遍。

经济环境

经济环境是指影响医院管理的各种经济因素，包括工农业产业布局与发展水平、国民收入、居民家庭的平均收入及支出状况等。

消费者收入包括个人工资、红利、租金和其他劳动收入等。可支配收入，即扣除消费者个人缴纳的各项税款和非税性负担后的余额，构成了实际购买力，在一定程度上决定着消费者的医疗消费水平。

恩格尔定律指出，随着家庭收入的增加，购买食品的支出占家庭收入的比重（恩格尔系数）就会下降；而其他方面的支出，诸如服装、娱乐、医疗保健、教育等比重就会上升。

恩格尔系数是根据恩格尔定律而得出的比例。19世纪中期，德国统计学家和经济学家恩格尔对比利时不同收入的家庭的消费情况进行了调查，研究了收入增加对消费支出构成的影响，提出了带有规律性的原理，命名为恩格尔定律。其主要内容是指一个家庭或个人收入越少，用于购买生存性的食物的支出在家庭或个人收入中所占的比重就越大。对一个国家而言，一个国家越穷，国民的平均支出中用来购买食物的费用所占比例就越大。恩格尔系数等于食物支出金额在总支出金额中所占的比重的百分比。恩格尔系数大于60%为贫困，50%～60%为温饱，40%～50%为小康，30%～40%为富裕，低于30%为最富裕。

1978年中国农村家庭平均恩格尔系数约68%，城镇家庭约59%，平均计算超过60%，当时中国是贫困国家，没有解决温饱的人口有两亿四千八百万人。改革开放以后，随着国民经济的发展和居民整体收入水平的提高，中国农村家庭、城镇家庭的平均恩格尔系数都在不断下降。到2003年，中国农村家庭平均恩格尔系数已经下降到46%，城镇家庭约37%，平均约40%，就是说中国居民平均生活水平已经达到小康状态。可以预测，中国农村、城镇居民的平均恩格尔系数还将下降。

国内生产总值（简称GDP）是指在一定时期内（一个季度或一年），一个国家的经济中所生产出的全部最终产品和劳务的价值，被公认为衡量国家经济状况的最佳指标。它不但可反映一个国家的经济表现，还可以反映一国的国力与财富。

地区生产总值是指本地区所有常住单位在一定时期内生产活动的最终成果。地区生产总值等于各产业增加值之和。

2010年，我国超过日本成为仅次于美国的世界第二大经济体。日本内阁府发布的数据显示，日本2010年名义GDP为54742亿美元，比我国少4044亿美元，我国GDP超过日本正式成为世界第二大经济体。

随着市场经济的不断发展，人民生活水平和保健意识日益提高，医疗需求也随之不断增长。 其中农村居民的医疗保健需求增长最快，由原来的"拖病"开始转变为积极地治病防病。 随着新型农村合作医疗制度（现已与城镇居民基本医疗保险一起整合为城乡居民基本医疗保险制度）和城乡居民基本医疗保险制度的实施，农村的基础医疗水平有所改善，但离满足人民群众的医疗需求尚有差距。

我国个人卫生支出占卫生总费用的比重由 2008 年的 40.4% 下降到 2012 年的 34.4%，但从实际支出的金额看，个人卫生支出的金额从 2008 年的 5875.86 亿元上升到 2012 年的 9654.55 亿元，增加了 3778.69 亿元，较 2008 年上涨了 64.31%。 政府卫生支出的金额从 2008 年的 3593.94 亿元上升到 2012 年的 8365.98 亿元，增加了 4772.04 亿元，较 2008 年上涨了 132.78%。 卫生总费用从 2008 年的 14535.4 亿元上升到 2012 年的 27826.84 亿元，增加了 13291.44 亿元，较 2008 年上涨了 91.44%。

由此可见，2008—2012 年，虽然个人相对卫生支出逐年下降，个人卫生支出占卫生总费用的比重从 2008 年的 40.4% 下降到 2012 年的 34.4%，下降了 6 个百分点，但个人绝对卫生支出却逐年上涨，2012 年个人卫生支出的绝对金额较 2008 年上涨了 64.31%。 这说明，个人相对卫生支出下降，不是由于个人绝对卫生支出的下降，而是由于个人绝对支出的涨幅低于政府绝对卫生支出的涨幅和社会绝对支出的涨幅，这是一个值得深思的问题。

消费者物价指数（CPI）是衡量通货膨胀的重要指标，若 CPI 年年涨，意味着我们手中的钱越来越不值钱。 2009 年，CPI 下降了 0.7 个百分点，但是政府、社会、个人的卫生支出均在上涨，卫生总费用上涨了 20.7 个百分点；2011 年，CPI 上涨了 5.4 个百分点，但是政府、社会、个人的卫生支出还是在上涨，卫生总费用上涨了 21.5 个百分点。

可见，无论物价涨跌，卫生费用都在涨，即物价的波动和卫生费用的变化不呈正相关，而且政府、社会和个人三方中任何一方的卫生支出的涨幅都远远高于物价的涨幅。 由此可见，物价波动对卫生支出的影响有限，不是卫生支出快速增长的主要原因。 2008—2012 年，个人的卫生支出金额大幅上涨，政府对医疗卫生的巨大投入并没有减轻个人的直接负担，这就是老百姓对政府大量投入没有感觉的原因。

近年来，随着经济收入水平的提高，人们对生命质量和生活品质的要求也越来越高，对自身健康也越来越关注，已不仅仅是要求"不生病"。 未来进入中高收入群体的人会越来越多，低收入阶层虽然自身无力消费健康服务，但政府对民生福利的改善、不断扩大公共卫生服务项目和提高公共卫生水平以及对低收入人群民生政策的倾斜，也会增加对健康服务业的现实需求。 无论是中高收入阶层，还是低收入阶层，对健康的关注都会增加。 到一定阶段后，社会必然转型，即从追求财富到追求健康，"财富社会"向"健康社会"转型。

随着经济快速发展，城镇化、老龄化进程加快，生活方式转变，我国疾病模式发生了质的变化。 2008 年第四次国家卫生调查结果显示：城乡居民慢性疾病患病率达到20％，病例数 2.6 亿，每年新增 1000 万例病例。 许多慢性疾病如冠心病、脑卒中、糖尿病、恶性肿瘤等不仅诊断治疗费用昂贵，而且需要终身治疗。 21 世纪初的 5 年时间里，全国门诊量增加 50％，住院量增加 1 倍。 同期全国医疗卫生技术人员仅增加 28.7％，病床数量增加 42.1％，加上长期积累的看病需求，各级医院患者爆满，病人排队等候时间加长。 医疗和健康服务发展严重滞后于社会经济发展和国民需求增长。

技术环境

技术环境是指一个国家和地区的科学技术水平、技术政策、新产品项目开发能力以及技术发展的动向等。 进入 20 世纪以来，科学技术在现代化生产中发挥着越来越重要的作用。 新技术是一把双刃剑，它会给某些行业带来新的市场机会，同时也会对另外一些行业造成一定的威胁。

各种新兴技术在医疗服务中运用，医疗设备以更快的速度更新换代，医疗技术水平也不断提高，如信息技术、管理科学等的快速发展，不仅使医院不断开创新的服务领域，而且也使其工作效率、服务质量提高，为医院的经营和创新奠定了基础。

20 世纪 50 年代，爱因斯坦对"手段日臻完善，但目标日趋紊乱"的所谓的"科学的进步"，表示深深的忧虑。 他大声疾呼："时代病了！"我国的医院也面临类似的问题：今天的医学病了！ 这表现在多个方面，而没有很好地处理"人机（高科技）关系"，则是重要表现之一。

正如世界卫生组织的一批高级官员及专家所著的《人道医学理念与实践》一书所指出的那样：现代医学的本质是干涉主义。 如果说高科技包装下的"干涉主义"对于过去占据临床大多数病例的创伤、感染、营养不良等还是一把利剑的话，那么对于今天占据临床病例 70％～80％的各种慢性疾病，只能说是个钝器了。 因为慢性疾病有其独特之处，以肿瘤为例：经常不可治愈；急性恶化却表面平静；如果有疼痛存在，将会是永久性的……高科技手段往往只是治标不治本，效果常常只是短期，但费用不菲。 而且事实表明：对于许多慢性疾病引起的痛苦，非药物、非手术措施常常有效。例如，世界卫生组织前官员就撰文指出：慢性疾病的长期教育被证明是应对这一挑战最成功的关键策略之一。

资深的世界卫生组织前官员罗伯特还强调：如今科技支配政策，无论是新武器系统的出现，还是新的药物发明，或者新的医疗技术推广，往往不是因为有军事、医疗或安全需求，而纯粹是由于科技进程的推动。 再加上医学领域的窘境——科学和医疗机构必须越跑越快才能赶得上疾病本身的发展。 因此，人类的确需要静下心来，好好思考如何在这一悖论与怪圈中尽可能争取主动权，从而促使高科技带来各方面利益（特别是患者的长期利益）的最大化。

医疗领域的高科技，的确极大地增强了我们控制或缓解病痛的能力，但对周围环境和人类本身产生着难以预计的影响。医学是不能只考虑科学与技术本身的学科。理论上的可行性远远不够，还须了解医学技术在实践中的真正意义，特别是对患者的长期影响。要想实现这一点，应该牢记对待个人的医疗行为应服从的不是各种技术实现可能的限制，而是对人类本性的尊重。

高科技在医疗技术上的可行性，不是落实到每一个个体时都可实际运用。对此，原卫生部部长陈竺在谈到癌症治疗时强调："非自然进程的干预（表现在利用高科技手段的过度手术、化放疗等），往往会帮倒忙！"他主张癌症的治疗不能一味只求高科技，应"以不增加生存压力"为宜，这是颇有见地、十分正确的。

粗略估算，全球医疗高科技40％以上是美国发明，并最先应用于临床。美国国家科学研究委员会与美国医学研究所联合发布的研究结果表明：高科技、高投入（人均医疗支出全球最高）的美国医疗，却使美国人的健康状况在全球发达国家中垫底。在对比了其他15个发达国家的情况后，根据2008年的数据，美国的期望寿命最短。因此，整个研究报告的标题就是"全球视野下的美国健康情况：寿命更短，健康状况更差"。

2008年的统计数据还显示，在统计的16个发达国家中，美国的死亡率以504.855/10万排在第一位。其中，非传染性疾病的死亡率，丹麦第一，美国第二；外伤死亡率，芬兰第一，美国第二；传染性疾病原因、母婴原因、营养条件等死亡率，葡萄牙第一，日本第二，英国第三，美国第四。此外，关于恶性肿瘤的死亡情况，美国的淋巴癌、白血病、子宫癌死亡率都排在第二，肺癌死亡率排在第三，只有胃癌死亡率，美国最低。

医疗正在经历有史以来最为彻底的一次变革。最根本的原因在于，每一个人都可以通过自己的智能手机，产生一些个人的医疗数据。未来，随着科学技术的不断发展，我们可以直接通过手机开展实验室检查、通过机器跟踪多项传感器指标，甚至是自主进行医学成像检查。个人将越来越有能力驱动自己的健康，摆脱对医生的依赖，这将是一次医患关系的重塑。

就拿智能手机监测心电图来说，只需要一张比信用卡还小的卡片，患者触摸上面的传感器，就能获得一张心电图影像，以及一份基于算法的快速准确的医学解释，从而大大减少去医院急诊室或拜访医生的次数。如果你的手机里存有心电图，那么即使你对心电图的结果有一些疑惑或担心，也可以直接把它分享给你的医生。此外，还适用于其他疾病，如诊断皮疹、儿童耳部感染和睡眠呼吸暂停综合征等的应用软件。很多研究表明，软件算法的精准度高于医生的诊断，同时还具备更快、更便宜、更方便的特点。

来自美国的人工"智能医生"沃森首次在上海"上岗"，与一群本土肿瘤学教授针对一例结肠癌病例开展人机对话联合会诊。

一位 63 岁的上海男性成了沃森正式"上岗"后的第一个病人。"结肠癌手术后 3 年，肝转移 1 年，癌症 3 期。"上海市第十人民医院肿瘤科博士方珏敏将病人基本资料向沃森"报告"后提问："这个病人是先手术还是先化疗？化疗采用什么方案？"约 10 秒钟以后，沃森交出了一份详细的"推荐方案"和"不推荐方案"。

在这 10 秒钟里，究竟发生了什么？它穿梭进入看不见的网络，跑了趟美国，在庞大的数据库里阅读了 3469 本医学专著、248000 篇论文、69 种治疗方案、6 1540 次实验数据、106000 份临床报告。在返回上海之前，它还把自己诊疗方案的部分内容翻译成了中文。

"这是一份非常中规中矩的治疗方案，就像是汽车行驶在公路上，完全没有偏离跑道。"上海瑞金医院郭元彪教授在比较了自己的方案和沃森的建议后，做出了这样的评价。郭元彪依据的是多年临床诊断的经验，而沃森诊断的依据，则是现在最流行的全球相关病例大数据。在它的报告中，每种方案都会标明病例数、生存率、不良反应发生率等相关数据，帮助医生总体评估该方案的疗效与风险。

现代医学研究证明，除外伤外，几乎所有的疾病都和基因有关系。人体中正常基因分为不同的基因型，即基因多态型。不同的基因型对环境因素的敏感性不同，敏感基因型在环境因素的作用下可引发疾病。另外，由异常基因直接引起的疾病，被称为遗传病。

基因检测是通过血液、其他体液或细胞对 DNA 进行检测的技术，是取被检测者脱落的口腔黏膜细胞或其他组织细胞，扩增其基因信息后，通过特定设备对被检测者细胞中的 DNA 分子做检测，预知身体患疾病的风险，分析其所含有的各种基因情况，从而使人们能了解自己的基因信息，并通过改善自己的生活环境和生活习惯，避免或延缓疾病的发生。

基因检测可以诊断疾病，也可以用于疾病风险的预测。基因检测在疾病诊断的应用是用基因检测技术检测引起遗传性疾病的突变基因。目前应用最广泛的是在新生儿遗传性疾病的检测、遗传疾病的诊断和某些常见病的辅助诊断方面。目前有 1000 多种遗传性疾病可以通过基因检测技术进行诊断。

2013 年 5 月 14 日，美国的安吉丽娜·朱莉向外界透露她在不久之前已经完成预防性的乳腺切除手术。

现年 37 岁，已是 6 个孩子母亲的朱莉称，她的母亲与癌症搏斗了近十年，于 2007 年死于卵巢癌，享年 56 岁。医生检测出朱莉带有一个"缺陷"基因 BRCA1，大大增加了她患乳腺癌和卵巢癌的风险。于是为了预防风险，她决定接受 9 周的复杂手术，切除双侧乳腺。从 2013 年 2 月份开始直至 4 月 27 日，她的双侧乳腺已经全部切除。目前,她患乳腺癌的概率已经从 87% 下降到 5%。

朱莉表示,她感激她的伴侣布拉德·皮特在这整个过程中对她的爱和支持,并且她确信这对她的孩子们没有带来任何负面影响。"更何况我的选择并没有让我丧失女人味,这让我备受鼓舞。"朱莉说。她还鼓励每个有乳腺癌或卵巢癌家族史的女性,都能寻求医生的帮助,做出对自己最明智的选择。

朱莉选择手术的报道引发了很多网友的关注,不少从事相关研究的网友表示,朱莉选择切除双侧乳腺,对其胸部不会有太大的影响,但会略缩小。也有网友表示,BRCA1 突变带来的是全身多器官肿瘤风险,只选择乳腺切除意义不大。

❧ 行业竞争趋势

医疗行业中许多医疗机构提供的服务或产品是可以相互替代的。 在行业竞争中,这些医疗机构相互影响。 在某种程度上,战略选择会受到医疗行业特征的影响。

与宏观环境相比,医疗行业环境对医疗机构的战略竞争力和获利能力有更直接的影响。 医疗行业的潜在赢利能力是由五个方面共同决定:竞争对手间的竞争强度、新进入者的威胁、可替代的产品、供应商议价能力、买方议价能力。

五力分析模型是迈克尔·波特于 20 世纪 80 年代初提出的,对企业制订战略产生了深远影响。 五力分析模型扩展了竞争分析的范围,可以有效分析医院的竞争环境。 过去,医院在分析竞争环境时,往往只关注与它们直接竞争的医院。 然而,医院需要从更广范围识别潜在和现有的顾客,从而辨别现有和潜在的竞争对手。 因此,医院必须对其他行业进行研究,确认自己已经具备了相应的能力,这是医院的产品和服务与他人进行竞争的基础。 通过这一点可以看出,医院在界定市场时,应着眼于顾客及其需求而不是具体的行业。

在研究行业竞争趋势时,医院还要意识到,供方(通过向前整合)和买方(通过向后整合)都可能变成竞争对手。 另外,新进入市场的医院以及生产替代产品的公司或者医疗机构也可能成为竞争对手。

竞争对手间的竞争强度

竞争对手是指争夺、分割医疗资源和利益的医疗机构或其他组织。 根据竞争的状态不同,竞争对手又分为现有竞争对手和潜在竞争对手。 现有竞争对手又可以分为主要竞争对手和次要竞争对手。 主要竞争对手是指经济收入、床位规模、技术能力、品牌地位、经营模式、管理水平等基础条件相当,且处于相同市场区域的同类医院。 次要竞争对手是指经济收入、床位规模、技术能力、品牌地位、经营模式、管理水平等基础条件存在一定的差异，但处于相同市场区域的同类医院。潜在竞争对手是指对医院暂时不构成威胁，但具有潜在威胁的竞争对手。

在医疗界有一个共识，即面对自己的竞争对手，医疗机构必须有效地将自己置于有利的竞争位置。医疗机构要想选择可行的战略来使自己在市场上占有重要地位，那么对竞争对手信息的收集是必不可少的。许多医疗机构的管理者认为若想在激烈的市场竞争中生存下来，必须要拥有一个能够对竞争对手的信息进行收集的情报系统。该系统就好比一个雷达网络，持续监控顾客和竞争对手的活动，过滤来自内部及外部资源的原始信息，并通过进一步处理来获得重要信息，为那些需要的人提供有效的行动情报。

医院通过对服务领域内竞争对手的分析来确定某一服务领域（如在某一地理范围）内的竞争对手的弱点，确定自己的战略行为对特定竞争对手的影响，确认竞争对手未来可能会采取的、对医院在市场中的竞争地位构成威胁的行动。

分析竞争对手可以协助医院识别竞争环境，并创造竞争优势，在此基础上他们愿意与任何人进行竞争。构建竞争优势是医院建立成本优势或从其他医疗机构中脱颖而出的重要手段。医院对竞争对手不断采取进攻和防御的措施以获得竞争优势。竞争优势可以体现在形象、优质的服务上，也可以是拥有良好的口碑和出色的员工，或是高效率、低成本的服务等方面。

对竞争对手的分析，可以采用竞争性路径分析，主要的关键点有：一是谁是竞争对手；二是在哪些方面竞争；三是靠什么竞争；四是如何竞争。

医院进行竞争对手分析时，首先，要知道目前谁是主要的竞争对手，谁是次要的竞争对手，谁是潜在的竞争对手，过去半年、一年的时间里竞争对手的主要活动是什么，未来竞争对手的行动计划是什么。其次，要了解在哪些方面竞争，医疗市场份额如何分配；主要竞争对手的医疗市场在哪里；各竞争主体在各个竞争层面上都有哪些优势。然后，分析医院的核心竞争力主要体现在什么地方；各个竞争主体有无核心竞争力，体现在哪里；最具有核心竞争力的医院是哪一家，体现在什么地方。最后，医院如何进行竞争？医院的市场在哪里，如何定位，主要的优势在哪里？医院未来的定位如何，未来的医疗市场在哪里？如何发挥现有的优势弥补目前的不足？

一位儿科博士留学回国后，医院院长给他两个选择：一是开设儿科病房，自己当主任；二是去其他科室当医生。

当地有一家全国排名位居前列的儿童医院，所以主城区域的三级甲等医院基本上都没有开设儿科病房，因为好多家长在孩子感冒发烧时，只要体温三天内没有恢复正常，就会马上带孩子到这家儿童医院。有家长开玩笑说，每天去儿童医院看门诊的孩子,比去动物园看动物的还要多。

儿科博士给院长立下军令状:三年时间,如果儿科病房不能够正常运转,到时候就去其他科室当医生。他在就任儿科主任前,整整用了两周的时间去儿童医院了解详细情况。最后得出结论:儿童医院的内科系统和外科系统已经发展到类似于综合医院的二级分科,甚至少数专业细分到了三级学科,因此成立综合的儿内科病房一点竞争优势都没有,只能寻找其他具有一定专科特色的学科发展,才能够站住阵脚。

后来儿科博士发现,儿童医院的新生儿重症监护是一个相对薄弱的科室,因为这科的新生儿的病情较重,诊断、治疗和护理都存在较大的难度,存在的风险和工作强度较大,医生和护士都不愿意到这个科室,所以新生儿重症监护学科的发展远远落后于其他的儿童临床学科。

儿科博士以新生儿重症监护作为突破口,走一条差异化竞争的道路。新生儿重症监护的患儿来源主要是产科,而正好这家医院的产科是当地最好的产科之一。儿科博士将自己对科室的规划和发展向院长汇报后,院长说医院将从人才、设备和政策等方面给予最大限度支持。

从那以后,这家医院的新生儿重症监护科室的患儿数量逐渐增多。三年以后,新生儿重症监护的床位就达到了八十张。2010年一个国际性的新生儿重症监护的会议在这家医院召开。

对竞争对手进行情报收集时,收集方式和准确性比较重要。 情报收集的方式主要有:一是直接沟通,可以通过与竞争对手的员工,甚至是中高层管理者进行交流,了解竞争对手的医院定位、学科发展、患者来源等信息;二是收集资料,可以从竞争对手的网站、微信公众号、微博、广告宣传、健康宣教等资料,收集竞争对手的信息;三是现场观察,直接到竞争对手的现场去观察,了解竞争对手的服务能力、技术水平和管理状况等;四是专业调查,必要时可以委托专业的第三方进行管理调研,以保证调研结果的相对公正和专业。

在过去,人们对医疗保健领域中治疗项目以外的其他方面重视程度不高。 例如,医院管理者把工作的大部分重心集中在急危重症的抢救治疗方面,而忽视了医疗护理、家庭护理和临终关怀等一些同样具有竞争性的服务项目。

分析竞争对手时可能存在的另一个问题是不能准确地识别哪些组织机构是自己的竞争对手。 通常情况下,医院管理者常常将精力集中在某一个单一的、之前已经界定了的主要竞争对手上,而容易忽视那些新兴的或者潜在的竞争对手。

竞争对手分析的另一个困难是,分析的焦点只能集中于那些能够观察到的竞争对手的活动。 竞争对手的组织结构、医院文化、人力资源、业务特性、智力资本、管理智慧和战略等一些不可见的特性或实力可能导致对竞争对手优势的误判,从而设立错误的战略意图。

在快速变化的市场环境中，智力资本是组织机构最主要的价值创造资产。有效的竞争对手分析需要预测竞争对手将如何定位。尽管困难，但确定竞争对手的战略意图是竞争对手分析的关键。一个有效的竞争对手分析应着重根据他们现有的资源、能力和竞争力，从"竞争对手可以做什么"拓展到"竞争对手正在做什么"，包括竞争对手对目前战略可能进行的变革。

做竞争对手分析时，误判或低估竞争对手的资源、能力或职业素质是严重的失误。错误的设想可能会使组织制订出不恰当的战略，而对市场环境错误的观察会进一步延续组织机构糟糕的设想。

由于外部环境和竞争对手的数据非常庞大，对竞争对手的分析可能会有停滞。虽然在发生着巨变的市场环境中很容易获得这些庞大的数据信息。但是，信息的超载也是很常见的，并且使得从庞大的信息资源中提取有效的信息变得异常困难。因此需要强调的是，做竞争对手分析的目的是支持战略规划的制订，并要尽量避免过度分析和"无止境"分析。分析竞争对手的信息必须服务于战略规划的制订。

对服务领域的竞争对手进行分析的第一个环节是要分析服务类别。一个决定进入新市场的具有综合医疗服务性质的医院，其服务类别可以被定义为急性住院治疗；一个康复医院，其服务类别可能会被定义为物理治疗或作业治疗。

此外，由于许多医疗服务可以被细分为更加具体的子服务，所以在分析竞争对手之前需要对服务范畴的差异性内容进行界定。例如，儿科可以分为儿内科、儿外科、新生儿科、儿童康复科等。

医疗服务区域被认为是能够吸引患者和能够为患者提供医疗服务的地理范围。它通常受不明确的地理边界限制。由于距离、花费、时间等因素，超越地理边界的医疗服务显得非常困难。某些情况下，医疗服务区域也可能是全世界范围的。医疗机构不仅要自行定义服务区域，而且还需要详细分析服务区域的所有相关因素，包括地理、经济、人口、心理、生活方式和疾病模式的特点等。

对医疗服务区域的界定是由患者和医疗机构决定的。当然，患者已经可以获得关于疾病状况和医疗机构可利用的信息。对顾客而言，他们所需要的医疗保健服务可能包括预防、诊断、急性病治疗、慢性病治疗以及美容保健等项目。这些项目的应用率可能与经济、人口、心理和疾病模式等变量相关。

在服务领域内对竞争情况进行评估后，竞争对手便可以确定了。接下来，就该对每个竞争者的优势和劣势进行评估。医院具有独特的资源禀赋，与特定的竞争对手进行比较将有助于阐明彼此之间的关系，并预测在市场中如何与对方进行竞争。对竞争对手的优势和劣势进行识别有助于预测竞争对手的战略举措。

定量和定性的信息可用于识别竞争对手的优势和劣势。竞争对手的信息并不是很容易获得的，往往是要从零碎的信息中获得。 如可以通过当地报纸、行业杂志、网站、客户与利益相关者的小组讨论会、行业顾问、医务人员等方面获得。

关键成功因素的分析包括对服务区域内不同服务类别的医疗机构所擅长的方面进行分析，这些方面是医疗机构取得行业成功的前提条件。 关键成功因素分析的基本依据是该医疗机构有 5～6 个方面表现良好，并且可以通过对竞争环境的分析识别关键成功因素。 此外，关键成功因素分析可以通过将关键成功因素与医疗机构的优势相匹配，从而研究新的市场机遇。

通常情况下，一旦该服务类别的关键成功因素确定下来，许多目标可以根据成功因素而制订。 关键成功因素分析的重点是在竞争环境、关键成功因素、目标和战略等方面之间建立联系。 此外，评估竞争对手的关键成功因素是非常重要的。 事实上，任何一个卓越的因素（或几个）都可以成为竞争优势的基础。

新进入者的威胁

识别新的进入者对医疗机构来讲是非常重要的，因为它们可能威胁到现有竞争者的市场份额。 新进入者一般分为两类：一是行业相关者，包括横向产业相关者、提供相似产品或服务的企业、纵向产业相关者（上下游企业）；二是非行业相关者，本身拥有强大实力，受到利润的诱惑，加入竞争者的行列。

新进入者造成威胁的原因之一，是它们带来额外的服务能力。 除非产品或服务的需求增加，否则额外的产能会降低患者的成本，从而导致竞争医疗机构的收入和回报下降，而且新进入者往往对占有更大的市场份额有浓厚的兴趣，因此，新进入的竞争对手将迫使现有的医疗机构提高效率，并学习如何在新的领域进行竞争。

健康医疗产业只要有可观利润，就必然会有新的投资进入。 投资必然使本产业的产能增加，价格回落，利润率下降，并冲击原有医疗机构的市场份额，这就是进入威胁。 进入威胁的大小通常取决于两个因素：一是进入壁垒的高低；二是现有医疗机构的报复手段。 如果这一产业的进入壁垒强大，或者新进入者预期现有医疗机构会进行激烈的报复，那么进入威胁就会相对较小。

根据国家卫计委发布的数据，2005 年民营医院还只有 3220 家，2015 年底民营医院数量已达到 14518 家，是 2005 年的 4.51 倍，首次超过公立医院，并且还在持续增长。 其中 2013 年，我国民营医院首次突破 1 万家，到 2015 年底民营医院总数从 2010 年的 7068 家增加到 14518 家，增幅达 105.40%。 2010—2015 年，全国民营医院数量同比增长都在 10% 以上，分别为 19.41%、15.95%、15.60%、10.90% 和 15.72%；而在此期间全国公立医院的数量基本不增长甚至出现负增长的态势，公立医院的数量由 13850 家下降至 13069 家，降幅为 5.64%。

另外，按东、中、西部划分，东部地区民营医院数量仍然最多，但西部地区的民营医院数量增幅更快。从省份看，以 2013 年为例，民营医院数量增加最多的是贵州，达到 202 家，其他依次为山东 177 家、四川 170 家、河南 123 家、湖南 119 家。北上广等优质医疗资源集中的地方反而增加不多。

过去十多年，是我国医疗市场高速发展的十多年。在持续深化改革的背景下，公立医院获得了巨大的资金投入，硬、软件水平不断提升，服务量与床位规模占到全国医疗市场的绝大部分份额。相比之下，国有企业医院受限于母体公司及体制因素，几乎错过了发展的最好时期，尽管收入、规模有所增长，但人员流失严重，硬件水平跟不上，剥离、参与改制几乎成了唯一的出路。

2016 年 9 月，国务院发布《关于印发加快剥离国有企业办社会职能和解决历史遗留问题工作方案的通知》，要求对国企办医疗实行分类处理，采取移交、撤并、改制或专业化管理、政府购买服务等方式进行剥离，2018 年年底前完成企业办医疗等的移交改制或集中管理工作。

据了解，在政策的大力支持下，近年来各路资本对国企医院改制表现出了浓厚的兴趣，包括复星医药集团、华润医疗集团、新里程医院集团等在内的医疗产业投资集团，以及朗玛信息、海南海药、恒康医疗等上市公司纷纷以不同方式参与到国企医院的改制中。

Medical Mall，起源于 20 世纪 80 年代的美国，翻译为医疗商场。与医院不同，它没有住院床位；它与诊所也不尽相同，因为诊所要相对独立。实际上，Medical Mall 是专科门诊服务与商业服务相结合的混合体。它的出现主要是由于医院迫于医疗费用增长压力，希望扩大门诊服务，减少住院费用；同时也希望扩展覆盖范围，增加医院的收入。对患者来说，Medical Mall 则提供了另一种就医选择，可以就近得到一站式的医疗服务。

中国首家获批试点的全程国际 Medical Mall，在 2015 年开始筹备。

医疗商场建在大商场里，位于杭州大厦 501 城市生活广场，其中地下 1～5 层为购物区，6～20 层则是各类医疗商场。消费者完全可以先逛逛购物商场，再到楼上进行医疗服务消费，避免了平常上医院的那种阴沉沉的焦虑和恐惧感。据报道，今后类似的共享医院，一般都会选在交通发达的商圈，确保了医疗服务的可及性以及患者的流量。

共享医院建好了药房、手术室，并请一家机构统一负责基础的检验、病理、超声、医学影像等服务，实行共享和合理配置模式。根据浙江卫计委的批复，这些入驻的诊所可以"拎包入住"，检验、病理、超声、医学影像等医技科室及药房、手术室等统统可以采取共享模式，无须重金投入。

对此业内人士表示，一批优质医疗团队、诊所聚在一起，必然将产生一定的聚集效应,就像餐馆扎堆一样,提高对消费者的吸引力。成本节省了,人气提升了,诊疗质量改善了。无疑,共享医院的出现,对于传统的医院来说,或将形成非常大的冲击。

医疗资源,尤其是高端医疗资源的紧缺,是社会存在的客观情况,而对于高端客户而言,嘈杂的就医环境、烦琐的排队等号,以及与普通客户无差别的就医体验,都是他们的"痛点",这些"痛点"是医院目前无力去解决的,却是以服务立身的零售业所擅长的。

随着共享医院的兴起,病人看病的选择将更加多样、更加自由。他们会选择口碑好、有品牌的医生或者医院。

可替代的产品

替代产品是指外部特定行业生产的,与本行业的产品和服务具有类似或相同的功能的产品。过去 10 年里,报纸的销售量大幅下滑,原因是出现了各种新闻传播替代品,如有线电视新闻频道、电子邮件、电脑和智能手机等。

2016 年年底,国家卫计委陆续印发医学影像诊断中心、医学检验实验室、血液净化机构、病理诊断中心 4 类独立设置医疗机构的基本标准和管理规范。

国家卫计委要求,各地要将独立设置医疗机构统一纳入区域内医疗质量控制体系进行管理,加强医疗质量与安全管理。独立设置医疗机构要通过与区域内二级以上综合医院建立协作关系,不断提升自身医疗服务能力,在危重患者急救等领域建立绿色通道,保障患者安全。同时,应当充分发挥优质资源平台的作用,为区域内基层医疗机构提供服务,让患者在家门口就能享受优质、同质化的医疗服务。

国家卫计委指出,按照基本标准和管理规范的有关要求,医学影像诊断中心、医学检验实验室、病理诊断中心由设区的市级及以上卫生计生行政部门设置审批。血液净化机构由省级及以上卫生计生行政部门设置审批。

国家卫计委提出,独立设置医疗机构应当向连锁化、集团化方向发展,提高运行中的抗风险能力,构建规范化、标准化的管理与服务模式,保障医疗安全。各地在设置审批中,对于已形成规模的医疗机构优先设置审批,鼓励它们向连锁化、集团化方向发展,引入社会力量,增加优质资源数量。

据初步统计,截至 2016 年 5 月底,北京、上海等 22 个省市共设置 323 家医学检验实验室(社会办 309 家,占 95.7%),共完成医学检验 4.6 亿例次。山东、河北、江西等 5 个省共设置 57 家血液净化机构(社会办比例达 100%),完成血液净化 24.7 万例次,患者血液透析平均费用降低了 17.3%。

2010 年中国只有 0.7% 的医学检验在独立实验室完成,到 2013 年中国有 2% 的医学检验在独立实验室完成。2010 年第三方医学检测机构在中国的市场份额则为 13 亿元。这个市场每年以 40％的增速发展，2013 年第三方医学检测机构在中国的市场份额达 45 亿元。

目前中国从事第三方医学诊断的实验室约有 110 家，但大部分规模较小。金域、迪安、杭州艾迪康和高新达安（达安基因投资）是中国第三方医学诊断行业的龙头企业，市场份额合计占比 70％以上，并且这四家企业均为连锁化经营的综合型诊断服务模式。而北京永瀚星港、北京迪诺、杭州致远等企业虽然市场份额占比较少，但凭借特色专项诊断服务也有着一定的市场地位。

人的生命周期从生理变化的角度，具有单向性（出生→成长→成熟→衰老→死亡）和不可逆转性的特征，所以每一个人在出生之后就意味着死亡。 在人的生命周期中，除了需要医院治疗疾病以外，还需要康复院、护理院、养老院、临终关怀院等机构来帮助人们恢复功能或走向死亡。

随着老龄化社会的到来，为了让老年人更好地享用现有的医疗资源，以减少老年人及其家人的经济、精神负担，我国应当有部分医院转型为老年病医院，为老年人提供疾病预防、保健、治疗、康复、生活照料、临终关怀为一体的服务，要使老年人在健康、亚健康和疾病状态下，都能享受到老年病医院提供的各种服务。 虽然目前综合医院 50％以上的患者是老年人，但是综合医院并没有形成针对老年疾病的服务体系，其最基本的硬件设施，都没有太多地为老年人考虑，给老年患者就医带来了一定的不便。

2012 年，国家卫生部颁布《"十二五"时期康复医疗工作指导意见》，明确提出要提高康复医疗机构建设与管理水平，建立综合医院与康复医院、基层医疗卫生机构间的分层级、分阶段和双向转诊的康复医疗体系。 目前我国康复医学发展现状为：康复医院总量不足，康复专业人才不足等缺陷明显存在。 制约我国康复医学发展的主要因素有：康复医疗总量不足、分布不均；康复医疗服务能力不高；康复专业人才匮乏；康复医疗服务体系不完善；康复医疗配套政策支持不足。

中国康复研究中心成立于 1988 年，是我国第一家集医、教、研、工、信为一体的现代化综合性康复医疗机构，直属于中国残疾人联合会。主要承担我国残疾人康复服务、康复医学研究、康复人才培养、社区康复指导等多领域康复工作，是我国康复医学和残疾人康复事业发展史上的一座里程碑。

2008 年四川汶川发生特大地震，由于大量的受伤患者需要进行身体功能、心理功能和社会功能的恢复，在香港复康会等机构的大力支持下，康复医学得到一定程度的发展。 2011 年新一轮等级医院评审标准要求，三级医院和二级医院都必须建立康复医学科，我国康复医学科的建设得到了蓬勃发展。

护理院是为患者提供长期医疗护理、康复促进、临终关怀等服务的医疗机构。1994 年《医疗机构管理条例》和《医疗机构管理条例实施细则》中，将护理院纳入提供医疗服务的医疗机构管理体系，并制定了基本标准。 2011 年，国家卫生部印发了《护理院基本标准（2011 版）》，明确了护理院的定义，在床位、科室设置、人员、房屋、设备及管理 6 个方面做出了规定。 1998 年，上海市建立了我国第一家老年护理院。 截至 2011 年，根据《医疗机构管理条例》设置审批的护理院共有 60 所，床位8565 张，主要分布在上海、江苏等省市。

"重医疗、轻护理"的观念使得护理院的发展未得到足够重视，部分人认为长期护理服务不能为医疗机构带来较大的经济效益，更多地关注为患者提供治疗性服务，造成护理院的数量有限。 护理院的起步与发展一直较为缓慢，在功能定位、职责界定、配置标准、服务对象和范围等方面不明确。 在现有运营机制下，护理院的运营模式和付费体制尚不完善。 目前尚无统一的收费标准，许多项目不收费或收费较低且未纳入医保范围，政府投入明显不足等，护理院的发展举步维艰。 另外，从业人员数量不足，整体素质不高，这些都成为制约护理院发展的客观因素。

最早对临终病人的照料是在 1967 年，在英国伦敦桑德斯首创的圣克里斯多费临终关怀医院。 1974 年，美国首家临终关怀医院成立。 1987 年，北京市接收濒危病人的松堂医院正式成立。 1988 年，我国第一个研究死亡的机构——天津临终关怀研究中心成立，之后中国心理卫生协会临终关怀专业委员会和临终关怀基金也相继成立。 1988年，上海创办了第一个临终关怀机构。 近十多年来，临终关怀医院在许多城市纷纷涌现，我国的临终关怀事业正在不断发展。

临终关怀是一个节省费用的有效照料方法，是解决濒危病人家庭照料困难的一个重要途径。 计划生育在三十多年的时间里成为我国的一项基本国策，社会在提倡优生优育的同时，也要注重临终关怀，使濒危病人尽量获得善终的条件，有尊严和安详地告别人生。 在发展临终关怀机构的过程中，既要注意多渠道，又要注意福利性，更多需要政府出面组织发展。 但临终关怀服务的发展必须从国情国力出发，我国发展临终关怀事业不能一哄而上，应该循序渐进，逐步扩大。 将临终关怀服务大部分纳入医疗保险之中，从而扩大临终关怀服务的覆盖面，使得更多的民众享受到这一福利。

供应商议价能力

供应商指直接向医院提供商品及相应服务的企业及其分支机构、个体工商户，包括制造商、经销商和其他中间商。 医院供应商主要包括商品提供者，例如药品商、设备商、器械商、建筑商、信息商等，以及第三方服务商，例如维修服务、物业服务、安保服务、餐饮服务等。

我国很多省市药品招标都是采取低价中标的模式，政府采购部门和医院相对于药品供应商来讲有较强的议价能力。 但是，由于中标药品价格偏低，药品企业中标后容易出现难以持续生产的现象，即企业中标了，药厂也答应了，但是过了一段时间以后这个药品消失了。 药品需求方希望尽可能拿到比较低的价格来减轻医疗机构和老百姓的负担，其愿望和出发点是良好的，但是还要尊重市场规律，不能让企业长久亏本供应。 这就需要政府来协调，请专家来分析研究，对药品的原材料供应、生产工艺、生产过程进行分析，提出一个比较合适的价格。 在基本反映市场规律的前提下，在尊重供需双方意愿的基础上，通过政府的协调机制，让药品供应回到比较稳定的状态。

近年来，我国一些医院呈现不断扩张趋势，也为了应对市场竞争等，迷恋于斥巨资购买大型进口"超级设备"。 业内人士指出，目前，我国部分地区医疗器械存在"洋品牌"垄断、价格虚高等问题，客观上加剧了群众"看病贵"现象。 动辄上千万元的达芬奇机器人手术系统、数字减影血管造影系统（DSA）、PET－CT 系统等世界顶级医疗设备，基本是"超级医院"的"标配"。

中国医学装备协会此前公布的 2012 年电子计算机断层扫描与磁共振设备市场规模分析结果显示，西门子医疗在电子计算机断层扫描和磁共振设备市场的占有率第一，与美国通用电气、荷兰飞利浦公司分食了中国高端医疗设备市场超过 7 成的份额。 我国将成全球第二大高端医疗设备市场。

国产高端大型医疗设备与国外的相比，有明显的价格优势，能低 40%～50%。 高端医疗设备加速国产化，能有效降低医疗设备的采购成本，如果国产的设备能够在市场上站得住，国外品牌的价格至少降 1/3。

整体来说，我国医疗器械企业的创新意识和研发意识较为薄弱，研发投入也较低，目前很多国产医疗器械企业仍处于低端仿制阶段，这导致了我国整体医疗器械生产水平较低。 国家对医疗器械研发的扶持较少，单纯依靠企业来引导和研发，不仅周期长，效果也不好。 目前为止，我国医疗器械企业还没形成自己的研发理论体系。

医院相对于提供保洁、保安、餐饮、洗涤、绿化等服务的第三方，具有较强的议价能力。 但是如果医院的议价能力太强，付给第三方的费用太低，第三方服务的质量就难以得到保障。

买方议价能力

买方议价能力指买方采用压低价格、要求较高产品质量或索取更多服务项目等竞争手段，从卖方与竞卖者彼此对立的状态中获利的能力。

单纯的患者、家属相对于医院来讲，议价能力较弱。 由于信息不对称、疾病种类、严重程度等因素，患者无法比较不同医院之间的价格。

我国逐步实现全面医疗保险后，买方不仅包括单纯的患者、家属，还增加了政府部门的医疗保险管理机构，如果患者参加了商业保险，同时还会有商业保险公司。 医疗保险管理机构和商业保险公司掌握有定点医院资格审核或取消、给付资金和扣除费用的权利，相对而言具有较强的议价能力。

如何有效控制公立医院医疗费用的不合理增长，国家提出了明确要求，要求全国所有公立医院的总医疗费用的平均增长幅度要控制在10%以下。同时，要求各个省（区、市）要具体把费用增长的指标结合实际分解到每一个地市，然后每一个地市要把这种费用增长的指标分解到每个医疗机构，要求各地对每个医疗机构、每个地方的费用增长情况进行排名通报。国家也会对各地的情况进行督查、排名、通报。

控制费用增长控制的是总量增长，过去我们可能是关心次均门诊费、住院费用的增长，而这次要求区域总费用和去年相比不能超过10%。但是各个医疗机构情况不一样，可能有的医疗机构确实病人多，也有发展的需要，可以涨得多一些，而有的医疗机构也可以涨得少一些，这个由地方来分解，但总量控制在10%。比如现在推行分级诊疗，就希望基层医疗机构医疗费用的增长速度快一些，而大医院的医疗费用增长幅度必须压一下，保证在区域中总增长量在10%以内。

实际上，由于医疗服务具有专业属性，公众无论在专业性还是在议价能力方面，都不足以构成对等的买方市场，因此药价和医疗费偏高恐怕在所难免。真正意义上对药品与医疗服务进行合理定价，有赖于买方的议价能力。医保作为药品与医疗服务大宗采购者与支付方，应该扮演好集合买家的角色，成为制衡与约束医药价格的议价者。医保基金控费机制的出台，有望促进买方角色的归位。

医保支付标准，虽然代表的是买方利益，但是制订时也需要考虑卖方的接受程度，这个议价与平衡的过程，并不是简单拍个板那么轻松。而医保控费机制的核心，其实是按疾病诊断分类设定支付标准，再通过统一的疾病诊断分类与定额支付标准来驱动医疗服务的供给方控制并降低成本。这一机制当然有其合理性与议价效果，无论是固定服务价格，还是同类诊疗服务取各医院的平均值，都将意味着那些管理低效、成本控制不能达到平均水平的医疗机构将陷入亏本。医保控费机制的确定的确有助于医疗控费与降成本，以达到适应患者需求与卫生资源消耗双向平衡的目标。

不过，医保控费机制同样也有其局限性。首先，医疗服务的复杂性可能导致医保支付标准的不合理。面临控费压力，医疗机构不得不压缩或限制成本，极有可能不利于那些需要超额资源投入的重症患者。医保控费越严格的地区，这类问题越明显。可见，医保控费机制的确定，需要添加合理的调整变量，让患者个体的特殊性与医疗资源的灵活性对接。医保控费机制要走得更远，需有灵活的议价方式，以避免医保控费过于僵化及负效应化，而这也是对医保控费能力与智慧的考验。

✤ 顾客需求判断

医院服务应该从单纯的疾病诊断治疗转变为健康管理，这样医院服务的对象就从单一的患者转变为健康人群、亚健康人群和患者人群。

第五次全国人口普查显示，1990 年到 2000 年我国人口增长 11.66%，而第六次全国人口普查显示，和上一次调查相比，我国人口 10 年只增长了 5.84%。我国的人口已经呈现出了低生育率、低死亡率、低增长率的特点。

第六次全国人口普查显示，2010 年我国人口平均预期寿命达到 74.83 岁，比 10 年前提高了 3.43 岁。2010 年我国男性人口平均预期寿命为 72.38 岁，比 2000 年提高 2.75 岁；女性为 77.37 岁，比 2000 年提高 4.04 岁。男女平均预期寿命之差较 10 年前相比，由 3.70 岁扩大到 4.99 岁。在我国人口平均预期寿命不断提高的过程中，女性提高速度快于男性，并且两者之差也进一步扩大，这与世界其他国家平均预期寿命的变化规律是一致的。

2008 年第四次国家卫生服务调查结果显示，过去 5 年间，居民两周患病率由 14.3% 增加到 18.9%，慢性病患病率由 15.1% 增加至 20.0%。按 2008 年人口总数 13.3 亿推算，当年全国两周患病病例数达到 65.4 亿，比 2003 年增加了 14.6 亿；慢性病总病例数达到 2.6 亿，比 2003 年增加了 0.6 亿。

慢性病不是特指某种疾病，而是对一类起病隐匿、病程长且病情迁延不愈，缺乏确切的传染性生物病因证据，病因复杂，且有些尚未完全被确认的疾病的总称。随着工业化、城镇化、人口老龄化进程加快，以及受不健康生活方式等因素影响，近年来我国慢性病发病率呈快速上升趋势。根据国家卫计委发布的《中国疾病预防控制工作进展（2015 年）》，慢性病导致的死亡人数已占到全国总死亡人数的 86.6%，导致的疾病负担占总疾病负担的近 70%。

国家卫计委发布的《中国居民营养与慢性病状况报告(2015 年)》显示，我国居民慢性病状况令人忧虑，2012 年 18 岁及以上成人中约每 4 人中就有一个患高血压，每 10 人中有一人患糖尿病，超重肥胖问题凸显，高血压、癌症发病率 10 年来呈上升趋势。慢性病正成为我国居民健康的重要杀手。

慢性病的危害绝不亚于急性病。慢性病起病隐匿，病程长，病情迁延不愈，有的长达十年甚至几十年，防治不及时同样会造成严重后果。比如心脑血管疾病一旦发病，轻则致残，重则危及生命。因此，不能因为慢性病短时间内不危及性命而轻视。

随着社会快速发展，慢性病正呈现年轻化趋势。生活节奏加快、工作压力大、作息不规律、长期疲劳都是慢性病的诱因。同时，生活水平提高后不节制饮食，长时间使用电子产品等，也在不知不觉中给健康带来威胁。

慢性病是"时代病"，更是"生活方式病"，与个人日常饮食起居等密切相关。 吸烟、过量饮酒、活动不足以及高盐高脂等不健康饮食，都是威胁健康的因素。 要遏制慢性病，保持身体健康，需要从健康的生活方式开始。

如何拥有健康的生活方式？ 不吸烟、不过量饮酒、适量体育锻炼、少乘车少乘电梯多走路、荤素搭配均衡饮食、远离高热量高盐高脂食物、保持合理体重、保持平常心态等，都是远离慢性病的有效做法。

我国居民患病结构继续变化，传染性疾病患病率缓慢下降，慢性非传染性疾病患病率迅速上升。 两周患病病例中，新发病例的比例由 1998 年的 61％下降到 2008 年的 39％，而慢性病持续到两周内的病例由 39％增加到 61％。 疾病结构也发生了比较大的变化，循环系统疾病（如心脏病、脑血管病、高血压病等）、肌肉骨骼系统疾病（如椎间盘疾病）、内分泌系统疾病（主要为糖尿病）迅速上升，而呼吸系统疾病患病率有所下降。 城乡居民慢性病的疾病谱存在明显差异，高血压、糖尿病、缺血性心脏病已经成为威胁城市居民健康的主要疾病；而在农村地区，尽管这三类疾病的患病率也呈上升趋势，但胃肠炎、类风湿性关节炎的患病率仍处于疾病谱的前几位。

有关专家根据我国 1982—2012 年的《中国卫生统计年鉴》的相关数据分析得出：1982—2012 年，我国城市和农村居民的主要死亡原因均为恶性肿瘤、脑血管疾病、心脏疾病、呼吸系统疾病、损伤和中毒。 31 年中，每年上述 5 个死亡原因占所有死亡的比例超过 85％。

我国心血管病危险因素流行趋势明显，导致了心血管病的发病人数增加。 总体来看，我国心血管病患病率及死亡率处于上升阶段。《中国心血管病报告 2018》显示，据推算心血管病现患人数 2.9 亿，其中脑卒中 1300 万，冠心病 1100 万，心力衰竭 450 万，肺源性心脏病 500 万，风湿性心脏病 250 万，先天性心脏病 200 万，高血压 2.45 亿。 心血管病死亡率居首位，高于肿瘤和其他疾病，每 5 例死亡中就有 2 例死于心血管病，特别是农村，近几年来心血管病死亡率持续高于城市。 心脑血管病住院总费用也在快速增加，2004 年至今，其年均增速远高于 GDP 增速。 我国心血管病负担日渐加重，已成为重大的公共卫生问题，防治心血管病刻不容缓。

中国居民营养与健康状况监测结果表明，2012 年 18 岁及以上居民的超重率为 30.1％，肥胖率为 11.9％，与 2002 年相比分别上升了 7.3％ 和 4.8％；2012 年农村居民超重和肥胖率虽低于城市居民，但上升幅度要大于城市居民。

在我国 9 个省市人群进行中国健康与营养调查（CHNS），对人群的营养与健康状况进行了长期监测，近 20 年来多次横断面调查（每次调查均超过 5 千人）资料显示，人群超重、肥胖率呈持续上升趋势，2011 年 20 岁及以上人群年龄标化超重＋肥胖率（BMI $\geq 24.0 \ kg/m^2$）达到 42.3％，中心性肥胖率（男性腰围 $\geq 90 \ cm$，女性腰围 $\geq 80 \ cm$）达到 44.0%。

青少年的超重、肥胖率也明显增加，2012 年中国 6 岁以下城乡儿童的超重率（8.4%）和肥胖率（3.1%）较 2002 年（6.5% 和 2.7%）明显升高；2012 年 7~17 岁城乡儿童超重率（9.6%）和肥胖率（6.2%）较 2002 年（4.5% 和 2.1%）明显升高。

中国目前有超过 1 亿的人口患有糖尿病。 中国成年人糖尿病的患病率从 1980 年的 0.9% 上升至 2010 年的 11.6%，我国可能已成为世界上糖尿病患病人数最多的国家之一，而处于糖尿病前期的人群高达 50.1%。 糖尿病患者中，只有 30.1% 的人在前期得到诊断，25.8% 的人得到治疗，经过治疗的患者中也只有 39.7% 的人病情得到控制。 由此可以看出，中国糖尿病患者基数庞大，诊治率远远不够，治疗缓解率也非常低。 即使这样，国家也承担了巨大的经济负担，国家医疗支出中在糖尿病上的支出占总支出的比例从 1983 年的 1.96% 上升至 2007 年的 18.2%，总计 2000 亿人民币，预计 2030 年达 3600 亿人民币。

如果我们不采取措施预防糖尿病前期向糖尿病转化，我国糖尿病患者将进一步增加，这将加重我国医疗系统的负担。 而已被诊断的患者如果得不到良好的治疗和管理，糖尿病并发症给个人、家庭和国家所带来的精神和经济负担将会影响我国社会和经济的健康发展。

看病贵的根源是看疑难杂症贵、看重病贵，但疾病早期的治疗费用不会太高，所以居民需要健康体检，才能早发现和早治疗疾病。 慢性病特别是中晚期癌症难以治愈，且中晚期癌症病人比例较高，医疗费用高，90% 的医疗资源都集中于疾病中晚期的治疗。 据统计，多数人一生 80% 的积蓄用于疾病中晚期的治疗。

疾病预防重于疾病治疗，预防就是防患于未然和早期发现疾病。 定期全面健康体检才可以把疾病阻断在恶化之前，减少医疗费用，这是解决看病贵的重要途径。 本·富兰克林曾说过：一盎司的预防，胜过一磅的治疗。 我国临床研究表明：一元的预防投入可以节省医疗费 8.59 元，还可相应节约大约 100 元的重症抢救费。 美国研究报告显示：中年注意养生，心血管危险因素少的人，进入老年后，医疗费用可减少 1/2 至 2/3。

我国唐代大医学家孙思邈科学地将疾病分为"未病""欲病""已病"三个层次，而当前的健康卫生管理工作还是集中在患者发病后的治疗，即"已病"层面，对发病前的"未病"和"欲病"阶段缺乏预防和监控，在治疗过程中由于前期健康数据的缺失，医生往往对某些慢性病的持续治疗效果和恢复程度难以判断。

随着医学模式的发展，已有预防医学、保健医学、临床医学和康复医学组成的完整医学体系。 世界卫生组织已明确提出：21 世纪人类健康的 65% 要靠个体自我的健康管理。 同时，随着生理－心理－社会医学模式的提出，以自我保健为核心的医学将广泛兴起。 自我保健、自我医疗、自我护理将成为人们防病、治病、维持健康、延年益寿的最佳手段，也意味着：将来的医疗重点将由医院、单位转向家庭、个人，这为保健产业的发展奠定了基础。 根据世界卫生组织对健康的定义，健康不仅仅是没有疾病的状态，而是生理、心理、精神和社会交往上健康的状态。 根据这一定义统计，我国民众中真正健康和患病的人群大约占1/3，有2/3左右的人是处于健康和患病之间的过渡状态，常常称为"亚健康状态"。"亚健康状态"处理调整得当，则可以向健康状态转化；若处理不当或不及时，则会向患病状态转化。

亚健康是指人处在健康和患病之间的一种中间状态，比如有些人总感觉身体不舒服，但在医院进行了各种检查却查不出来任何疾病或指标异常，而且不需要进行任何治疗这些不舒服的感觉也会自行消失，只是不一定彻底消除，总是时隐时现。 从表面上看，亚健康状态对人体的危害不大，仅仅表现出一些慢性非传染性疾病的前兆，但如果不进行及时、有效的预防和处理，将来可能发展成患病状态。

此外，随着社会竞争的日益激烈，心理疾病已经越来越严重地威胁到人们的健康，抑郁症造成的自杀案例也日益增加。 因此，只有保持良好的心理平衡和积极的社会适应能力，再加上合理饮食、适量运动、戒烟限酒等，建立科学的生活方式，才能走出亚健康，远离亚健康。

随着社会的发展，人们的权利意识和主观需求也在不断地提高，因此，患者在医院就诊和住院治疗时，其权利意识和主观需求也在不断地觉醒和提高。 互联网的快速发展让广大民众获取信息的途径增多和获取信息的数量增加。 因此，患者在医院门诊就诊和住院治疗以前，就掌握和了解了很多疾病相关信息。

患者及家属来到医院治疗疾病，不但关注健康安全和治疗效果，同时还关注就医体验。 从以往单纯要求治好病，到现在不但要治好病，还要求服务好和价格低；不但要治疗疾病，同时还要在医院里生活；不但要治疗好疾病，同时还需要重返家庭和社会。

当第一眼看到新加坡心理卫生学院这个名称时，大家可以猜猜这是一家什么机构。其实就是新加坡精神病医院，当年梁友铭院长接手这家医院时，病人不愿意让别人知道在精神病医院看病，就连医生、护士在精神病医院上班都感觉到抬不起头来。

梁友铭院长苦苦寻思如何改变人们对精神病医院的误解和歧视，后来根据医院与门前大道隔着一条小河，河上有由木板搭成的小桥，就直接改名为"板桥医院"。但没有想到两年不到，板桥医院在新加坡民众的心目中就成了精神病医院的代名词。

最后梁友铭院长一不做，二不休，彻底将新加坡精神病医院更名为新加坡心理卫生学院，寓意着去精神病医院看病的病人是去学习的，在医院工作的医生、护士是给病人上课的老师。

医院不仅把名字改成类似学校的名称,而且在办院的理念和思路上都朝着开放办院、寓教于乐等类似学校的方向发展。医院当时做出了一个外界不能理解和医院员工极力反对的一个举措:除了急诊和重症病人的区域外,把其他所有门诊和病区的铁门、铁窗全部拆除。

医院里还有一个让患者和家属毛骨悚然的科室是肿瘤科。因为在人们的传统认知中,肿瘤是癌症的代名词,癌症就等于死亡,如果一个人患上癌症,意味着其生命将在较短时间内画上句号。

曾经和几位肿瘤科的主任探讨肿瘤科的命名问题。精神病医院可以叫作心理卫生学院,肿瘤科是否可以叫作生命教育学院?癌症病人最大的压力是对死亡的恐惧,肿瘤科除了治疗疾病外,还应该有一个重要的任务是死亡教育。如果能够正确地面对死亡这个不可逆的自然规律,人们就能够平静和谐地与疾病相处。

我们去新加坡心理卫生学院参观时,随处可以看到穿着病号服的病人在院区里随意走动,无拘无束。当他们了解到我们是参观医院的,他们非常友好地问道:"朋友,你们来自哪里?"得知我们来自中国后,这一群病人快乐地给我们唱了一首《远方的客人请你留下来》,逗得我们这群人哈哈大笑。

在医院的接待室里,梁友铭院长给我们详细讲解了医院创新品牌策略——改变新加坡精神病医院传统办院的思路,这是受到了新加坡监狱服务的启发。由于新加坡监狱改变传统的监狱功能,把监狱的管理定位为犯人生命中的船长,目标是让犯人能够康新、更新、重新。这一颠覆传统监狱的管理模式,让新加坡监狱获得2006年"新加坡质量奖",成为"新加坡十大首选雇主"之一。

梁友铭院长发现精神病医院与监狱有一定共同点。在传统的精神病医院里,病人大部分不能够完全治愈,正常回归社会。人一旦患上精神疾病后,后半生将在精神病医院的封闭环境中度过,与监狱犯人情况有共通之处。

梁院长饶有兴趣地讲道,实际上很多精神疾病患者与天才只有一线之差,接受住院治疗的一部分精神病人是非常有才华的,所以在医院的柱子和文化墙上可以看到由病人创作的艺术作品,这是我们对精神疾病患者最大的尊重。

通常,当我们走进医院的时候,更多见到的是白色的墙、白色的床单、穿着白大褂的医生和护士,第一感觉就让人感到冰冷和害怕。甚至有的家长在孩子生病哭闹时,还会说上一句:"再哭,就让护士阿姨过来打针!"孩子一下子就止住了哭声,我们的医务人员在小孩子的心目中都扮演了"狼外婆"的角色。

其实我们应该努力去改变这一状况。试想一下能否将儿科病房装扮得像幼儿园一样：五彩缤纷、生动活泼，让孩子们到了这里就像是到了儿童乐园，没有恐怖和害怕，更多的是喜欢。能否将儿科的每一个病房像动物园一样命名，猴子馆、猩猩馆、熊猫馆、大象馆等等？儿科的医生和护士上班也不用穿白大褂，直接扮演喜羊羊、灰太狼、美羊羊等动画片的卡通形象。这样孩子们可能就不会害怕医生和护士，也许是喜欢都来不及。

在新加坡心理卫生学院的花园里，我们见到了一尊独特的雕像——异形的"心"，寓意着新加坡心理卫生学院将以最宽容的爱心来对待精神疾病患者。

梁友铭院长还用一首在山东泰山旅游时即兴创作的诗来表达对精神疾病患者的无限关注和关爱。诗的内容为："精心呵护献爱心，神清智朗皆良民，病非沉疾难医治，运转时来喜逢春。"并且将每行的第一个字连接起来就是"精神病运"，大概的意思是患上精神疾病并不是一件可怕的事情，当患者来到新加坡心理卫生学院治疗，将会发现意外的惊喜。

新加坡心理卫生学院的愿景和目标是：对精神疾病患者无歧视，让精神疾病患者无须长期住院、无犯罪、无自杀，并且让所有的人身心健康！

对精神疾病患者的治疗，不但要控制和治愈疾病，同时还要关注精神疾病患者的心理功能和社会功能的康复。

病人的疾病症状得到控制以后，医院将会安排8周左右的生活能力和职业技能的康复训练。在病区里有与家里相似的客厅、饭厅和书房，精神疾病患者可以在这样的环境中恢复日常生活能力。

对一部分因为患精神疾病而失去工作的患者，医院还引进了全国知名的蛋糕连锁店作为慈善项目帮助患者再就业。蛋糕连锁店直接在医院院区内开设一个分店，需要进行职业技能康复的患者在这里训练3个月。在这3个月的职业技能训练期间，患者不但不需要缴纳住院的费用，每位康复患者每月还可以领取1000新币的工资，其中蛋糕连锁店只需每月支付300新币，另外700新币由医院募捐的慈善款项来支付。

3个月的职业技能训练期结束后，通过医生对疾病的评估和蛋糕店对技能的考核，如果考核合格，医院将安排康复患者到蛋糕连锁店的其他分店工作，医院还会对患者进行长达6个月的跟踪随访。

医院将精神疾病的康复训练和慈善项目结合起来，不但让精神疾病患者真正地回归社会，同时也让社会对精神疾病患者多了一分理解和少了一分歧视。

参观快结束时，梁友铭院长告诉我们一件非常有趣的事情，在2004年到2009年期间由卫生部委托第三方做患者满意度调查，医院获得五次专科医院第一名。当时其他的专科医院就向卫生部和第三方调查机构提出质疑：在精神病医院做的满意度调查真实性有多少？第三方调查机构回应，我们的调查对象都是通过评估治愈的患者或者正在治疗过程中的患者家属，结果是真实可信的。

最后，梁友铭院长说："新加坡心理卫生学院的目标是，建立亚洲最好，最让精神病患者喜欢的医院。"

❦ 科室现状评估

科室现状是指科室简介、财务成果、患者服务、医疗质量、员工发展等现状。科室现状评估是为了进一步了解科室目前的优势和劣势，找到科室的核心竞争力，明确科室未来的发展方向和发展思路。

科室简介是非常重要的，它是科室进行自我评价和撰写自评报告最恰当的起始点，有助于明确关键信息上可能存在的差距，并聚焦于关键的绩效要求和经营结果。科室简介主要内容包括：科室主要的医疗服务是什么？科室为患者及其他顾客提供服务的方式是什么？科室的文化是什么？科室所主张的使命、愿景、价值观是什么？科室员工概况怎么样，其类型和类别是怎样的，他们的教育水平怎么样？科室对员工健康和安全的要求怎么样？科室主要的技术、设备、设施如何？

科室的资源、能力和核心竞争力是紧密联系的。资源整合在一起可以创造组织能力，能力又是核心竞争力的源泉，而核心竞争力是建立竞争优势的基础。

资源本身不能让科室为患者及其他顾客创造价值，只有资源整合在一起才能形成能力。科室的资源中有些是有形的，有些是无形的。有形资源是指那些可以看见的、量化的资产。科室的环境、医疗仪器设备、宣传资料等都是有形资产。无形资产是指那些深深地根植于科室的历史中，随着时间的流逝不断积累的资产。由于其深植于独特的模式中，因此竞争对手是很难分析和模仿的。知识、管理者与员工之间的信任、管理能力、工作方式、技术能力、品牌形象、科室文化等都是无形资产。

有形资源的价值是有限的，因为它们很难进行更多的综合利用，也就是说科室很难从有形资源中获得额外的业务或价值。与有形资源相比，无形资源是能力和核心竞争力的更高级别的来源。科室的成功更多源于知识和系统能力，而不是实物资产。此外，对人力资本的管理能力以及把人力资本转化为有用的产品和服务的能力，正迅速成为当代一项关键的管理技能。

无形资源不可见，很难被竞争对手了解、购买、模仿或替代，因此，科室更倾向于以无形资产而非有形资产作为能力的基础。 资产越难以观察（如无形资源），其创造能力越有价值。 无形资源的另一个优势是，它们可以进行更大程度的综合利用。

科室将有形资源与无形资源相结合来创造能力，而能力又被用来完成诊断、治疗、护理、康复、服务，从而为患者创造价值。 能力就是科室的人力资本以对信息和知识的开发、传播和交流为基础来进行塑造的。 我们不能忽视人力资本在能力的开发和使用过程中以及建立核心竞争力的过程中的作用。

科室的发展必须考虑的第一个问题就是利润，不管是营利性医院还是非营利性医院，科室和医院只有保证一定合理的利润才能保持科室和医院的永续经营。 传统的医院财务管理仅强调医院的成本管理，即降低成本和控制成本，"低成本"成为医院经营管理的重要目标。 但是从患者的角度来说，患者来医院不是为了购买医院提供的所谓的"低成本"服务，而要从医院那里得到某种满足，这种满足就是医院提供的医疗服务给予患者的价值。 医院越能够把握患者的需求及其变化趋势并且满足需求的能力越强，患者对医疗服务越满意，所获得的价值越大，医院的核心竞争力就越强，在成本管理的基础上，医院财务管理水平也就越好。

科室在财务方面，不但要关注科室的整体收入，还要关注收入的组成结构。 目前，在我国取消药品加成，降低大型辅助检查费用，提高服务性收费价格的宏观政策调控下，科室收入的结构组成就显得非常重要。 随着医保付费方式的调整，以及日间手术、日间透析、日间放疗、日间化疗等发展，科室门诊收入与住院收入比例、医保项目与自费项目比例的调整也显得尤为重要。

医院之间竞争越来越激烈，国家对医保付费方式也进行了调整，医院科室收入增长的速度会逐步放缓。 而随着人力成本、设施设备成本、运营成本等不断增加，医院科室的利润空间将被压缩，科室需要通过适度和合理的方式来消除浪费，以降低成本。 科室通过扩张、医保来增长收入的日子将一去不复返，未来只能通过精细化的管理来增长收入和控制成本。

因为医院地理位置、品牌形象、口碑传播、交通等因素的影响，科室约80％的患者集中在某些特定的区域，这一区域被称为基本服务区域，另外有20％左右的患者来自其他区域，这一区域被称为二级服务区域。 科室应该清楚地知道自己的患者所处的基本服务区域在哪里。

根据"二八定律"，科室80％的利润是由20％的患者所创造的，科室应当明确地知道谁是这20％的患者。 科室的患者包括老患者和新患者，留住老患者比吸引新患者更加重要，并且所花费的时间和精力会更少，所付出的成本会更低。 不同的医院和科室的患者来源都有一定的特征，根据患者的地理分布、年龄结构、性别比例、职业种类、经济状况、学历程度、宗教信仰等因素可以形成患者画像。 科室可以根据具有一定特征的患者画像来锁定患者人群，最终形成与竞争对手差异化的竞争方式。

患者满意度是患者的一种心理体验，从满意的程度一般可以分为五个层次：很不满意、不满意、满意、很满意和非常满意。很不满意代表着愤慨、恼怒，不满意代表着气愤、烦恼，满意代表着无明显的正面、负面情绪，很满意代表着赞扬、愉快，非常满意代表着激动、感谢。

通常情况下，将患者的服务体验和患者期望对比会出现三种情况：一是当患者体验低于患者期望时，患者会感到不满意，甚至会产生抱怨或投诉；二是当患者体验接近或大于患者期望时，患者就感到满意；三是当患者体验远远超过患者期望时，患者就会满意并产生患者忠诚。

患者忠诚通常被定义为患者重复到一家医院或科室就诊或住院治疗，并且向疾病情况相似的患者推荐医院或科室的行为。没有令人满意的医疗服务，是无法形成患者忠诚的。但患者满意是一种态度，而患者忠诚是一种服务利用行为，患者满意并不等于患者忠诚。增强患者满意度的最终目的是提高患者忠诚度。研究表明：使用 5 分制的患者满意度测评量表调查，结果选择 3 分的患者产生患者忠诚的比率为 23%，选择 4 分的患者产生患者忠诚的比率为 31%，患者选择 5 分时，其患者忠诚度达到 75%。顾客保留率提高 5 个百分点，对顾客为企业带来的净现值的影响就能高达 95%。麦肯锡通过研究也发现，回头客产生的总收入是新顾客的 2 倍。

患者门诊均次费用、住院总费用、住院日均次费用等因素也将影响患者的就诊选择和对医院科室的满意度。随着我国病种临床路径和疾病诊断相关分类（DRGs）医保付费制度的严格推行，科室在保证患者安全和治疗效果的基础上，对医疗费用和成本构成的控制将明显影响医院科室的整体收入和合理利润。

患者的表扬、批评或投诉是科室需要深入研究的。患者对科室员工的表扬意味着员工行为的优异，应该进行总结和学习；患者对科室员工的批评或投诉意味着员工行为的不良方面，需要进行剖析和改进。

医疗质量是科室管理永恒的主题，应该从人力配置、工作负荷、治疗质量、工作效率和患者安全等方面进行衡量。人力资源的合理配备是医疗质量的基本保障，科室应当根据科室的编制床位和实际开放床位来配备医生、护士、护工及其他工作人员的数量。科室人力资源配备应当根据科室实际、季节、收治病人的严重程度进行动态调整，避免人力的不足或者过剩。人力资源配备与工作负荷呈一定的正相关，全年的门诊人次、急诊人次、留观人次，患者入院例数、患者出院例数，出院患者实际占用总床日数，门诊手术人次、住院手术人次等将直接影响到人力资源的合理配备。

近来医生猝死有加速趋势，据《中国循环杂志》统计，仅 2017 年 1—7 月全国共报告医生猝死案例 13 起。麻醉、外科成医生猝死重灾区。有学者检索了 1996—2015 年全国医生猝死情况，共发现猝死案例 29 起，集中出现在 2008 年之后。该研究发现，猝死的医生多在三甲医院工作,仅有 4 人在县医院工作。而所属科室多为麻醉、外科,这类科室与医院手术工作关联较大,工作强度高。猝死医生中,约 83% 是男性,平均年龄才不到 40 岁。3 位猝死的女医生都为麻醉科医生,平均仅 32 岁。

疾病本身有太多的不确定性,导致医生作息不规律,常超负荷工作。以麻醉医生为例,全国 64.26% 的麻醉医生一周工作在 50 小时以上(不含值班时间)。此外,一项医生健康调查的结果显示,91% 的医生至少对值班、晋升、科研、考核、医患矛盾中的一项感到焦虑,其心理状态总体处于亚健康。医护工作者在努力守护社会健康的同时,其生理和心理却常处于高压之下,需要社会更多的理解和关护。

医疗质量可以通过住院危重抢救例数、住院患者死亡与自动出院例数、2 周与 1 月内再住院例数、术后非预期再手术例数等指标来进行衡量。工作效率可以通过出院患者平均住院日、平均每张床位工作日、床位使用率、床位周转次数等指标进行衡量。

患者安全是科室医疗质量的重点和难点,医生和护士在追求患者治疗效果的同时,还必须保证患者安全。患者安全指标有:住院患者压疮发生例数、医院内跌倒/坠床例数、卧床并发症发生例数、药物不良反应例数、因用药错误导致患者致残或死亡例数、输液/输血反应例数、手术遗留异物发生例数、医源性气胸发生例数、意外拔管发生例数、医源性意外穿刺伤或撕裂伤发生例数等。

科室管理者的焦点应该在员工身上,当管理者关注员工的时候,员工才会关心患者。医院的科主任和护士长很多时候的精力都在患者身上,关注患者的治疗效果和满意度,对员工的关注也是直接体现在关注患者服务上,例如关心员工的技术水平和服务态度。

医生和护士是科室人力资源的源泉,只有他们积极地关注患者的治疗效果和服务行为,患者才有可能对科室产生较高的满意度和忠诚度。科室管理者有一个重要的工作是选拔优秀员工,并对他们进行个性化的培训和辅导,考虑用什么样的方法将他们留下来,更好地为患者服务。

科室管理者应该从员工的基本情况、健康状况、家庭成员、专业技术、人际沟通、薪酬绩效等方面来关注和培养员工。员工的基本情况包括:员工基本信息,例如姓名、性别、年龄、民族、籍贯、婚姻、学历、职称、职务、政治面貌、身份证号码、联系电话、邮箱、QQ、微信、毕业学校、参加工作时间、工作经历等。记住和写对员工的名字对科室管理者来讲是一件非常重要的事情,体现了管理者对员工最基本的尊重。在员工生日时,管理者出其不意地送上一份生日礼物,可以让员工惊喜和感动。此外,科室管理者应当尊重和保护员工的隐私。

通常情况,管理者也需要关注员工的家庭情况。由于现代社会的发展,人与人之间的情感相对比较淡漠,管理者在恰当的时间、恰当的氛围走进员工的家庭给予必要的关心和关怀，可能会有意想不到的效果。科室应当保存员工的紧急联系人名单和紧急联系电话，当员工在工作单位发生伤害、疾病、失踪、自杀等重大事件时，可以第一时间与员工的家人取得联系。

员工的健康状况，科室管理者和医院人力资源部门或工会需要关注，只有员工保持良好的健康状态才能积极地工作。根据员工的身高、体重、血压、血型、是否吸烟及饮酒、饮食状况、心理状态、运动状态、社交状态、道德规范、兴趣爱好、不良嗜好、所患疾病、治疗措施、体检报告、干预措施等，可以建立员工健康档案，定期进行健康评估和健康干预。

随着医学的进步，传统的生物医学模式已转换为生物—心理—社会医学模式。现代社会激烈的竞争，使许多人出现了情绪易怒、郁闷、头痛、疲劳、食欲不振、社会适应能力下降等症状。

有研究资料显示，在教师、科技人员、医生、护士、学生等群体中，亚健康状态十分普遍。影响因素主要有：工作不开心、工作时间长、工作与生活压力大、锻炼少、人际紧张等。医务人员是一个职业较特殊的群体，他们生活无规律、工作压力大、工作竞争激烈。调查发现，医务人员亚健康状况发生率为 56.95%，远高于非医务人员，医务人员的健康状况令人担忧。

医务人员产生亚健康的原因是多方面的，归结为社会、心理、工作生活环境、习惯与性格特点等方面。医务人员在工作竞争激烈，工作压力大、时间长，工作环境狭窄，空气不流通，值班时饮食无规律的情况下，如不注意调节可导致心理失衡、神经系统功能失调、内分泌紊乱等，使身体正常的生理功能不能发挥出来，抵御疾病能力下降，躯体会出现疲劳感、焦虑感，食欲、睡眠不佳，如此反复恶性循环即出现亚健康状态，严重时导致疾病。

我国老百姓普遍家庭观念比较强。由于医院工作的特殊性，员工加班、熬夜是常事，如果遇到重大的公共卫生事件，可能连续数天不能回家。员工父母是否退休、身体状况如何、是否和子女居住一起、有无特殊需求、联系电话等，科室管理者都应该有所了解。员工配偶的基本情况、家庭关系是否和谐、工作时间是否冲突也需要掌握。

经过医院工会的精心组织，太和医院职工子女暑期托管班顺利开班，首批 38 名小朋友在这里幸福地享受着丰富多彩的假期生活。

为了落实医院三届十一次"两代会"精神，丰富职工子女的暑期生活，解决职工子女暑假无人照护的问题，医院工会经过多方考察比选，聘请了资质齐全的第三方公司，开设适龄职工子女的暑期托管班。

暑期托管班的开设,受到广大职工的好评。首期托管班共 38 名适龄小学生报名参加。本期托管班共 30 天,每天 7:30 开学,18:30 放学,地点设在儿童医院对面,方便家长们接送孩子。托管期间,孩子们除了在老师的辅导下完成暑期作业之外,还可以和小伙伴们一起参与丰富多彩的课余活动,课外阅读、手工制作、安全教育、硬笔书法、团队游戏等,学习、娱乐两不误,尽情地享受暑假的愉悦。

科室每一位员工的专业技术水平也是管理者需要掌握的,管理者应当发挥每一位员工的优势和挖掘其擅长的领域。从员工参加工作的第一天开始,科室管理者就应该会同医院人力资源部门、医务部、护理部等职能部门,共同探讨员工各个阶段的职业生涯规划。

科室员工的人际沟通能力也非常重要,包括与上司、同事和下属之间的沟通,以及与患者及家属之间的沟通等。科室应该对新进员工进行医患沟通技巧的理论和实践培训,每半年或一年还要进行复训。

员工的薪酬绩效是需要科室管理者重点关注的方面。员工每月货币性收入有多少,是否能够满足员工基本的生活需求,是否能够保证员工子女的教育需求? 员工的收入和劳动付出是否对等,与科室、医院同等资历、能力的员工之间是否有差距,与其他医院的员工相比是否有优势? 员工本年度定量结果目标和定性行为目标是否达到,哪些方面做得好,哪些方面需要进行改善?

科室的核心竞争力是可以作为战胜竞争对手的竞争优势来源的一系列资源和能力。核心竞争力是在科室的长期积累中逐步形成的。一种能力能够成为核心竞争力,那么在患者的眼里,它一定是具有价值、独一无二的,而一种核心竞争力要成为竞争优势的潜在来源,那么对竞争对手来说,它一定是难以模仿的和不可替代的。

✤ 科室态势分析

态势分析法即 SWOT 分析法,20 世纪 80 年代初由美国旧金山大学的管理学教授韦里克提出,经常被用于企业战略制订、竞争对手分析等场合。科室 SWOT 分析,即基于科室内外部竞争环境和竞争条件下的态势分析,就是将与科室密切相关的主要内部优势、劣势和外部的机会、威胁等,通过调查列举出来,并依照矩阵形式排列,然后用系统分析的思想,把各种因素相互匹配起来加以分析,从中得出一系列相应的结论,而结论通常带有一定的决策性。运用这种方法,可以对科室目前的情况进行全面、系统、准确的研究,从而根据研究结果制订相应的发展战略、计划以及对策等。

"SWOT"即 Strengths（优势）、Weaknesses（劣势）、Opportunities（机会）、Threats（威胁）。优势和劣势是内部因素，机会和威胁是外部因素。按照科室竞争战略的完整概念，战略应是一个科室"能够做的"（即组织的强项和弱项）和"可能做的"（即环境的机会和威胁）之间的有机组合。

SWOT 分析法一般来说属于综合分析方法，因为既要分析内部因素，也要分析外部条件。著名的竞争战略专家迈克尔·波特提出的竞争理论从产业结构入手，对一个企业"可能做的"方面进行了透彻的分析和说明，而能力学派管理学家则运用价值链解构企业的价值创造过程，注重对公司的资源和能力分析。SWOT 分析法就是综合了这两者，以资源学派为代表，将公司的内部分析（即 20 世纪 80 年代中期管理学界权威们所关注的研究取向，以能力学派为代表）与产业竞争环境的外部分析（即更早期战略研究所关注的中心主题，以安德鲁斯与迈克尔·波特为代表）结合起来，形成了自己结构化的平衡系统分析体系。

与其他的分析方法相比较，SWOT 分析法具有显著的结构化和系统性的特征。SWOT 分析法的结构化特征表现在：在形式上，SWOT 分析法需要构造 SWOT 结构矩阵，并对矩阵的不同区域赋予不同的分析意义；在内容上，SWOT 分析法强调从结构分析入手对企业的外部环境和内部资源进行分析。早在 20 世纪 60 年代，就已经有人提出过 SWOT 分析法涉及的内部优势、劣势，外部机会、威胁这些变化因素，但只是独立地对它们进行分析。SWOT 分析法的重要贡献就在于用系统的思想将这些似乎独立的因素相互匹配起来进行综合分析，使企业战略计划的制订更加科学全面。

SWOT 分析法提出后，被广泛应用于战略研究与竞争分析，成为战略管理和竞争情报的重要分析工具。分析直观、使用简单是它的重要优点。即使没有精确的数据支持和更专业化的分析工具，管理者也可以由其得出有说服力的结论。但正是这种直观和简单，使得 SWOT 分析法不可避免地具有精度不够的缺陷。例如，SWOT 分析法通过罗列企业 S、W、O、T 的表现，形成一种模糊的企业竞争地位描述，管理者以此为依据做出的判断，不免会有一定程度的主观臆断。所以，我们在使用 SWOT 分析法时要注意其局限性，在罗列事实时要真实、客观、精确，并提供一定的定量数据弥补 SWOT 分析法定性分析的不足，构造高层定性分析的基础。

内部因素　　　　　　　外部因素	优势（S）：逐条列出优势,例如管理、人才、技术、设备、服务、财务、信息等方面优势	劣势（W）：逐条列出劣势,例如管理、人才、技术、设备、服务、财务、信息等方面劣势
机会（O）：逐条列出机会,例如目前和未来政策、经济、新技术、疾病谱及医疗市场有利于科室发展的方面	SO 战略 发挥优势，利用机会 （前进）	WO 战略 利用机会，克服劣势 （补强）
威胁（T）：逐条列出威胁,例如目前和未来政策、经济、新技术、疾病谱及医疗市场不利于科室发展的方面	ST 战略 利用优势，回避威胁 （改善）	WT 战略 回避威胁，减少劣势 （学习）

　　通常 SWOT 分析法是按照内部的优势、劣势，外部的机会、威胁的顺序来分析，但由于外部环境的变化迅速，也有专家建议可以从 TOWS 的顺序来讨论。 根据经验，一般在讨论内部的优势和劣势时，都会花费较多的时间，列出许多内容，但讨论到外部的机会和威胁时，就可能因为脑力、体力、精力耗尽或时间不够等因素简单了事，或因为受到医院内部劣势及优势的限制，让许多机会流失或威胁被忽视。 因此相比较而言，先做较陌生的外部分析，尤其是机会分析很重要，接下来做熟悉的内部分析，可减少做 SWOT 分析时头重脚轻的情况发生。

　　分析外部的机会和威胁时，可以运用 PEST（政治、经济、社会、技术）分析法、顾客需求判断和五力分析模型进行分析，找出与医院愿景和战略目标相关的机会和威胁。 机会可以看作医院能够发挥的舞台，而威胁则是医院需要重视的地方，若放任不管可能会带来负面影响。 分析内部的优势和劣势时，可以从平衡计分卡的四个维度，即财务成果、患者服务、医疗质量和员工发展来分别进行讨论。 优势可以充分利用，劣势需要尽量规避。

　　通过讨论将科室内部的优势、劣势和外部的机会、威胁分别罗列出来，例如优势 S（S1、S2、S3、S4……）、劣势 W（W1、W2、W3、W4……）、机会 O（O1、O2、O3、O4……）、威胁 T（T1、T2、T3、T4……）。 然后再将所罗列内容进行交叉分析，可按照 S1 配 O1、S1 配 O2、S1 配 O3、S1 配 W1、S1 配 W2、S1 配 W3 等方式，依次将优势配机会、优势配威胁、劣势配机会、劣势配威胁逐一配对，并且进行头脑风暴，讨论相关的战略措施。

内部因素　　　　　外部因素	优势(S)： 1.医院规模大 2.学科设置齐全 3.人员充足 4.行政管理水平高、业务能力强 5.基础设施齐全 6.医院口碑好	劣势(W)： 1.专科人才梯队建设不完善 2.发展空间受限 3.交通不便 4.重点专科发展不突出 5.服务流程不够优化 6.跨学科团队建设需改进
机会(O)： 1.二胎政策 2.社会老龄化 3.公众健康意识增强 4.对口支援 5.县级综合能力试点医院 6.信息技术发展	**SO 战略** S1O1、S2O1、S5O1： 加强产科、儿科学科建设 S1O6、S2O6、S3O6、S6O3： 扩展医联体 S2O5、S6O1、S4O4： 通过专科认证,增强医疗品质 S1O2、S2O2、S3O2： 发展老年医学 S1O4、S6O4： 积极争取国家资源 S6O6： 做好营销 S1O5、S2O5、S3O5、S6O5： 深耕社区医学服务	**WO 战略** W1O4、W1O6、W4O3： 建构人才发展平台 W1O3、W1O4、W4O3、W4O6、W4O4： 加强重点科学建设 W2O4、W2O6： 开展智慧医疗 W3O5、W2O2、W2O3： 建立社区、乡镇卫生院等医疗联 合体 W2O3： 成立医疗集团 W5O6： 优化门诊服务流程
威胁(T)： 1.民营医院的快速发展 2.医保支付制度 3.网络医疗发展 4.分级诊疗建立	**ST 战略** S2T1： 扩大省级重点学科建设 S1T1、S2T1、S2T2： 推动精益医疗 S1T3、S2T3、S4T2： 实施个性化的健康管理 S3T1、S2T1： 发展高精端技术	**WT 战略** W1T3、W1T4： 完善重点人才培训机制 W5T3： 提升信息化建设能力 W1T1、W4T1： 建立公平、公正、透明的绩效制度 W4T1、W1T2： 打造"三赢"联盟

SO 战略又称最大与最大战略,着重考虑内部优势和外部机会,目的在于力求将这两者的有利影响都趋于最大。 可以采取扩大的相关战略,扩大优势以掌握机会。

ST 战略又称最大与最小战略,着重考虑内部优势和外部威胁,力求将前者的有利影响趋于最大而后者的不利影响趋于最小。 可以采取创新的相关战略,即扩大或是利用现有的优势发展创新或差异化服务,以摆脱威胁。

WO 战略又称最小与最大战略,着重考虑内部劣势和外部机会,力求将前者的不利影响趋于最小而后者的有利影响趋于最大。 传统是采取补强的相关战略，通过学习或采取各种补强措施改善或克服劣势的方法来争取机会；但是环境快速变化，机会稍纵即逝，所以有的医院亦会积极争取机会来克服劣势。

WT 战略又称最小与最小战略，着重考虑内部劣势和外部威胁，力求将两者的不利影响都趋于最小。 可以采取联盟或合作的策略，包括与其他同业或异业联盟，或是进行其他合作等，来减少劣势和威胁的伤害。

交叉分析出来的战略措施，并不是每一项都是现阶段一定要做或者可以做的，可以对战略措施的重要性和急迫性进行分析，取舍出现阶段要采取的战略措施。 其中重要程度和急迫程度都高的，就应该是现阶段应该立即采取的战略；重要程度高但急迫度低，则应尽快做；重要程度低但急迫度高，可按项目管理方式交给相关人员完成；重要程度和急迫程度都低的，则在资源和时间足够时再做即可。

第4章
战略规划制订

ZHANLUE GUIHUA

ZHIDING

德鲁克经典五问，是对企业领导者提出的五个问题。如果你是一个企业的领导者，必须首先思考并回答的是：企业的使命是什么？这是领导一家企业的起点，也是成为一个企业领导者的起点。这个问题同样适合医院管理者和科室管理者。

使命就是一家医院长期存在的价值和理由。在现代社会中，医院存在的价值和理由是帮助人们治疗疾病，保障健康。为了把使命落到实处，必须弄清楚：谁是医院的顾客？顾客认为最有价值的是什么？以及医院所能做出的成果和贡献是什么？医院管理者必须通过对这三个问题的思考，把医院提供的成果与顾客及其认定的价值对应起来，并且越具体、越清晰、越细致越好。我们的计划是什么？制订计划就是将医院的战略或使命转化为一个系统的可执行的程序，它规划了我们实现医院目标所采取的途径。

✤ 明确战略方向

使命、愿景、价值观和战略目标这些核心要素可以恰当地归纳为战略方向，因为这些核心要素在医院和科室制订战略规划时起到了非常重要的引导作用。使命阐述医院存在的目的或价值。愿景创造了医院和科室未来发展的蓝图或形象。价值观是医院员工所坚持的基本原则，是医院管理者和员工在实现使命、追求愿景和战略目标过程中不管遇到什么困难都不会妥协的原则。战略目标是医院为了完成使命并实现愿景需要达到的最重要的，也是最终的目标。

使命

任何一家医院在成立时，都有其背景或原因。医院为何设立？或是这家医院存在的目的是什么？ 医院使命是一个宽泛的概念，是一种持久的声明，用于在经营产品、服务理念、市场竞争方面与其他医疗机构的区分。

美国得克萨斯大学 MD 安德森癌症医学中心的使命与其他医疗保健机构的不同之处就是它与得克萨斯大学建立联系，关注如癌症这样特殊的疾病，拟通过一套集患者照顾、研究、教育、预防为一体的出色的综合性方案，以及从本科生、研究生、实习生、教授、员工、公众的教育方面来消灭得克萨斯州、整个国家甚至全世界的癌症。

一项研究发现，美国将近85％的医院拥有医院使命。 然而，一些受访者称他们并没有发现使命对员工有多大的鞭策力，也没有觉察到医院员工哪些行为是因使命而产生的。 另一项调查表明，有90％的医疗机构拥有正式的、书面的使命宣言。 使命宣言对医疗机构战略目标的设定至关重要，能够经受住时间的考验并帮助医院高层管理者在多变的环境中进行管理和决策是使命宣言更高一级的目标。

需要强调的是，即便处于最佳状态，使命宣言也绝不能代替经过严密设计和精心制订的战略规划，而且使命感并不是成功的保证。 一个响亮的使命宣言是远远不够的，医院必须拥有坚定的使命感并且要定期回顾，确保它在变革的时代中仍发挥重要的作用。 精心设计好的使命或者使命宣言会影响员工与积极性相关的心理状态。 也有人提出，医疗机构将使命或使命宣言用于主要的行为规范上，有助于医疗机构建立强大的文化竞争优势。

一个有价值的使命宣言必须写明医院的使命，并且阐释与众不同之处，以及医院需要完成的任务。 使命宣言帮助医院关注自身的独特性。 设计使命宣言固然是非常重要，如何实现使命同样甚至更加重要。 无论是什么样的使命宣言，必须都是可信的、可以实现的，并在竞争对手中是与众不同的。

台湾大学医学院附属医院的使命是秉承优良传统，培育卓越人才，发展前瞻性研究，提供高质量与人性化医疗，树立医界典范。

有效的使命宣言有四个重要的特征：一是使命可以概括为目标的表述。 一个成熟的使命宣言是由医院兢兢业业的员工共同制订的。 使命宣言是宽泛的，但在一定程度上又是很细致的。 二是使命宣言应该是持久不变的。 医院的使命、目标不应轻易改变，应该是持久的，人们所秉承的理念也是相对稳定的。 三是使命宣言应该强调医院的独特性。 使命宣言可以将医院从其他的医疗机构中区分开来。 四是使命宣言应该确定医院的服务范围和市场方面的经营范围。 使命宣言应该表明该医院的市场经营范围以及主要的客户人群。

医院使命宣言的编写并没有固定的模式。 一个医疗机构的使命宣言要突显其独特性，解释并讨论医院使命中一些重要的部分。

医院使命宣言要体现其市场定位及目标客户，并表明所提供的服务或产品，如一个专门的医疗机构可能会在使命宣言中突出其所提供的特殊服务。 医院使命宣言也可以明确医院主要的服务区域，如某个乡镇、区县、地级市或者省。 医院使命宣言还可以阐述医院的理念。 通常，医院的使命宣言还包括医院特有的信仰、价值观、愿景和优先事项。 医院使命宣言确认了医院的首选自我形象。 医院的使命形象又可以代表医院的公众形象。

并不是所有的特点都需要包括在使命宣言当中。 一个使命宣言可能会包括一个或几个特点，但是很少能把所有特点包括进来。 所以医院管理者必须清楚医院的哪些特点需要在医院使命宣言中强调并体现出来。 但有研究发现，高绩效的医院一般有更全面的使命陈述。

为了保证医院使命宣言确实有用，必须任命一位负责人检查或再审视医院的使命，以确保其清楚地表明目的。 医院使命宣言可以使员工的精力集中在最重要的事项上。 制订使命宣言时一个很重要的步骤是召集管理者和员工进行小组座谈，开发或重新考虑医院的任务。 这个小组应该由一些了解医疗行业以及医院优劣势的人组成。

在编写使命宣言之前，需要开展一系列的讨论会以确保参与人员对医院的独特性有良好的理解和对宣传重要性的认识。 承诺一旦建立，承诺的评价应该由医院从员工和利益相关者那里获得的成功因素组成，而且还要进一步考虑哪些承诺在未来很可能成功。

在经过缜密细致的讨论后，医院的使命宣言便可以起草了。 在达成共识之前，医院使命宣言的草案需要讨论组反复进行商榷和完善。 当讨论组对医院使命宣言满意的时候，草案就要在关键的医院管理者之间进行传阅以获得他们的认可和支持。 而且，医院使命宣言必须要进行反复审查，以确保其与医院的相关性。

由于医院使命宣言是个"活文件"，员工们必须要建立对医院使命宣言的所有权和使命感。 所以，医院员工应参与到医院使命的发展中。 这个过程一旦开始，医院高层领导者就一定要担当起职责和义务。 并且，医院高层领导者必须要认真服务于该医院使命发展过程，而不是去主宰它。 医院高层领导者的办公室，可以是医院使命发展过程中伟大想法起源的地方，但如果想实现医院的使命则需要各级的人员都参与进来。

制订医院的使命宣言是一项具有挑战性的任务。 通常情况下，好的使命宣言要体现医院的宏伟蓝图，并展现其强劲的竞争力。 在制订使命宣言时，医院院长的作用是不能被低估的。 对完成医院使命宣言有帮助的医院中高层管理成员都应当被铭记。

虽然这个过程看似简单，但在实际工作中，编写使命宣言是个非常耗时和复杂的过程，在使命宣言最后文件确定前会有许多的"草稿"。 编写使命宣言的战略思维构图对思考客户、服务和地域有很大的帮助。 编写医院使命宣言的战略思维构图表如下：

内容	关键词
1.目标客户 "医院试图服务的个人和团体是……"不要只局限于明显的对象	
2.提供的主要服务 "医院将向客户提供的具体服务或服务范围是……"	
3.服务的地理区域 "医院服务的客户的地理区域是……"	
4.独特的价值 "医院能够为客户提供独特的价值是……"	
5.明确的理念 "医院提供服务时明确的理念是……"	
6.其他重要方面的独特性 "使医院在诸多竞争对手中凸显特色的其他因素是……"	

尽管制订医院的使命宣言不是一件简单的事情，却是非常有必要的。 医院的使命不仅仅是要与目前相关，也要和医院未来的发展紧密联系起来。

愿景

愿景就是医院未来的蓝图，就是具体描绘出医院要把使命实践成什么样子。 愿景包括创建引人注目的医院未来景象，更重要的是，阐明医院高层领导者眼中医院的未来是什么景象。

美国得克萨斯大学 MD 安德森癌症医学中心的愿景是：我们应在精益求精的基础上，通过我们精湛的学识、热情的服务、对患者精心的护理，成为世界上最大的癌症治疗中心。

"我们正在'让癌症成为历史'。"MD 安德森癌症医学中心在网站上使用了一个很有效的标志——在"癌症"这个词上大胆地划上醒目的红色删除线，意在强调他们消灭肿瘤的决心。

有效的医院愿景具备四个重要的条件：理想主义、独特性、面向未来和意象。 愿景与理想、标准有关。 愿景鼓励医院中每一位员工为医院将来的发展进行思考。

制订医院愿景需要有一个对未来发展趋势敏锐的人。 然而，预测医疗机构未来的发展有一定风险性，医院高层领导者是建立医院愿景的关键。 当医院员工在愿景、绩效目标和个人对医院实现愿景所做出的贡献之间看到一个清晰的线路时，医院的每个员工都会更努力为医院工作。 医院高层管理者的职责是将医院未来发展的目标和方向传达给医院员工，同时他们又是医院愿景的守护者。

医院中层管理者的主要职责是保障战略的实施（某些战略方向的制订也需要中层管理者的参与）。医疗质量作为战略目标日益重要，这也是中层管理者在所有员工面前带头坚持这一目标的原因。医疗质量已成为一个各阶层员工可以承诺的重要方面，中层管理者是鼓励和加强这一承诺的最佳人选。

医院中层管理者应该参与的另一个重要方面是重新定义医院的愿景。宏伟的战略和未来的愿景对医疗机构来说是非常重要的。如果希望医院愿景对医生、护士及其他员工有意义，医院中层管理者必须带头帮助医院重新定义医院的愿景，确保其对职能部门和临床科室的发展是有意义的。

为了有效地勾勒出未来和促进医院和个人的卓越追求，医院愿景应该具有一定的特点。一是愿景应该是鼓舞人心的，而不只是在下一个评估期要实现的量化目标，因为愿景对行为的潜在影响是革命性的。二是愿景应该是明确的，具有挑战性的，并且是卓越性的。三是愿景必须是有意义并且是灵活的，能够经得起时间的考验。如果愿景是不务实的，那么也不会激发员工们的工作热情。四是愿景必须是稳定的，但会不断受到挑战，并在必要时改变。五是愿景为感兴趣的人提供指引，这是很重要的。一个良好的愿景能够为医院的决策起引导作用，因为它可以为医院取得成功带来灵感。六是愿景首先启发医院的员工，然后是客户、患者及其他需要服务的人。

世界上公认的愿景典范是 1961 年肯尼迪总统在美国太空总署（NASA）所提出的："在这个 10 年结束之前，把人送上月球，并让他安全返回地球。"美国太空总署有了明确的目标和方向后，在一系列的规划和行动下，终于取得了突破性进展，使美国成为世界上第一个登上月球的国家。这个愿景除了具有鼓舞性，它还描述了一项明确的指标和一个特定的时间。

一个好的医院愿景至少包括下列四项要素：一是时间期限，指的是在多久的时间之内，或者什么时候要达成愿景；二是地理范畴，指的是医院服务覆盖的地理范围，例如全国、全省、区县、乡镇等；三是挑战目标，要达到什么样的目标，而这个目标必须是具有挑战性的；四是市场定位，要概括医院的服务特性或者服务范畴。编写医院愿景的战略思维构图表如下：

内容	关键词
1. 对未来有清晰的希望 "我们的医院在 5 年以后会是什么样子？与现在相比，我们会变得如何不同？"	
2. 挑战性和卓越性 "当员工和患者描述我们的医院时，我们希望得到什么样的评论？"	
3. 灵感和情感 "当我们全身心地投入为医院服务时，我们的医院会成为什么样？用什么样的语言来形容我们的贡献？"	
4. 授权员工优先 "如果医院想要实现愿景，医院员工需要去做哪些工作？"	
5. 铭记并提供指导 "我们需要哪些类型的语句确保所有的利益相关者（患者、员工等）能够铭记我们的愿景并去执行？"	

愿景提供了医院发展的方向，然而达成医院愿景并非一步到位，快则 3～5 年，慢则 10 年，甚至更久。因此，医院愿景确定以后，需要医院团队进行讨论，对愿景进行细化及解析，并建立近期、中期和长期的阶段目标。这个愿景具体化的过程称为愿景的细化或是愿景的解析，除了将愿景更具体化外，也可以促进愿景的逐步完成。

案例：医院器官移植团队细化愿景

医院器官移植团队愿景是：5 年内成为具有国际水平的多器官移植中心。针对这个愿景，该团队进一步进行愿景的解析，并且将其细化在近期、中期、长期的目标中，通过各阶段的目标达成，来确保愿景在 5 年内能够实现。

"具有国际水平"的具体衡量，就是器官移植存活率达到国际标准，包括肝脏移植存活率＞80％（年）及肾脏移植存活率＞90％（年），而"多器官移植中心"则包括要完成心脏开胸术＞100 例，取得心脏移植的资格，并完成活体的肝脏移植和肾脏移植，最后成立多器官移植中心等。

医院器官移植团队愿景是：5 年内成为具有国际水平的多器官移植中心。

近期目标（第 1～2 年）：

开展活体肝脏移植；完成活体肾脏移植＞5 例；完成心脏开胸术＞100 例。

中期目标（第 3～4 年）：

活体肝脏移植＞5例；完成首例心脏移植；活体肾脏移植＞10例；扩大移植团队成员人数；肝脏移植存活率＞80％(年)；肾脏移植存活率＞90％(年)。

长期目标(第5年)：成立多器官移植中心。

价值观

价值观是医院员工坚持的使命与愿景，塑造医院文化的基本原则。多数情况下，医院价值观的内容涉及伦理道德和社会责任感。伦理道德和社会责任感是非常重要的，不仅是对医院，对所有公民来说也是如此。医院管理者、员工和关键利益相关者了解医院的价值观是非常重要的。

医疗机构系统是非常复杂的，不可能将所有的临床和行政行为都作为医院政策和指导方针的内容，因此，设置医院的核心价值观十分重要。遗憾的是，相比医院的战略管理、运营管理和组织结构，大多数的医院管理者对医院的使命、愿景和价值观仅给予较少的关注。

有效的价值观明确医院将如何开展活动，以实现它的使命和愿景。价值观经常反映共同的道德，并强调尊重、正直、信任、关怀和追求卓越，这些陈述是医院文化中的核心原则。医院所有员工都应该接受医院的价值观，并整合到他们的决策和行为中。当医院面临如利润和质量之间的利害权衡时，医院的价值观显得特别重要，医院的价值观将驱动医院管理者的抉择。

与医院的使命、愿景相似，医院应定期审查医院的价值观，以确保其能有效地融入医院每天的活动中。定期审查的目的不是修改或变更价值观，而是深入评估医院的价值观。最有效的审查是由医院员工组成的审查小组来完成。员工参与评审过程不仅确保了价值观对个人行为实施适当的指导，而且也能让个人更好地理解从而接纳价值观。

医院使命、愿景和价值观的确立为医院战略规划指明了方向。但如果管理者和员工没有真正地履行承诺和行动，那么医院的使命、愿景、价值观都只是徒劳的口号。因此，医院要鼓励和引导所有的管理者和员工，对客户提供高品质的服务，在使命、愿景和价值观上与其他竞争对手相区别，让大家知道医院支持的重要价值。

✤ 确定战略目标

1992年，卡普兰和诺顿在《哈佛商业评论》上发表了一篇文章《平衡计分卡——业绩衡量与驱动的新方法》，将平衡计分卡(BSC)的概念引入管理界。1996年，两人又合著了《平衡计分卡：化战略为行动》一书，标志着这一理论的成熟，将平衡计分卡由一个业绩衡量工具转变为战略实施工具。 在《财富》杂志公布的世界前1000家公司中，有70%的公司采用了平衡计分卡系统。《哈佛商业评论》更是将平衡计分卡评为75年来最有影响力的战略管理工具。

平衡计分卡是一套能使医院高层管理者快速而全面地考核医院业绩的评价系统。平衡计分卡从财务、客户、内部业务流程、学习与成长四个方面来评定医院的业绩。财务指标是医院追求的结果，其他三个方面的指标（非财务指标）是取得这种结果的动因。 非财务指标不是对财务指标的取代，而是对财务指标的补充。 平衡计分卡把使命、愿景和战略转变为目标和指标，提供一个框架、一种语言，利用指标来告诉医院员工当前和未来成功的驱动因素。

平衡计分卡中的非财务指标是在考虑股东以外的其他利益相关者目标的基础上形成的，它全面地考虑了所有的利益相关者，并且对财务指标和非财务指标之间的因果关系进行了详细阐述。 这种因果关系的建立解决了经营管理中业绩指标之间关系混乱的问题。 平衡计分卡的评价指标根源于医院的战略目标和竞争需要。 而且平衡计分卡要求医院管理者从四个方面选择几个关键指标，因此管理者需要把注意力集中到使命、愿景和战略目标上来。 平衡计分卡迫使医院管理者把所有重要业绩评价指标放在一起考虑，使增强医院竞争力的不同举措同时出现在一份管理报告中，从而有助于医院整体目标的实现以及不同部门、科室目标的协调。

大约2500年前，希腊诗人欧里庇得斯就已经意识到平衡对生活的重要性，他说："最重要和最安全的事就是保持生活的平衡，并认识到在我们周围和我们身上的伟大力量。 如果你能够做到这点并以这种方式生活，那你确实是一名智者。"平衡计分卡实现了医院四个方面的有机协调和平衡：财务指标和非财务指标之间的平衡、短期目标与长期目标之间的平衡、结果指标和驱动指标之间的平衡、战略管理和运营管理之间的平衡。

医院是一个复杂的系统，医院管理也必须有一个系统的思路。 那种"头痛医头、脚痛医脚"的管理方式是一种非常原始的管理方式。 在实践中，"卓越绩效评价准则"（美国鲍德里奇质量奖）常常可以起到近年来人们所关注的平衡计分卡的作用，有助于医院管理实现重点突出与全面的结合，有利于正确地评价和引导医院中各个部门、科室和全体员工的行为，从而使得医院管理层的努力能够真正作用到引导医院成功上。

综合平衡计分卡和美国鲍德里奇质量奖的理论，结合我国医院管理的实践，为了便于医院管理者对平衡计分卡的理解和运用，医院可以将平衡计分卡中财务、客户、内部业务流程、学习与成长四个方面调整为财务成果、患者服务、医疗质量、员工发展四个方面。

上述中的财务成果与财务的含义是一致的。 医院的客户是健康需求者，主要包括健康人群、亚健康人群和患者人群。 根据医院目前服务的现状，暂时将客户范围缩小到患者人群。 医疗质量是医院管理永恒的主题，是医院管理的重中之重，其作为一个独立的方面更便于医院管理者掌握。 医疗服务是无形产品，产品生产和客户服务是同时进行的，内部业务流程中的创新流程、经营流程和售后服务相关的内容可以分别调整到患者服务和医疗质量两个方面。 学习与成长关注人力资本、信息资本和组织资本，在医院管理中可以调整为员工发展。

战略地图

　　战略地图是平衡计分卡的发展和升华。 关于平衡计分卡，卡普兰和诺顿创造性地提出"你不能衡量的，就无法管理"。 关于战略地图，两位大师再次创造性地提出"你不能描述的，就无法管理"。 至此，平衡计分卡理论形成了一个"描述战略、衡量战略和管理战略"的严密逻辑体系。 有关平衡计分卡的三部著作：《战略地图——化无形资产为有形成果》关注战略描述，《平衡计分卡——业绩衡量与驱动的新方法》关注战略衡量，《战略中心型组织》关注战略管理。 医院运用平衡计分卡进行战略管理，取得突破性业绩的三要素之间的关系是：你无法描述的，就无法衡量；你无法衡量的，就无法管理。

　　战略地图是用图表来表示医院为了成功执行战略必须做好哪些方面（战略目标中的四个方面）。 战略地图包含战略目标，这些目标是医院在财务成果、患者服务、医疗质量和员工发展四个方面中分别做好哪些内容的简明陈述。 虽然战略规划可能有几十页的内容，但是战略地图为了阐明战略、沟通战略，必须精简在一页纸内。 战略地图是图形化的表达方式，人们认为它不仅包含叙述性文字（战略目标），还包含图片，因此战略地图带有独特的医院文化感。 战略地图如下：

战略维度	战略主题	战略目标		
财务成果	提高合理利润	调整收入结构		控制运营成本
患者服务	积累忠诚患者	推行优质服务		改善住院环境
医疗质量	提升医疗品质	学科协作讨论	医护联合查房	建立远程会议
员工发展	增强核心能力	招聘专业人才	选派进修学习	聘请专家带教

　　为了提高对战略地图的理解，我们将战略地图这个词组分解成"战略"和"地

图"两个词。 地图是整个地区或局部地区的图示。 一张好的地图能帮助我们找到不熟悉的地方，是非常必要的工具。 对绝大多数医院来讲，战略是医院从未到过的一个全新的目的地。 因此，战略让人们联想到地图，因为战略与我们将要去的地方有关，但是少了指引我们前进的路标，这也就是战略将要达到的地方，而战略地图上的目标相当于战略执行道路上的路标。

在战略管理的过程中，战略地图担负着指引的作用。 在战略环境分析（宏观环境、竞争趋势、顾客需求、科室现状）的基础上，运用 SWOT 分析方法，根据平衡计分卡的四个方面（财务成果、患者服务、医疗质量、员工发展）确定战略目标，战略目标之间的逻辑关系就形成了战略地图，帮助医院在战略实施的过程中不会迷失目标和方向。

战略目标

医院经营管理的理念和思维与企业管理是相通的，同样强调通过对人才的培养、质量的改善、服务的创新，提供符合客户需求的产品，创造员工、客户和医院的价值。 将平衡计分卡运用于医院战略管理上，首先是医院使命、愿景、价值观等医院文化的建立；其次是重视对医院员工的培养和发展；再次是强调医疗质量的持续改善；然后是提供患者满意的服务；最后是为医院创造合理的利润。 医院取得了合理的利润以后，再将利润持续投资于员工的培养、医疗质量的改善，最终服务好广大的民众。

医院要想取得合理的利润，首先必须重视医疗质量，医疗质量是医院经营管理最基本的要素。 平衡计分卡在医院战略管理中应用时，需要考虑利益相关者（患者、员工、股东、居民等）的价值，并运用逻辑关系，思考医院管理的价值主张。 运用平衡计分卡进行医院管理时，可以从四个战略维度进行分析。

一是财务成果，就是医院需要保持财务稳定和合理利润。 医院经营的主要目的是创造效益，包括经济效益和社会效益。 尽管各个医院的经营战略不同，对长期和短期效益的要求有所差异，但是从永续经营的角度来看，效益始终是医院所追求的最终目标。 因此，平衡计分卡将财务列为系统之首，密切关注医院的效益，追求效益的最大化。

即使是非营利性质的医疗机构，财务成果仍是一项相当重要的评价指标，因为财务的表现可以直接或间接反映其他战略维度的执行成果，因此财务成果可以说是各个战略维度的交集。 虽然平衡计分卡是为了改进传统评价过于重视财务成果而产生，但是平衡计分卡所选择的战略维度，最终的目标应该还是财务成果。 财务成果与以下的三个衡量指标有关：

（1）营收增长和产品组合：扩大产品和服务种类、开拓新客源和新市场、改变产品和服务组合提高附加价值，以及重新制订产品和服务价格。

（2）成本下降和生产力提高：降低医院产品和服务的直接或间接成本，而生产力则是越高越好。

（3）资产利用和投资战略：提高现有资产的使用效率，有效处置闲置资产，借以提高固定资产的利用率。

二是患者服务，就是医院需要提高患者的满意度。患者对医院的需求是可靠的安全保障、好的治疗效果、良好的体验和合理的价格。医院效益的好坏完全取决于患者的满意度和忠诚度。只有以患者为中心，尽量满足患者的需求，为患者创造更多的价值，医院才能在竞争中获得优势，才能取得较好的效益。患者服务需要从院前服务、院中服务、院后服务等方面，得到患者认可，为患者创造出更大的价值，追求患者的最大满意度和忠诚度。

在患者服务的战略维度，要先确立医院的目标客户和市场细分，明确应提供给患者什么样的产品与服务，以制订患者服务的衡量指标，创造目标客户的满意度和忠诚度。患者服务的核心指标有以下几项：

（1）市场占有率。以患者数量、医疗费用等指标，反映医院在既有市场所占有的市场份额。

（2）老患者保持率。以绝对或相对的数量，记录一家医院与既有患者保持或维系关系的比例。

（3）新患者吸引率。以绝对或相对的数量，记录一家医院吸引或赢得新患者或新业务的比例。

（4）患者满意度。根据患者价值主张中的特定绩效准则，来评估患者的满意程度。

（5）平均获利率。在扣除相关的成本和费用后，计算平均每一位患者或者某一个科室的净获利率。

三是医疗质量，就是医院需要持续改善医疗质量。医院追求的医疗质量，主要体现在患者安全目标管理、治愈率、好转率、平均住院床日等量化指标。患者对医疗质量的追求不是医院停留在表面的数据和指标，而是患者最切身的服务体验。例如生命是否有危险、头痛是否缓解、能否下床行走、能否正常饮食、是否可以做家务、是否可以干工作等。

《三级综合医院医疗质量管理与控制指标（2011年版）》包括七类指标：住院死亡类指标、重返类指标、医院感染类指标、手术并发症类指标、患者安全类指标、医疗机构合理用药指标、医院运行管理类指标。

国际医疗卫生机构认证联合委员会（JCI）医院评审标准要求医疗质量重点监控的环节：患者评估，检验服务，医学影像服务，外科手术程序，抗生素及其他药物使用，给药及潜在差错监控，麻醉和镇静剂使用，全血及血制品使用，病历的提供、内容和使用以及感染的控制、监测、报告、临床研究等，每年可以根据医院的实际情况重点监控五项左右。

四是员工发展，就是医院实现对员工的承诺。 医院要创造合理的利润，患者希望得到优质的服务，医院进行持续的医疗质量改善，都离不开医院员工的工作和付出。稳定的工作环境、高度协作的团队、均等的对待和照顾、看得到的医院前景等，都是医院员工期待医院能够实现的承诺。 医院除了要重视员工的薪酬待遇之外，还应该有合理的培训学习制度、职业生涯规划和促进员工学习成长的动机。 唯有健康、满意度高的员工才能为患者提供专业、高质量的医疗服务。

员工发展这一战略维度的主要评价指标为员工满意度、员工保持率和员工生产力。

（1）员工满意度。 员工满意度的高低可以直接反映员工的士气，因此员工满意度是员工发展战略维度的核心衡量指标中最重要的部分，高满意度亦被视为提高员工保持率和员工生产力的原动力。

（2）员工保持率。 员工是医院的重要资产，任何非医院意愿的员工流失，都代表一种智慧资产的损失，尤其是高度专业化的医疗产业，专业人员的流失往往会对医院造成相当大的伤害。 因此员工保持率的目标是加强员工对工作的认同感以及对医院的向心力，以降低员工的离职率。

（3）员工生产力。 员工生产力是衡量员工工作成果的标准，目的在于寻求员工为患者提供医疗服务与其所耗费的资源之间的关系。 提高员工的技术水平和满意度、加强内部系统及流程的改善，皆为提高员工生产力的方法。

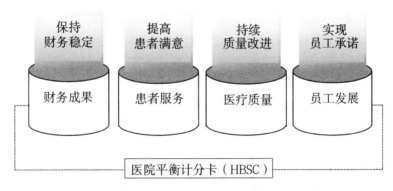

战略地图确定了四个战略维度，分别是财务成果、患者服务、医疗质量和员工发展，每一个战略维度需要确定权重系数，每一个战略维度要细分相应的战略目标。 平衡计分卡要将每一个战略目标细化为关键绩效指标（KPI），并需要确定每一项关键绩效指标的权重系数，最后需要确定每一项关键绩效指标的目标值。

战略地图			平衡计分卡		
战略维度	权重系数	战略目标	关键 绩效指标	权重系数	目标值
财务成果					
患者服务					
医疗质量					
员工发展					

平衡计分卡，顾名思义，就是要计算分数，然而许多医院在引入平衡计分卡几年以后才发现并没有开展计分。在刚开始的学习阶段，医院对平衡计分卡的运用还处于探索阶段，没有进行计分是可以理解的。但是，随着医院对平衡计分卡运用的不断深入，开展计分才能真正发挥平衡计分卡的实际作用。

平衡计分卡要进行计分，首先要对战略维度的四个方面（财务成果、患者服务、医疗质量、员工发展）和关键绩效指标进行权重设置。权重系数是根据重要性来确定的，而非实现战略维度或关键绩效指标的难易程度。

权重系数是表示某一项指标在指标系统中的重要程度，权重系数的大小与目标的重要程度有关。每个指标的重要程度是不同的，所以必须根据实际情况对各指标的权重系数做出合理的规定。战略维度或者关键绩效指标的总权重相加均为100%。

战略维度的权重系数设置可以采用配对比较法。根据两种战略维度的重要性来确定分数，0分表示没有差别，1分表示重要，2分表示比较重要，3分表示非常重要。然后将每一项战略维度所得分数相加，就得到此战略维度的分数。

	财务成果	患者服务	医疗质量	员工发展
财务成果		财务成果(2分)	财务成果(1分)	员工发展(1分)
患者服务			患者服务(1分)	员工发展(2分)
医疗质量				医疗质量(1分)
员工发展				

注：配对比较法，0分表示没有差别，1分表示重要，2分表示比较重要，3分表示非常重要。

例如上表中财务成果3分、患者服务1分、医疗质量1分、员工发展3分。再将所有战略维度分数相加：（财务成果）3分＋（患者服务）1分＋（医疗质量）1分＋（员工发展）3分＝8分。然后，将每个战略维度进行归一化处理：财务成果＝3/8＝0.375、患者服务＝1/8＝0.125、医疗质量＝1/8＝0.125、员工发展＝3/8＝0.375。最后，得出每个维度的权重分别是财务成果37.5%，患者服务12.5%，医疗质量12.5%，员工发展 37.5%。对于考核来说，0.5% 其实对重要性影响不大，因此也可以手动调整为 37%、13%、37%、13%。关键绩效指标也可以用配对比较法得出每一项指标在战略目标中所占的权重系数。

关键绩效指标

关键绩效指标（简称 KPI），又称主要绩效指标、重要绩效指标等，是指衡量管理工作成效最重要的一个指标，是一项数据化管理的工具，必须是客观、可衡量的绩效指标，是评价医院、科室、员工在某时期表现的一种定性与定量指标。

关键绩效指标考核符合一个重要的管理原理——"二八定律"。一个企业在价值创造的过程中，存在着"二八定律"，即 20% 的骨干人员创造医院 80% 的价值；在员工身上"二八定律"同样适用，即 80% 的工作任务是由 20% 的关键行为完成的。因此，必须抓住 20% 的关键行为，对之进行分析和衡量，这样就能抓住业绩评价的关键。

制订关键绩效指标时，应当力求关键绩效指标简单、定义清楚、有意义，收集不会太困难，花费时间和精力不多，可以促使医院改善且不受外部干扰。

关键绩效指标的优点有：（1）目标明确，有利于医院战略目标的实现。关键绩效指标是医院战略目标的层层分解，通过关键绩效指标整合和控制，使员工绩效行为与医院目标要求的行为相吻合，不至于出现偏差，有力保证了医院战略目标的实现。（2）提出了客户价值理念。关键绩效指标提倡的是为医院内外部客户实现价值的思想，相比于医院以病人为中心的经营思想是有一定提升的。（3）有利于医院利益与个人利益达成一致。战略性地分解指标，使医院战略目标成了个人绩效目标，员工个人在实现个人绩效目标的同时，也是在实现医院总体的战略目标，达到两者和谐，有利于医院与员工实现共赢。

关键绩效指标的缺点有：（1）关键绩效指标考核中的指标比较难确定，更多是倾向于定量指标，这些定量指标是否对医院绩效产生关键性的影响，如果不运用专业的工具和手段，是很难确定的。（2）关键绩效指标考核会使考核者误入机械的考核方式，过分地依赖考核指标，而没有考虑人为因素和弹性因素，会产生一些考核上的争端和异议。（3）关键绩效指标考核并不是对所有岗位都适用。

设定平衡计分卡的关键绩效指标时的几项原则（可以参考）：确保关键绩效指标与使命、愿景、战略目标相联系；关键绩效指标在 15 个左右（±3 个）；关键绩效指标有意义、不复杂、易收集；注意领先指标（驱动指标）与滞后指标（结果指标）之间的平衡；关键绩效指标是自上而下、一致性地扩展到各个层面（医院、科室、个人）。

关键绩效指标的特性可以用目标管理的要素（SMART）来表示：S（Specific）代表明确具体，指绩效考核要确定特定的工作指标，不能笼统；M（Measurable）代表可以衡量，指绩效指标是数量化或者行为化的，验证这些绩效指标的数据或者信息是可以获得的；A(Attainable)代表能够实现，指绩效指标在付出努力的情况下可以实现，避免设立过高或过低的目标；R(Relevant)代表相互关联，指绩效指标是与工作的其他目标相关联的，是与本职工作相关联的；T(Time-bound)代表有时限，表示完成绩效指标的特定期限。

例如，关键绩效指标设定如下：

战略维度	战略目标	关键绩效指标
财务成果	增加利润	每人次住院患者医疗耗材费用
	提高收入	每月门诊人次增长比例
患者服务	提高患者满意度	住院患者满意度比例
	提升患者忠诚度	每月患者书面表扬次数
医疗质量	降低院内感染	每月住院患者发生院内感染例数
	提高病历质量	出院患者甲级病历比例
员工发展	提升专业技术水平	每年外出进修医生人数
	提高临床科研能力	每年申报省级科研项目数量

在平衡计分卡战略管理中，关键绩效指标是根据 SWOT 分析法衍生而来的，用来衡量战略目标达成的情况。 例如医院妇产科的愿景是"成为本区域公立医院妇产科的标杆"，进行 SWOT 分析时，发现员工发展战略维度的最主要问题是"医生和护士的临床教学经验少且未发表论文"，讨论出来的战略目标是"成为医院临床教学的先进科室"。 根据这一战略目标，科室列出的关键绩效指标是：实习生临床讲座的次数；区域内参加学术会议的次数；发表论文的篇数。

关键绩效指标还分为领先指标和滞后指标。 领先指标也称驱动指标，往往是以"行为"为导向的指标，和滞后指标相反，十分难以衡量但较容易改变或影响。 滞后指标也称结果指标，通常是以"结果"为导向的指标，很容易计算，但是很难改变或提升。 平衡计分卡不但强调四个战略维度之间的平衡，还重视每个战略维度关键绩效指标中领先指标和滞后指标之间的平衡。

关键绩效指标分类	员工发展	医疗质量	患者服务	财务成果
领先指标	继续教育培训次数	不良事件报告次数	医患沟通次数	药品比例
滞后指标	论文发表篇数	医疗差错发生例数	患者满意度	结余利润

目标值

关键绩效指标设置完成以后，接下来需要进行目标值的设定。 目标值具体表示各项关键绩效指标应达到的水平和程度。 各项关键绩效指标有了目标值，才能使努力有明确的方向，使成果考核有依据。

目标值的设定可以有以下几种方法：一是参考历史数据。一般参考历史数据时，会以历史数据为基数，增加或降低一定比例来设定。例如，每月门诊人次比去年同期增长15％，药品比例比去年同期降低5％等。二是考虑未来增长。居民人均收入的增加、医保经费投入增长、科室床位扩张、发病人数增多等因素都会影响科室相关指标的增长。三是行业制定标准。如医院等级评审标准以及医院协会或其他专业委员会公布的相关指标等。四是标杆医院指标。指区域内、全国、全世界标杆医院公布的相关指标。五是专家讨论或内部达成共识。

部分医院或科室为了追求满意的达标率，或者低估了团队的能力，会导致目标值设置偏低或者不具有挑战性。为了避免这种情况的发生，医院或科室在设定关键绩效指标的目标值前，要组织专家团队和管理团队进行共同讨论，针对医院目标的具体情况，提出具有一定挑战性又合理的目标值。医院和科室需要在每月的绩效报告过程中比较目标值，若已经达到目标值，一般建议在半年后对关键绩效指标或目标值进行相应调整。

关键绩效指标的目标值，可以用数值和比值来表示。数值也称绝对值，用数目表示的一个量的多少，如次数、人数、件数等。比值即两数相比所得的值，如增长比、降低比、市场占有率等。医院在设定关键绩效指标的目标值时，由于经验缺乏或者数据不全，可以采用数值来表示。随着时间的推移和经验的积累，逐步使用比值来表示。使用比值来表示，可以同时表示分子和分母的情况，对战略目标完成结果的分析更有帮助。

战略维度权重系数	关键绩效指标	权重	目标值	计分卡			
				9 月		10 月	
				实际值	计分	实际值	计分
财务成果 20％	医疗收入占比	40％	＞85％	86％	8	91％	8
	一次性耗材占比	20％	＜10％	7％	4	8％	4
	自费收入比例	40％	＞5％	6％	8	4％	6.4
患者服务 30％	病友会争取率	30％	＞5％	6％	9	7％	9
	患者表扬次数	40％	≥3 次/月	1 次	4	6 次	12
	媒体新闻报道	30％	≥1 次/月	2 次	9	2 次	9
医疗质量 30％	住院会诊率	40％	＞70％	75％	12	77％	12
	24 小时病历完成率	30％	≥90％	85％	8.5	88％	8.8
	临床路径改善	30％	≥2 次/月	2 次	9	2 次	9

续表

战略维度 权重系数	关键绩效指标	权重	目标值	计分卡			
				9 月		10 月	
				实际值	计分	实际值	计分
员工发展 20%	论文发表率	30%	≥25%	25%	6	25%	6
	专家到院指导次数	20%	≥1 次/月	0 次	0	0 次	0
	参与院外继续教育课程次数	20%	≥1 次/月	1 次	4	1 次	4
	住院医师及实习生教学次数	30%	≥2 次/月	5 次	6	5 次	6
总分				87.5		94.2	

❧ 制订战略方案

　　医院战略分为总体战略、职能战略和业务战略。 科室是医院基本的战略业务单元，科室战略属于业务战略。 战略方案是战略目标的具体表现形式，它是由几个可能的、符合要求的长期目标和经营战略组成的集合。 医院战略的分类较多，主要包括适应性战略、市场进入战略、竞争性战略。

　　适应性战略比方向性战略更具体，它提供了医院实现使命、愿景最原始的方法，是以适应环境为原则的战略。 适应性战略与医院经营范围有关，包括扩张性战略、收缩性战略和维持性战略。

　　市场进入战略描述的是如何通过购买、合作战略来确保适应性战略得以有效实现，提供了进入市场的方法和手段，主要形式有购买战略和合作战略。

　　竞争性战略是美国哈佛商学院迈克尔·波特提出的较为经典的战略，认为组织赢利能力取决于选择何种竞争战略，而竞争战略的选择应基于两点考虑：一是选择有吸引力、高潜在效益的行业；二是在已选择的产业中确定自己优势的竞争地位。 迈克尔·波特在《竞争战略》一书中提出了著名的五力分析模型：竞争对手间的竞争强度、新进入者的威胁、可替代的产品、供应商议价能力和买方议价能力，他认为产业的吸引力、潜在利润是这五方面相互作用产生的结果。 迈克尔·波特认为，战略制订的关键就是通过表面现象分析竞争压力的来源，从而使企业的关键优势与劣势突显出来。 在此基础上，他又提出获得竞争优势的三种通用战略：低成本战略、差异化战略和集中型战略。

低成本战略

低成本战略就是要求建立一定规模、高效的医院环境和医疗设施，在此基础上降低成本，以及最大限度地减少人力、药品、耗材、广告宣传等方面的成本费用。

山东济宁医学院附属医院心外科率先在全国打破心脏手术价格坚冰，把部分先天性心脏病治疗费用限定在 1 万元以内，由此引发了震动全国的单病种限价改革；两年间，他们实施针对贫困家庭先天性心脏病患儿的"爱心医疗救助工程"，用无私爱心让颗颗童心重获新生，他们用自己的行动，诠释着"医者父母心"的真正含义，成为真正的"爱心使者"。2006 年，济医附院心脏外科被授予"大医精诚先进集体"荣誉称号，心外科徐向明主任也先后荣获"五一劳动奖章"和"大医精诚先进个人"等称号。

心脏手术是大手术，所花费用非感冒、发烧等一般小病可比，患者检查后因无钱手术痛苦地跺脚走人的不少。看到患者因为无钱看病而绝望的眼神，听到有的慢性病人病情复发后无钱再治而死亡，科主任徐向明于是先后向医院谏言实施"单病种限价"和"爱心医疗救助工程"两项重大举措。

经医院研究同意，2004 年初，心脏外科诊疗中心一次性推出 10 个病种的限价治疗，如先天性心脏病、房间隔缺损、肺动脉狭窄、动脉导管未闭 4 种手术均限价不超过 1 万元，平均治疗费用比过去降低了 44%；心脏单、双瓣膜置换手术限价分别为 2 万元以内和 3 万元以内，费用比原来降低 30%。在限价的带动下，该医院没有纳入限价范围的其他复杂心脏病手术费用也大幅度降低，与国内各大医院相比，低 30% 左右，是名副其实的全国最低收费。

在限价的同时，医院拿出 100 万元面向全国提供免费手术治疗 100 例特困家庭 4 种 3 至 15 周岁先天性心脏病患者，随着 100 例爱心手术的成功实施，济医附院心脏外科治疗中心蜚声全国。通过开展这两项惠民措施，科室保证了医疗质量，降低了医疗费用，拓展了病人来源，原来看不起病的患者又重新回到了医院，快速提高了心脏病的诊断和治疗水平。

为了达到这些目标，医院就要在经营管理方面对成本高度重视。将成本控制作为一种市场营销战略已经变得非常流行，目前在我国医院的竞争中应用也比较广泛。低成本战略就是通过有效途径，对医疗服务成本进行有效控制，使医院的医疗服务成本始终处于行业的最低点，以获得行业中平均水平以上的收益。低成本战略的营销目标不是单纯地降低成本，而是获得更高的利润或收益。它要求医院的领导者在提供服务的所有领域、所有过程，对所有成员都严格和持续地控制成本。加强医院的成本核算管理是当前医院采取总成本领先战略的具体措施之一。

差异化战略

差异化战略是将产品或医院提供的服务差异化，使其在全行业范围中具有独特的竞争能力。 实现差异化战略可以有许多方式：设计品牌形象、技术具有创新性、追踪服务、商业网络等。 不同的群体对医疗服务的种类、特色、质量、费用、效果及态度等方面的需求存在着较大差异，医院要在激烈的竞争中实现绩效目标，差异化战略是一种选择。 这种战略将使某一家医院的医疗服务产品与竞争对手的产品具有明显的差异，并具有与众不同的特点。 实施差异化战略，通常首先要把整个市场分为若干个细分市场以作为其目标市场，然后针对不同目标市场的特点，分别采取不同的营销组合，更好地实现顾客需求。

"中医水平站在前沿，现代医学跟踪得上，管理能力匹配到位，为患者提供最佳的诊疗方案。"广东省中医院的这一办院宗旨看似普通，却反映出一家省级中医院的使命担当和高远境界。这是一种兼收并蓄人类文明成果、与时俱进发展中医的使命和境界，在经济全球化、科技进步、西医学快速发展的时代背景下，尤显魄力和可贵。

既为中医院，必当先姓"中"，这是其"本分"。如果"本分"丢失，日渐"西化"，大都沦为二流西医院、末流中医院，让西医院瞧低，让患者失望。事实上，随着健康观念和医学模式的转变，在西医院环伺之下，作为中医院"本分"之核心的中医药特色优势，恰是其竞争力所在。

广东省中医院的实践正是例证。该院将中医药特色优势作为立院之本、发展之魂，采取中医专病专科建设、名医工作站建设、传统疗法挖掘等措施，不仅立住了中医特色，而且在患者中赢得了声望。

医学关注人的生命健康，达至完美是其天然的追求。当今时代，汇聚中西医优势无疑最趋近这一目标，对患者来说，意味着当前最好的诊疗；对西医来说，将是一次革命性的飞跃；对中医来说，则是千年持续发展、与时俱进的又一次自我完善，并彰显其在当代的先进性。

这或将引领中国乃至世界医学的未来发展方向，将来最好的医院也或将从现有的省级中医院中诞生。如此，中医对人类医学的贡献莫大。如此，省级中医院创新中医发展的使命光荣。

推行差异化战略有时会与争取占有更大的市场份额的目标相矛盾。 医院要清楚差异化战略往往具有排他性，这一战略与提高市场份额两者不可兼顾。 医院在推行差异化战略时往往伴随着很高的成本代价，有时即使所有的患者都了解该医院的独特优点，但并不是所有患者都愿意或有能力支付医院要求的高价格。

集中型战略

集中型战略主要是指针对某个特殊的患者群体、某产品的一个细分区段或某一个特定地区市场的战略。 集中型战略也具有许多形式。 低成本战略与差异化战略都是在全产业范围内实现其目标，而集中型战略却是围绕某一特殊目标服务建立的，它所推行的每一项职能化方针都要考虑这一中心。

爱尔眼科医院集团是中国规模领先的眼科医疗连锁机构，截至 2017 年 8 月，已在全国 30 个省区市建立 190 余家专业眼科医院，覆盖全国医保人口超过 70％，年门诊量超过 400 万人。并且，在海外也开设有眼科分支机构。

2013 年，爱尔眼科医院集团与中南大学联合成立专业眼科医学院——中南大学爱尔眼科学院，主要培养眼科硕、博士高级医疗人才；2014 年，再度与湖北科技大学联合成立爱尔眼视光学院；2011 年和 2015 年，爱尔眼科先后成立"爱尔眼视光研究所"和"爱尔眼科研究所"。至此，爱尔眼科打通了眼科的医、学、研三大领域，学院和研究所的成立将使爱尔眼科的科研及临床水平得到显著提升，并以此推动中国眼科医疗事业的发展和进步。

截至 2016 年，爱尔眼科的眼科专家和医生近 3000 名，包括一大批硕士生导师、博士生导师、博士、博士后、留学欧美的学者以及临床经验丰富的专家，是中国眼科领域备受瞩目的有生力量。

随着医疗卫生体制改革的进一步推进，爱尔眼科顺应国家医疗卫生政策和发展趋势，于 2014 年在医疗行业推出"合伙人计划"，致力于改变眼科医生执业的生态环境，最大限度地激发核心骨干的创造力和能动性。

这一战略依靠的前提是：医院服务的集中能够以更高的效率、更好的效果为某一战略对象服务，从而超过在广阔范围内的竞争对手们。 其核心是集中资源于目标市场，取得局部市场的竞争优势及地位。 但是，集中型战略常常意味着限制获取整体市场份额。 集中型战略包含着利润率与服务质量之间互以对方为代价的关系。

第 5 章
战略规划执行

ZHANLUE GUIHUA

ZHIXING

战略管理一词是美国学者安索夫在 1972 年的《战略管理思想》一文中提出的，他认为战略管理是将组织日常业务决策同长期战略决策相结合而形成的一系列经营管理业务，强调的是管理，而管理活动的重点是战略规划和战略实施。美国学者斯坦纳认为，组织战略管理是确定组织使命，根据外部环境和内部环境的要素设定组织目标，保证目标正确落实，并使组织使命得以实现的一个动态过程。

对医院而言，医院战略管理是指制订、实施和评价能够使医院达到其总体目标的战略和措施。医院战略管理是对医院长期性、全局性发展的目标、途径、手段的方案制订，它的主要任务包括：提出医院的使命、愿景、价值观，明确医院的方向性战略，确定医院的基本法则和市场竞争的战略，制订医院业务战略，把长远、全局性的战略和目标落实到医院具体科室的日常工作中，如服务对象确立、诊疗技术选择、医疗质量提升、服务特色塑造、人才队伍建设、信息技术支撑等各个方面。

✤ 战略规划实施

行动计划

虽然战略规划的实施可能会在医院高层、中层、基层等不同层次中进行，但行动计划有其共同的特点。行动计划可在工作和任务分配（即完成医院使命、愿景、价值观、战略目标、关键绩效指标的具体行动）时定位方向、适应性、市场进入和竞争战略。此外，行动计划必须采取个人负责制，使之成为个人工作的一部分。为了反映出各项行动计划对战略规划的贡献，每一项工作都应该被结构化。

在一般情况下，行动计划需要解决以下问题：各部门应该建立什么样的目标？为了完成部门目标，需要做什么工作？应该以怎样的行动顺序来完成？谁负责在规定时间内完成每项行动？ 为了保证在规定时间内完成计划，需要医院提供什么资源？
如何衡量所取得的成果？ 这些问题的答案是行动计划的基础。 行动计划是广泛使用
的协助战略规划实施的方法之一。

　　行动计划是指在对战略目标进行关键绩效指标及目标值制订后，需要拟订的战略目标
实施行动方案，通过行动方案的执行来确保战略目标能够达成。 由于关键绩效指标彼此具
有逻辑关系，所以有的行动计划可能囊括几个关键绩效指标，即不是每个关键绩效指标都
一定要产生一个独立的行动计划，但每一个关键绩效指标都要有行动计划来保障实施。

　　GROW 模型是指帮助员工成长的一个程序，是常见的教练辅导方法。 Goal（目
标）：你想要实现哪些目标？ Reality（现状）：现状如何？ Option（选择）：有哪些备
选方案？ 哪些方案才是最适合的？ Will（行动）：需要采取什么行动，在什么时间以
及如何解决遇到的挑战？ GROW 模型同样适合战略规划实施时在行动计划中运用。

案例：媒体报道行动计划

一、方案名称		
媒体报道行动计划		
二、方案目的		
建立医院与媒体的良性互动，提升医院媒体能见度，让民众能透过媒体的报道知道健康信息，提升医院的患者数量与正面形象		
三、方案负责人		
企划部刘××		
四、方案成员		
张××、朱××		
五、现状分析		
1.医院医护人员对医院新闻的认知度及敏感度不足，以致院内有许多正面新闻性题材未获报道，无法通过媒体曝光度提升医院知名度 2.撰写新闻稿仅靠专门人员，医护人员未具备基本能力，因此无法积极提供稿源	医院在当地长期属于独大的机构，未特别重视媒体关系，因此记者与医院关系冷淡，很少主动报道正面新闻	1.新闻稿发稿无一定标准化作业流程，亦无设定目标，以致人员未积极寻找新闻题材及发稿 2.报道后的新闻无公告通知，因此医院的员工和患者及家属等并未看到 3.其他科室人员并无动机提供新闻题材
六、目标设定		
培训医院业余记者20名	1.记者联谊会1次/月 2.订购报纸7种/年 3.每年记者节提供礼品	1.制订新闻稿发稿标准化作业流程 2.设定发稿目标10篇/月 3.制订新闻发稿奖励办法

续表

七、解决方案

1.开设业余记者培训班,每个科室选派人员参加,邀请院外专家及记者担任讲师,同时可以与相关记者建立良好关系 2.通过举办业余记者培训班,可提升员工对新闻的敏感度及撰稿能力	1.通过固定的记者联谊会,每年在记者节提供礼品,与当地记者建立友好关系,并建立沟通的渠道,期待化解过去冷淡的关系,建立良性的互动 2.订购报纸能随时掌握新闻情况与行业动态	1.从稿件题材的提供,到发稿、剪辑及公告张贴等均建立标准化作业流程 2.每月进行媒体报道情况通报 3.针对员工提供题材和业余记者撰稿等,制订奖励办法

八、计划进度

行动计划	负责人	预计进度											
		1	2	3	4	5	6	7	8	9	10	11	12
记者培训班	刘××	√	√	√									
新闻稿标准	张××	√	√										
新闻报道公告	张××	√	√	√	√	√	√	√	√	√	√	√	√
新闻稿奖金	朱××	√	√	√	√	√	√	√	√	√	√	√	√
记者联谊会	刘××												
订阅报纸	朱××			√			√			√	√		√
记者节礼品	朱××											√	

九、资源配备

项目	执行说明			
人力资源	内容	人数	部门	说明
	联络记者	1	社工部	与相关媒体记者联络
	课程安排	1	企划部	安排业余记者培训课程
	剪辑内容	1	企划部	收集有关医院报道新闻并剪辑
经费预算	项目	数量	金额	说明
	新闻奖金		10000元	根据字数、媒体种类、影响因素等奖励
	联谊会		20000元	举办相关媒体记者联谊会
	订阅报纸		7000元	订阅7种报纸、杂志一年
	总计		37000元	

十、部门配合	
配合部门	协助事项
医务部	协助收集新闻题材
护理部	协助举办业余记者培训
客服部	协助举行记者联谊会

财务预算

当每一个关键绩效指标的行动计划制订完成并通过后，下一步是确定必要的行动或活动用来实现每一个行动计划。要确定成本支出、预期收入，估算出与行动计划活动有关的任何额外费用，以便将其全部纳入该单位的财务预算中。另外，应建立每项任务实施的时间轴，确保行动按计划进行。具体的行动计划由个人或小组负责，以确保每一项行动计划顺利完成。

应为每一项行动计划规定开始日期和结束日期。首先，这要求参与者按照行动或活动顺序思考。其次，强制参与者承诺个人活动以及整体目标。按照行动或活动顺序思考本质上就是实现目标的过程，因为某些活动往往要在一些活动完成后才能开始。该过程被定义为"一系列活动的集合，需要一种或多种类型输入，从而进行有价值的输出"。因此，要求参与者整理出流程图或将所有活动制成图表都是非常实用的。一方面，流程导向帮助参与者为活动排序并规划时间；另一方面，也有助于为参与者建立合理的时间轴。另外，制订开始和结束的时间是个人、科室和医院为行动计划所做出的承诺。

实施障碍

战略规划的有效执行，与战略环境分析和战略规划制订一样，需要付出决心和努力。如果要将战略规划有效实施过程中的障碍消除，则需要采取一些措施。在战略规划实施过程中，医院中的每个人都是参与者。战略实施是在医院范围内进行的，需要部门内和部门间的合作。科主任和护士长要开阔视野，医院领导者在评估他们的贡献时，要基于他们对整个医院的贡献，而不单是对某一个部门的贡献。

战略负责人有责任将未来的愿景转变为战略规划。战略规划使发展方向得以清晰，矛盾的优先顺序得以化解，让医院在成功的路上越走越远，人们终会认识到：实施战略规划是一件值得做的事情。我们可以从管理经验中得出：战略规划的执行是非常重要的。

如果战略规划是重要的，那么它应该参与医院的财务预算、绩效评估和奖励制度。但在实际中战略规划并未在大多数医院中有效执行，战略规划是否有效执行对资源和奖励分配影响很小或根本没有影响。

应急方案

应急方案可以被纳入任何水平的常规战略管理过程。战略思想家总是会为自己准备一个备用方案。因此，当战略假设发生快速且巨大的变化或者医院绩效滞后时，应急方案就是一个备用方案。由此可见，应急方案是战略思想的结果，在进一步分析并且执行更适合于变化的环境的战略前，应急方案可以为医院领导者提供其他的行动路线。越动荡的外部环境，就越有可能发生意外的或巨大的变化，也就越需要应急方案。在这样的环境中，医院的应急方案制订得越完善，就越有可能实现战略目标。

行动计划是基于最可能发生的事件和趋势（战略假设）制订的。然而，这些事件可能不会发生，或者发展趋势减弱，又或者发展趋势大大加强，远远超过战略规划者的预期。因此，应急方案通常围绕关键问题或事件是否发生而制订。例如，医院管理者的战略规划基于经济扩张制订，但是明确的证据显示经济陷入衰退，应急方案就可能被使用。应急方案的制订促使战略管理者就战略实施过程中可能遇到的问题进行思考。

✤ 战略规划控制

为了实现战略目标，医院需要建立战略规划控制系统来监控绩效和评估偏差，及时发现问题，调整和改进战略，做到有计划、有步骤、有组织、有领导、有监督。战略规划控制就是医院根据反馈信息将战略规划执行的实际情况与制订的战略目标之间进行比较，以检测两者的偏离程度，如有偏离则采取有效措施进行纠正，保证战略行动有效性的同时实现战略目标。

战略控制系统

医院战略管理需要建立战略控制系统，主要包括设定控制标准、建立信息控制系统、评估战略偏差、确定偏差的原因、确定纠正偏差的措施。

第一是设定控制标准。控制标准是对工作成果进行计量的关键点，医院常将战略控制标准设定为绩效评估标准。通常医院对战略实施进行监控的指标有：（1）对医院经营业绩的监控指标，如获利能力（投资收益率）、市场定位（市场占有率）、服务效率（医疗服务效率、设备利用率）、服务项目的领先程度、技术开发、人才开发、员工态度、社会责任等；（2）对业务部门经营业绩的监控指标，如对医院贡献、同其他部门的关系、战略执行情况等；（3）对职能部门业绩的衡量指标，如管理职能的实施情况、费用预算等。

第二是建立信息控制系统。 信息控制系统是医院现代战略控制的中枢神经。 通过这一系统，医院能够准确、及时地获取战略环境中各类信息和数据并反馈给医院决策层和管理部门。 信息既包括整个社会的环境信息，也包括行业和医院内部的环境信息。 信息收集的渠道包括：医院信息系统、医院管理部门所掌握的管理数据、政府部门网站、其他医院横向联系所取得的数据和信息等。

第三是评估战略偏差。 医院根据战略控制标准，对收集到的信息进行比较分析。通过比较分析，可能会出现三种情况：一是超过目标，出现正偏差，如果医院处于稳定发展期，那么这是好结果；二是与目标基本一致，没有偏差，表明达到了预期效果；三是低于目标，出现负偏差，这一结果并不理想，应该及时采取有效措施调整。

第四是确定偏差的原因。 当医院绩效与控制标准不一致时，医院需要审视战略假设（内外部因素）、战略（方向性、适应性、市场进入或竞争战略）、战略实施是否存在偏差，为采取纠正措施提供依据。

第五是确定纠正偏差的措施。 在找到出现偏差的原因后，医院管理者需要采取针对性的措施予以纠正。 如果纠正措施涉及的是实施战略的变化，那么这一战略变化是演变性变化，一般由医院内部因素所致。 如果纠正措施涉及方向性战略、适应性战略、市场进入性战略和竞争性战略的变化，往往是由外部因素或内外部因素共同作用所致。 医院的战略一般相对稳定，只在受到环境压力时才会发生变化。 推动战略变化的力量有：外部因素，如技术、法规、政策、社会、经济、竞争对手等；内部因素，如资源配备、医生、护士、医院管理水平等；绩效因素，如患者满意度、服务质量与效率、财务状况等。

运营分析会

医院召开运营分析会的目的是回顾短期绩效，并讨论那些最近出现的需要马上关注的问题。 很多医院的运营分析会是每月开一次，这个周期与医院财务结账的频率一致，这样财务分析成了会议的主题。 但有的医院认为运营分析会每月开一次太少了。这些医院计划每两周、每周甚至每天都要开会分析运营数据，并解决近期发生的问题。 运营分析会的频率取决于部门和业务的运营周期，以及科主任、护士长们希望响应运营数据的速度。

一般是以部门、科室或小组为单位召开运营分析会。 相同部门、科室的人可以共享专业知识、经验，并迅速应用到运营问题的分析和解决。 那些需要部门之间协同解决的问题，一般在召开频率更低的战略回顾会上进行讨论。 理想的运营分析会时间短、主题集中，并且能够制订具体的行动措施。

战略回顾会

在战略回顾会上，医院或科室的管理者会聚集到一起，回顾并讨论医院或科室的战略实施进展情况。运营上的问题，除非是特别重要的并且是跨部门的问题，否则一般不在这个会议上讨论。

参加战略回顾会的人员一般不会质疑战略的有效性。会议讨论通常聚焦在战略执行是否沿着正确的轨道进行，成功执行战略有哪些风险，战略实施存在哪些问题，为什么会出现这些问题，要采取哪些行动来解决问题，以及安排谁来确保计划得以实施。

参加战略回顾会的人包括医院战略执行的人员，也包括医院的高层领导。这个团队代表医院内所有的部门，有权做出重要的决策。

和运营分析会一样，战略回顾会的时间不应该花在听取演示报告上，而应该讨论问题和解决问题的方法并提出行动方案。如果能在会议前拿到平衡计分卡报告，会议的内容会有很大不同。平衡计分卡能清晰地反映出战略执行的问题，让医院管理者们在会议之前仔细研究运营数据，找出业绩不佳的潜在原因。开会时管理者们就能针对已暴露的问题提出解决方案。

战略管理官（SMO）负责协调在会议前收集和汇报每一个战略维度的数据。这些数据应该包含每个主题的战略地图、战略目标、目标值和行动方案，并且每一个都有颜色标注。

绿色：达标。这意味着该目标仅仅是"步入正轨"。主题责任人必须有充分的理由来证明该目标为绿色。

黄色：尚未达标，但进展良好或在控制之下。这可能说明战略目标进展顺利，但目标值还没有达到。或者也可能是战略目标稍有偏差，但不是关键性的，暂时不需要管理层的关注。

红灯：未达标，且与目标偏离较大，需要管理层重点关注与该目标相关的关键事项。战略执行委员会要在战略回顾会上讨论并找出存在的问题以及解决方案。

灰灯：该战略目标还没有被评估。

在战略回顾会上，每个战略主题的报告都要包括责任人对绩效差距的评价，并提出改进方案。

尽管会议的频率、与会人员和重点内容不相同，但运营分析会和战略回顾会还是有一些共同点。比如：会议都要准时召开、准时结束；出席会议必须是强制性的，这样成员之间才能建立信心和信任，每位与会人员的知识和经验也可以分享；都用数据说话，参会人员都要提前研究相关数据，在会上要积极参与讨论、主动学习、制订行动计划，而不是被动听报告；鼓励坦诚交流，不分等级。

运营分析会和战略回顾会的参会人员对战略的假设都是一致的。医院高层领导者和中层管理者要定期对战略进行重新审视，评估在新知识、信息、机会、竞争、技术、经济和政策环境下，以前确定的战略是否仍然有效。

第6章
学科品牌定位

XUEKE PINPAI

DINGWEI

医院所有的科室不可能齐头并进发展，科室不能试图收治所有的患者。医院学科的发展究竟是追求大而全还是追求专而精，医院应当根据所在区域的竞争对手、顾客需求和医院的自身状况来分析确定。医院学科发展的品牌与定位，不只是医院高层领导者需要深入探讨和思考的问题，科主任和护士长也应该主动分析和判断，真正站在一位院长的角度考虑学科的发展，用一名专科医院院长的战略思维和经营管理来带动一个学科的发展。

一家三级甲等医院的麻醉科副主任，通过竞聘当上了医院急救部的科主任。可能有人要问，麻醉科和急救部专业不对口，去干吗？麻醉科副主任在急救部最能发挥自己优势的就是气管插管，但是一年的业务量也不多。

正因为麻醉科的专业技术到了急救部不能发挥出优势，这位急救部主任就专心思考科室的经营管理。在急救部最常见的急救患者一般分为三类：急性中毒、创伤、其他的危急重症。通过3个月的统计和分析，这位急救部主任发现在严重多发创伤病人的救治过程中存在比较严重的问题。严重多发创伤病人送到急救部以后，急诊外科的轮值医生进行首诊接待，通常会邀请骨科、普外科、脑外科、胸外科、重症监护室等不同学科的专家参与会诊。但这些学科的专家不可能同一时间对患者进行会诊并讨论，都是根据自己学科的情况给出初步的诊断意见和治疗方案，而不是从如何有利于抢救病人生命的思路出发来确定一个综合的最佳方案。

当所有学科的医生会诊完以后，有相当比例的严重多发创伤病人不知应该收到哪个科室。如果遇上病人需要进行骨科、普外科、脑外科、胸外科等手术时，没有人来明确各学科进行手术治疗的优先顺序。

在这3个月的观察和分析过程中，就有两个严重多发创伤病人在等待会诊和手术的漫长时间里死亡。这让急救部主任陷入了思考，如何才能让严重多发创伤病人在第一时间里得到快速而优先的救治。

查阅了大量国内外关于严重多发创伤救治的文献和资料后，急救部主任找到了解决问题的办法，就是在急救部成立一体化的创伤救治中心。在一家三级甲等医院，想要把原来分散到不同学科收治的创伤病人集中到一个科室收治，这需要得到医院领导的认可和其他学科的支持。

从医学专家转身为管理专家，科主任和护士长需要在角色定位和思维方式方面进行转变。医学专家的特点是：以自己优秀的表现来证明自己的能力，专注于自己的专业技术发展，负责专业工作，有稳定的时间规划，强调自我的发展。而管理专家的特点是：以团队整体表现来证明自己的能力，关心每个人和人际关系，肩负工作任务及人际关系合作，弹性的时间规划，教导下属、自我成长。

急救部主任一边从专业技术的角度书写可行性报告，一边思考创伤救治中心的运营管理模式能够给医院带来什么样的社会效益和经济效益。

近年这家医院病人大量增多，因此规模快速扩张，修建了外科住院大楼和门诊大楼。由于资金压力，门诊大楼由医院自筹资金修建，而外科大楼则由投资公司垫资修建，投资公司收取住院病人的床位费作为投资回报。

医院的门诊大楼约5万平方米，暂时还有部分闲置的房间。急救部主任从中找到了另一个说服医院领导的理由。如果在门诊大楼成立创伤救治中心，那中心病人的床位费用，将给医院带来一笔可观的收入。

急救部主任在院长办公会上，从提高严重多发创伤病人救治效果和给医院带来一定的经济效益两个角度做了详细的报告。但这个消息一传出，就引来了其他外科系统科室的一片反对声：在分科越来越细的三级甲等医院成立一个什么部位创伤都收、什么部位手术都做的科室，专业技术水平如何能得到保障？

急救部主任的回答是，成立创伤救治中心并非一个医生把所有部位的手术都做完，而是将不同学科的医生集中到同一个科室，根据病人的不同情况，建立联合会诊和共同作战的团队协作模式。

院长听取急救部主任的可行性报告后，非常认可他的创新管理理念和翔实的分析判断，认为这远远超出了一个科室主任的经营管理理念，完全是站在一个专科医院院长的角度来思考和规划的。经院长办公会决定，排除来自医院内部众多的非议，同意在急救部成立创伤救治中心，医院将从人力、财力和物力方面给予大力支持。同时也给出了3年的期限，如果中心在3年内能够发展起来，医院将继续给予支持，如果3年内没有取得预期的救治效果和社会经济效益，将会被撤销。

急救部主任马上立下了军令状，然后去其他学科游说一批硕士、博士来组成联合舰队。急救部主任与这些硕士、博士畅谈创伤救治中心的发展愿景和目标，同时告诉他们这是一个需要团队协作的全新医疗模式，通过大家的共同努力，会让大家的专业技术水平得到快速提高。

3 年的时间,创伤救治中心从零开始,形成了院前急救—创伤救治—重症监护的一体化创伤救治模式。设置了创伤病床 60 张,创伤手术室 4 间,创伤重症监护病床 40 张,共有医务人员近 200 人,经济收入突破 2 亿。

医院的科主任和护士长从走向管理岗位的那一天开始,就要学会不要单纯迷恋自己精湛的专业技术水平,而是要思考学科未来的战略规划、品牌定位、患者来源、财务成果、医疗质量、团队协作、员工发展等。只有当科主任、护士长真正把一个科室当成专科医院,把自己当成专科医院的院长,学科才会有长足的发展。

✤ 学科发展定位

波士顿矩阵,又称市场增长率-相对市场份额矩阵、四象限分析法、产品系列结构管理法等。波士顿矩阵由美国著名的管理学家、波士顿咨询公司创始人布鲁斯·亨德森于 1970 年首创。

按照波士顿矩阵的原理,学科市场占有率越高,创造利润的能力越大;患者增长率越高,为了维持其增长及扩大市场占有率所需的资金亦越多。这样可以使医院的学科结构实现学科互相支持、资金良性循环的局面。

医院学科发展定位可以借助波士顿矩阵来分析。每一个学科的发展要与本地区其他医院形成差异化竞争,符合区域医疗规划,走出一条具有特色的发展道路。根据市场增长率和市场占有率可以将医院的学科分为:重点学科(明星产品)、基础学科(金牛产品)、调整学科(瘦狗产品)、培育学科(幼童产品)。

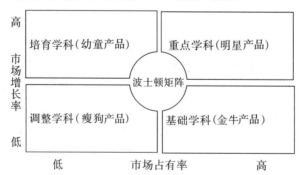

波士顿矩阵对于医院学科所处的四个象限具有不同的定义和相应的战略对策。

一是重点学科(明星产品)。它是指处于高市场增长率、高市场占有率象限内的学科群,这类学科可能成为医院的重点学科,需要加大投资支持其迅速发展。采用的发展战略是:积极扩大经济规模和市场机会,以长远利益为目标,提高市场占有率,加强竞争地位。

这里所探讨的重点学科与卫生行政主管部门认定的重点学科有一定的区别,卫生行政主管部门认定的重点学科更多从专业技术水平的角度来考虑,波士顿矩阵分析的重点学科更多从经营管理的角度来考虑。

重点学科的经营管理指标主要有:一是科室的业务收入占全院业务收入的比例。医院的规模不同,重点学科所占的比例不完全一致。经济收入的总量能够在一定程度上体现重点学科在医院的影响力。二是门诊病人、住院病人和手术病人占全院总人数的比例。如果单从经济总量来确定学科对医院的影响力会有一定的偏差,因为不同的学科由于病种的不同,诊断和治疗的方法不同,患者需要的治疗费用有较大的差异。门诊病人、住院病人和手术病人的多少可以从另一方面反映重点学科在医院的影响力。三是专科病人占本地区病人的比例。这说明重点学科在本地区的地位,对专科病人的吸引能力。四是其他地区病人占病人总数的比例。能够吸引本地区以外的病人,从另外一个侧面反映出重点学科的医疗技术、服务态度和患者的口碑效应在所能辐射的区域有较高的水平。

湖南省常宁市中医院骨伤科是全省闻名的中医重点专科,自 20 世纪 50 年代起,在湘南地区一直享有盛誉。2012 年医院床位规模达到 500 张。以湖南省"南詹北张"中的南詹派传统手法复位、杉木皮夹板外固定和理经刀为主,运用动静结合、辨证施治的原理,配合家传秘方研制的新伤丸、接骨丸、培元固本口服液、消瘀酊等 10 余种中成药制剂治疗各类骨折,价格低廉,疗效独特,备受患者青睐。

医院坚持传统手法复位治疗骨折患者,奉行"能手法复位治疗骨折,决不开刀接骨"的诊疗原则,手法治愈骨折患者比例高达 60% 以上。2011 年,中医医院管理年活动检查评估专家对医院给予了充分肯定和高度的评价:"你们这里手法接骨比例是相当高的,希望继续坚持和发挥,体现我们祖国传统医学的优势,但愿全世界的手术(骨科手术)都不做了,改用你们的小夹板固定。"同时,医院骨伤科走出当地,享誉省内外,前来寻医问药者络绎不绝,在所收治的骨伤科病人中,县域外病人占 60% 以上,医院被誉为"湘南骨科泰斗"。

二是基础学科(金牛产品),又称厚利产品。它是指处于低市场增长率、高市场占有率象限内的学科群,已进入成熟期。其财务特点是患者人群多,产品利润率高、负债比率低,可以为医院提供资金,而且由于增长率低,也无须增大投资。因而成为医院回收资金,支持其他学科尤其重点学科投资的后盾。

对这一象限内的大多数学科,市场占有率下跌已成不可阻挡之势,因此医院可采用收获战略,即投入资源以达到短期收益最大化为限。例如,把设备投资和其他投资尽量压缩;采用榨油式方法,争取在短时间内获取更多利润,为其他学科提供资金。

对于这一象限内的销售仍在增长的产品，医院应进一步进行市场细分，维持现有市场增长率或延缓其下降趋势。

基础学科是成熟市场中的领导者，它是医院现金的来源。由于市场已经成熟，医院不必大量投资来扩展市场规模，同时作为市场中的领导者，该业务享有规模经济和高边际利润，因而给医院带来大量收入。医院往往用基础学科业务来支付账款和支持其他三种需要大量现金的业务。

2015年全球血透人数继续增长至280.4万人，同比增长6%，新增血透病人主要来源于亚太地区，欧美日等成熟市场由于晚期肾衰患者接受治疗比例较高，血透人数增长缓慢。预计未来亚太地区等新兴市场的血透患者增长速度维持在6%～8%。

2015年全球血液透析市场规模达到800亿美元，其中89%为血液透析业务的收入，约712亿美元。未来增长的主要动力来自目前透析率较低的国家，如中国和印度；美国和欧洲等发达国家的增速将低于4%。

在中国，由于各方面因素（资金、医保、仪器普及率等）的限制，整体终末期肾病患者接受透析比例极低，目前每百万人仅有230人，其中最高的是上海，每百万人中约有773人，而西北偏远地区由于硬件投入不足，仅为27人/百万人，远低于美国和日本。1999—2011年我国终末期肾病救治率年复合增长率为14.4%。按照目前透析人数预估，我国终末期肾病患者仅有16%左右获得了救治，而全球治疗率约为37%，发达国家治疗率达到75%，我国治疗率较低。

三是调整学科（瘦狗产品），也称衰退类产品。它是处在低市场增长率、低市场占有率象限内的产品群。其财务特点是利润率低，处于保本或亏损状态；负债率高，无法为医院带来收益。对这类产品应采用撤退战略：首先，应减少批量，逐渐撤退，立即淘汰那些销售增长率和市场占有率均极低的产品；其次，将剩余资源向其他产品转移；最后是整顿产品系列，最好将调整学科与其他学科合并，统一管理。

普通外科是医院的重要科室之一，在医、教、研等方面发挥着重要作用。但随着医学飞速发展，学科不断细化，治疗手段持续改进，新技术、新方法引入，普通外科的业务被不断分离，形成新的亚学科，使得普通外科的业务范围越来越小，普通外科在外科中的地位正受到严峻的挑战。

普通外科业务多被肝胆、胃肠、乳腺、血管等特色亚科所吸收。学科的不断细化，新学组的建立，促进了医院内部科室专科化。医院特色科室的建立，缩小了普通外科的治疗范围。

21世纪的微创技术和基因技术是外科发展的方向。腹腔镜、水刀、超吸刀的使用,内镜下的治疗,激光在肿瘤和某些良性疾病中的应用,基因和蛋白芯片的使用,都将极大地丰富普通外科诊治的内涵。固守传统做法,将会使普通外科发展停滞。

四是培育学科（幼童产品）。它是处于高市场增长率、低市场占有率象限内的学科群。前者说明市场机会大,前景好,而后者则说明在市场营销上存在问题。其财务特点是利润率较低,所需资金不足,负债率高。例如,因种种原因未能开拓市场局面的新产品即属此类幼童产品。

对培育学科应采取选择性投资战略,即首先确定该象限中哪些经过改进可能会成为重点学科,并对其进行重点投资,提高市场占有率;对其他将来有希望成为重点学科的,则在一段时期内采取扶持对策。因此,对培育学科的改进与扶持方案一般会列入医院长期计划中。对培育学科的管理,最好是采取项目组的形式,选拔有能力、有魄力,敢于创新的人负责。

由于康复医学是以研究功能障碍的预防和治疗为导向的医学专科,因此康复医学的对象包括不能正常发挥身体、心理和社会功能的人群,如躯体、器官、精神、心理等功能障碍者。引起功能障碍的因素是多方面的,可以是现存的或潜在的、先天性的或后天性的、可逆的或不可逆的、部分的或完全的。功能障碍可以与疾病并存,也可以是疾病的后遗症。这些功能障碍往往难以由临床医学全部解决。

2006年全国第二次残疾人抽样调查结果显示,我国残疾人总数为8296万,占人口总数的6.34%。其中近6000万残疾人需要康复,占残疾人总数的72.28%。由此可见,康复需求巨大。

人口老龄化是国际性问题。身体障碍与老龄化一般呈正相关,年龄越大,各种疾病或功能障碍的发生率就越高。据推算,我国老年人中长期卧床、生活不能自理者约2700万,半身不遂者约70万。因此,老年人群将成为康复医学的主要对象之一。

医疗市场是多层次、多元化的健康需求集合体。无论是医院还是学科,都很难为医疗市场的所有客户服务,也无法满足所有需求。虽然健康需求作为一个整体,似乎是所有人的共同需求,但不同的人,其健康需求的细节是不尽相同的。一个有竞争力的医院和学科应该明确其能够提供的最具有吸引力的服务和最有效的服务,扬长避短,而不是四面出击。

在现代医疗服务营销活动中,医院和学科一般采用"目标市场营销"模式,就有限资源做最有效的运用。"目标市场营销"包括3个基本步骤,即市场细分、目标市场选择和市场定位。

市场细分是指只要市场上的产品或服务的购买者超过两人,就可以按照一定准则对其需求加以识别及划分,并归类为若干细小市场,从这些细小市场中选择出自己的经营对象，采取相应对策加以占领。所谓医疗市场细分，就是指医院通过市场调研与分析，将医疗市场按影响医疗服务需求方需求的有关因素进行划分，形成不同的顾客集群。

根据医疗服务市场的特点，常用的细分因素有四类：

一是地理因素。是指将医疗服务市场按照顾客所处的地理位置及其他地理因素划分为不同的地理单位。对于医疗服务，对顾客影响较大的地理因素主要有气候、交通、传统文化、风土民俗等。

二是人口和社会经济因素。人口及社会经济是医疗服务市场细分的重要影响因素。这一因素是将市场按照人口统计变量予以细分，如年龄、性别、家庭规模、家庭类型、家庭生命周期、收入、职业、教育水平、国籍等。此因素是最常用的细分变量，因为顾客的需求、偏好、购买率等均与人口和社会经济因素密切相关，而且人口和社会经济因素比其他大多数因素更易衡量。

三是心理因素。心理因素细分是指以顾客的一般心理倾向作为细分的标准，通常是按照社会阶层、生活方式及个性特征对市场进行细分。

四是行为因素。按照行为因素进行市场细分是根据顾客对医疗服务的认知、态度、使用情况等将医疗服务市场分为不同的细分市场。

目标市场是指医疗机构从若干同质的细分小市场中选出来的，合乎医疗机构的能力并将要进入的特定市场。目标市场选择就是通过评估细分市场，在诸多的细分市场中选择最为合适的细分市场作为目标市场的过程。目标市场可能是整体市场本身（即全部市场），也可能是其中一个或几个细分市场（即子市场）。

医院和学科之所以要选择目标市场，主要有三个原因：首先，医疗服务市场无限而医疗机构服务能力有限，一个医疗机构不可能进入所有的细分市场，医疗机构只能将有限的能力服务于有限的市场。其次，可以根据需要、购买力、地理、购买方式等将由顾客全部需求所构成的总体市场细分为各具特点的细分市场，这为医疗机构选择目标市场提供了基础。最后，顾客对服务的要求越来越高，而医疗市场竞争的压力也越来越大，医疗机构不得不集中资源在有限的目标市场中作战。

一般常见的有五种目标市场战略，医疗机构可以根据自身的资源和经营能力选择。

一是市场集中化。医疗机构集中在一个细分市场提供服务，采用一个特定的营销组合。一般实力较弱的小机构通常适合此类战略。

二是服务专业化。医疗机构为各类顾客集群提供一种服务并形成体系，但在不同的细分市场上，营销组合因素可以不同，专科医院就可以采取此类战略。

三是市场专业化。医疗机构为一种类型的顾客提供各种类型的服务。顾客可以在不同服务项目之间挑选自己满意的产品。儿童医院比较适合采用这种战略。

四是选择专业化。 医疗机构进入几个互不相关的细分市场，分别提供对应的服务，填补市场的空白，充分利用所有的市场机会寻求发展。 这种战略需要医疗机构在这几个细分市场上具有相当的竞争优势，可以针对性地提供有竞争力的服务。

五是完全市场覆盖。 医疗机构为市场上所有的顾客提供所需要的各种服务。 一般只有实力很强的综合性医院才考虑使用这种战略。

市场定位是指医疗机构根据竞争对手现有的医疗服务产品在医疗市场上所处的地位，针对顾客对医疗服务产品的某种属性或特征的重视程度，设计自己的服务产品、品牌形象及营销组合，在顾客心目中树立自己的服务产品与众不同的特殊地位，适应顾客的某种需要和偏好，从而明确自己的服务形象或品牌形象。

目前我国各种医疗机构的数量上升很快，顾客要区分不同医疗机构所提供的服务日益困难。 市场定位的实质就是使一个医疗机构与其他医疗机构严格区分开来，并使顾客明显感觉和认知到这种差别，从而在顾客心目中留下特殊印象。 市场定位的目的是影响顾客心理，增强医疗机构服务的竞争力，扩大业务量，提升医疗机构的经济效益和社会效益。

市场定位的核心是与众不同，即差异化。 为强调差异化，医疗机构要对目标市场的竞争者和自身状况进行竞争优势分析。 对于所设计的服务产品，要考虑其差异性对目标客户的重要性、独特性、赢利性，以及实施差异服务的能力（人力、物力、财力等）、所需时间、竞争者的模仿能力等。 分析后，医疗机构就能够做出决策，选择那些真正能够增加医疗机构竞争优势的差异服务。

第一是单一差异化。 是指医疗机构可以只推出一种差异服务产品，即单一差异定位。 这种做法的关键是要保持定位的一致性和连贯性，并且选择能够使医疗机构成为"独一无二"的差异属性。 许多医疗机构在进行宣传时，常常喜欢叙述自己的优点，但由于定位不明确，差异不明显，在当今信息爆炸的时代，这些信息几乎很难被顾客记住。

第二是多重差异化。 强调单一差异化的方式能够有效地突出医疗机构所提供的医疗服务的特点，但某些时候，强调多重差异化更能够提升竞争力，尤其是当两家或更多的医疗机构都宣传自己某一属性最好时，这种做法尤其重要。 这种做法是将医疗机构服务市场定位在几个不同的层次上，或者依据多重因素对医疗服务进行定位，让顾客感觉该服务有很多特征，有多重功能，这样就可以弥补目标细分市场的一个特定空缺。

❧ 学科生命周期

任何一种产品在市场上的销售情况和获利能力都不是固定不变的，而是随着时间的推移不断发生变化的。 这种变化过程与生物的生命历程是一样的，也要经历诞生、成长、成熟和衰老的过程，医疗服务产品发展也不例外。 医疗服务产品的生命周期就是指医疗服务产品从进入医疗市场开始到被医疗市场淘汰的全过程，即医疗服务产品市场新陈代谢的发展过程，是医疗服务产品的市场寿命。 这一过程可用一条曲线来表示，称为产品生命曲线，它主要受国民经济、医疗改革政策、科学技术进步、医疗市场竞争、供求状况、消费者偏好等多方面因素的影响。

根据该曲线的特点，产品生命周期可分为引入期、成长期、成熟期和衰退期四个阶段。

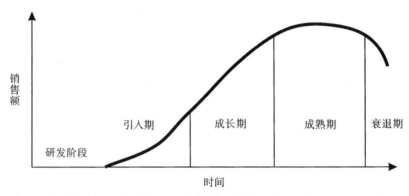

产品生命周期的四个阶段，只是一个典型化的描述。 由于医疗服务产品的特点不同，各种医疗服务产品的生命周期及其经历各阶段的时间长短不同。 有些产品，如OK镜治疗近视手术，整个生命周期可能只有一两年，而有些医疗服务产品的生命周期可以长达几十年甚至数百年，如中医传统的验方久负盛名、长久不衰。

由于科学技术发展迅速，医疗市场竞争激烈，医疗服务产品的市场生命周期普遍有缩短的趋势。 通过研究医疗服务产品的市场生命周期，医疗机构可以知道应该经营哪些医疗服务产品，以及采取什么样的战略来经营这些产品，这对医疗服务产品的开发和经营都有重要的意义。

引入期即医疗服务产品进入医疗市场的初期阶段。 这个阶段的主要特点是：一是服务量少，营业额小。 因为任何新产品上市都需要经历一个被患者认识的过程，尤其是医疗服务这种关系人们身体健康的产品，从试验到临床本身就需要经历一段漫长的过程，在临床阶段初期被患者认识又需要一个漫长的过程。 因此医疗服务产品在市场引入期一般服务量都会较少。 二是成本高。 由于医疗服务产品在刚开始推广阶段服务量不多，技术还不熟练，因此单位成本较高。 三是促销费用大。 作为新产品，还未被患者所熟悉，医院要进行广告宣传，促销费用很大。 四是医疗风险大。 由于在此阶段掌握该新技术的医务人员较少，且临床经验不多，技术熟练程度较低，因此医疗风险较大。

由于引入期成本高、费用大、服务量少，在这一阶段医疗服务机构不仅可能无利，甚至还会亏损，利润曲线有时表现为负值。 因此，这时医疗机构承担的市场风险最大。 但该时期医疗市场竞争者较少，医疗机构若能建立有效的营销系统，为每一个营销组合制订有效的策略，便可以将新产品快速推进成长期。

学科发展的引入期，最主要的工作是打基础，包括树立品牌形象、夯实专业技术、拓宽患者来源、培养管理人才和技术人才。 未来医院学科发展是技术重要，还是管理重要？ 这是很多科主任、护士长感到困惑的事情。 先进的管理可以改变落后的技术，但是先进的技术很难去改变落后的管理。 在学科发展的引入期，管理的思路和理念尤为重要，如何去找到市场的突破口，如何看诊和收治第一个患者，如何让科室的经济收入达到盈亏平衡点，如何能够吸引优秀的人才，这些都是一个新建学科的管理者需要重点考虑的问题。

一家二级综合医院在创建三级综合医院的过程中，需要建立肾脏血液内科，这是两个相关性不大的专业组合在一起的科室。新上任的科主任和护士长比较犯愁，到底应该如何发展科室。

当时我与他们探讨了几个问题，第一个问题是："在当地，是肾脏疾病，还是血液疾病的发病率高？"他们丝毫没有犹豫地回答道："肯定是肾脏疾病的发病率高。"

第二个问题是："医院目前的技术和设备是更利于肾脏疾病的诊断治疗，还是更利于血液疾病的诊断治疗？"他们的答案也是一致的："当然是肾脏疾病。"

第三个问题是："在国内和国际上，肾脏疾病目前最领先的诊断和治疗方法是什么？"他们认真地想了想："肾脏疾病的部分患者是无法治愈的，最后的结果多是肾功能衰竭，目前治疗肾功能衰竭最有效的方法是血液透析和肾脏移植。"

第四个问题："血液透析和肾脏移植在本地区其他医院开展得怎么样？"最后一个问题让他们找到了学科发展的答案："我们学科应该重点关注肾脏疾病，治疗方法主要考虑血液透析，我们应该在最短的时间内引入最先进的血液透析设备，尽快派人到上级医院进修，扩大对血液透析的宣传，抢占当地血液透析的市场。"

医疗服务产品和医院学科要在引入期努力取得市场占有率。 引入期是医疗服务产品成长的关键阶段，决定着产品的市场前景。 因此，在此阶段，医疗机构应尽快培训医务人员，使他们尽快熟练掌握新技术、新项目及相关技能，如新设备使用方法、新疗法操作技巧、新药品临床反应等。同时，医疗机构应采取措施防止医疗事故的发生，尽可能降低风险。由于医疗服务的特殊性，掌握新产品的医务人员本身也是推广该产品的营销人员，因此医疗机构应加强对每一位员工的营销知识培训，使他们在进行医疗服务的同时更好地推销产品和学科。

成长期，也称为发展期，即医疗服务产品在医疗市场上打开销路的阶段。这个阶段的主要特点有：一是医疗服务产品营业额迅速上升。一方面，患者对产品已较为熟悉，市场需要扩大，产品服务量迅速增长，几乎呈直线上升；另一方面，医疗机构医务人员已有一定的临床经验，且医疗服务能力提高，医疗风险得到有效控制，服务量增加，因此营业额迅速增加。二是单位产品成本、促销费用大幅度下降。服务量的增加降低了医疗服务产品单位成本，而且也使分摊到每件服务产品上的促销费用大为减少。三是利润迅速增加。成本下降，促销费用减少，业务量上升，必然导致医疗机构利润快速增长。四是竞争者加入。低成本、高利润的结果必然吸引大批竞争者加入，市场竞争加剧。

学科发展的成长期，最主要的任务是保安全，主要是保证患者安全和医疗质量。近十年来，我国医疗保险的迅速扩面，患者的就医需求得到充分的释放，我国的绝大多数公立医院得到快速的发展，同时也带来了较多的问题。

可能在短短的几年时间里，有的医院床位增加了一倍，对科室管理者和医务人员的需求量明显增加。从理论上来讲，医院培养一名合格的学科带头人需要十年，甚至更长的时间。医院由于快速发展，可能就会破格提拔一些年资相对偏低、经验相对不足的医生和护士走向管理岗位。同时，他们的手下是一群年资更低或经验更不足的医生和护士。在医院快速发展，学科快速增加的同时，患者安全和医疗质量就可能会得不到足够保障，可能导致医疗差错和医患纠纷增多。

我国医患纠纷增多的时间段与我国医院的快速扩张的时间段吻合，而发生医患纠纷的多是规模较大的医院，这是值得医院管理者反省的问题。粗放式、跃进式的发展虽然让我国很多医院的规模上来了，但是也为医院的规范化、精益化管理和发展留下了很多隐患。

在成长期，市场营销的主要目的是扩大市场占有率，掌握市场竞争的主动权。市场策略的重点应该突出医疗质量，即在继续扩大服务能力的同时，进一步改进和提高医疗服务质量，防止因医疗服务质量差甚至医疗差错或事故而失信于患者，设法使医疗服务产品的服务量和利润进一步增长，获取最大的社会效益和经济效益。

成熟期，也称饱和期，即医疗服务产品在市场上已普及并达到饱和的阶段。这一时期在整个产品生命周期中持续时间最长，其主要特点是：一是服务量达到顶峰，虽可能仍有增长，但增长速度缓慢，随着市场需求逐渐饱和，服务量趋向平稳，业务收入增长率甚至逐渐呈现下降趋势。二是医疗服务产品质量已经十分稳定，医务人员已积累了大量的临床经验，控制风险能力增强，医疗风险较小。但同时，医疗服务新技术、新产品不断涌现，尤其是可作为替代品的先进技术产品的出现并进入医疗市场，让患者有了更多的选择，因此老产品的市场需求将减少。三是医疗机构利润逐步下降。由于市场需求逐步减少，业务增长减慢，市场竞争更为激烈，价格下降，利润也随之减少。

学科发展的成熟期，需要思考的是如何谋发展。由于学科的管理水平、专业技术、患者来源、财务收入等都处于一个相对恒定的水平，科室管理者和医务人员容易产生职业倦怠，使学科的发展陷入平台期，对未来的发展方向和目标缺乏明确的思路。

我国医院在20世纪90年代开展的腔镜手术，具有安全、创伤小、出血少、住院时间短，同时兼备诊断和治疗等诸多优势。其在近三十年的时间得到快速的发展和普及，曾经的先进技术成为医院学科发展的标准配置。

近年随着介入治疗、内镜治疗等其他微创技术的发展，还有手术机器人被迅速运用于临床，单纯的腔镜手术可能会面临前所未有的挑战。未来外科系统的腔镜手术是固步自封，还是去迎合新技术的发展？这都需要医院管理者和科室管理者去规划和实践。

医疗机构在产品成熟期的营销目的主要是维持甚至扩大原有的市场份额，尽量延长产品的市场寿命，因此市场策略的重点是创新和变革，即对原有的医疗服务产品市场和营销组合进行改进。

衰退期，即医疗服务产品在市场上被逐步淘汰的阶段。这个阶段的主要特点是：一是服务量的急剧下降。医疗市场上出现了技术更先进、疗效更显著的新产品替代老产品，患者需求转移，服务量急剧下降。二是医疗机构利润持续减少。医疗技术的更新换代使老的服务产品很少再有人采用，又由于经过成熟期的激烈竞争，同行业（多为营利性医院）竞相削价抛售，医疗机构利润降到最低点，甚至因无利而陆续停止此项服务，医疗服务产品的市场生命周期也就结束了。

学科发展衰退期，可能会面临两种完全不同的结果：一是被淘汰；二是重新转型或二次创业。随着科学技术的发展，新产品的出现，将使顾客的就医习惯发生改变，转向其他产品，从而使原来产品的销售额和利润额迅速下降。

对于复杂疾病的诊断来讲，普通 X 射线照片提供的信息尽管仍有特定价值，但信息量太少了。而今医学影像科还可提供计算机断层扫描（CT）、磁共振成像（MRI）、数字减影血管造影（DSA）等，即使是 X 射线平片也被计算机 X 射线摄影（CR）或数字 X 射线摄影（DR）取代了。其实，国内少数的医学影像科还可以提供超声诊断与核医学诊断，如单光子发射计算机断层成像（SPECT）和正电子发射断层显像（PET）。

对于衰退期的医疗服务产品，医院大多时候应当机立断，弃旧图新，及时开发或引进医疗服务新产品。因此这一阶段医疗机构的策略重点应该是做好转型的准备，即转向研制开发新产品或转入新市场。若还继续保留该项服务，医疗机构则应注重"减"字，即减少开支，削减促销预算，但同时应提供更优质的服务。

✤ 学科品牌塑造

美国市场营销协会这样定义品牌：用来识别商家商品或服务并与其他商家产品区别开来的名称、术语、设计或其他任何特征。品牌的合法名称叫作"商标"。一个品牌可以识别商家的一个产品，也可以导致一个产品组合或全部产品失败。

医院品牌对顾客而言，它的主要作用有：可以帮助顾客快速、准确识别医院，减少顾客搜索时间；提供质量和稳定性的保证，降低了顾客的感知风险；购买象征地位和声誉的品牌获得心理报酬，降低了拥有和使用"不当"产品产生的社交与心理风险。

医院品牌对医院而言，可以简化必须完成的某些任务，从而发挥促进功能。因此，品牌的主要作用是：可以促进重复就诊从而改善医院财务表现，品牌让顾客从竞争产品中识别和再识别出医院产品。顾客通过以往就医经验更熟悉该品牌，医院可以推进新产品导入；创造聚集点，提高促销效果；从基础层面创造出与竞争对手的差异，从而实现溢价；通过向目标顾客传递一致的信息——品牌为哪些人服务、不为哪些人服务，促进市场细分，提高品牌忠诚度。

中国医科大学附属盛京医院是国内第一家拥有中国驰名商标的综合性医院，即"盛京医院 SHENGJING HOSPITAL"。

中国医科大学附属盛京医院始建于1883年，是一所现代化大型综合性、数字化的教学医院。承担着东北、华北和内蒙古部分重症患者的会诊、急救等任务。

院长郭启勇表示，此次成功申请中国驰名商标，代表了公众对"盛京医院"品牌的认可与支持。今后，中国医科大学附属盛京医院将发挥品牌优势，提升医院核心竞争力，以实现医院的可持续发展。

中国驰名商标，是原国家工商行政管理总局商标局，根据企业的申请，官方认定的一种商标类型，国内公众广为知晓，享有较高声誉。对驰名商标的保护不仅仅局限于相同或者类似商品或服务，就不相同或者不相类似的商品申请注册或者使用时，都将不予注册并禁止使用，因此驰名商标被赋予了比较广泛的排他性。而且"驰名商标"持有企业的公司名以及网址域名都会格外受到不同于普通商标的法律保护。

我国公立医院对医院品牌的商标注册和商标保护意识比较淡薄，部分民营医院正好抓住这一漏洞，在近二十多年的时间里全国各地到处都是"协和医院""华西医院""华山医院"等。这对于知名的公立医院来讲，是对其品牌的一种弱化，而对这些民营医院来讲，其让顾客感受到一种购买假冒伪劣的感觉。其实，这种问题的普遍出现也暴露出卫生行政主管部门对知名品牌的保护意识不足。

品牌形象是品牌的基础。对于实施品牌经营的医疗机构来说，必须注意品牌形象的塑造。医疗机构在开始经营品牌时，一定要注意打好基础，塑造良好的形象。一旦品牌形象出了问题，就会直接影响到顾客对品牌的忠诚度，从而影响医疗机构的市场份额，甚至影响医疗机构的生存发展。

品牌定位过程实际上也是建立和塑造品牌形象的过程。在市场营销中，准确而有效的定位是强化顾客选择性记忆、塑造品牌形象的利器。这是因为准确的定位能形成强劲的品牌联想，当顾客有就医需求时，就会联想起某家医疗机构，而不是其他竞争者。

医疗机构品牌形象要在顾客头脑中不断巩固和强化，这要借助宣传。一是借助就诊病人的口碑。病人的宣传作用是不容忽视的，因为大多数人都有一种从众心理。二是借助大众媒体的宣传。广告是很有效的宣传手段。医疗机构可以通过各种媒体来做广告，宣传自己的医疗服务产品的质量和特色，树立自己的品牌形象。医疗机构还可以建立自己的网站和微信公众号等，介绍医院特色、提供的医疗服务，发布医疗机构信息，进行网上会诊和提供网上挂号等便捷服务。

我国的西医医院最早是在19世纪由西方的传教士建立，已经具有上百年的历史。西医规范化和标准化的诊断和治疗方法，能够在较短的时间内起到明显的效果，很容易被医生和患者所接受，所以在较短的时间内就明显超过了中医的发展，目前西医医院在我国的医疗市场中占据绝对的主导地位。

1835年美国传教士伯驾医师（Dr. Parker）在广州新豆栏街丰泰3号（今十三行）开设中国最早西医院眼科医局。1859年，正式命名为"博济医院"；1953年更名为"华南医学院附属二院"；1957年再次更名为"中山医学院第二附属医院"；1985年由卫生部命名为"中山医科大学孙逸仙纪念医院"；2001年中山大学与中山医科大学合并，更为现用名"中山大学附属第二医院"。

复旦大学医院管理研究所从2010年开始进行医院排名以来，全国各医院最佳专科声誉排名基本稳定。由复旦大学医院管理研究所开展的调查发现：65％～68％的专科声誉并未变动，20％～25％仅有1个位次变动，5％～8％有2个位次变动，有3个位次以上变动的仅 2% 以下。

北京协和医院、四川大学华西医院、中国人民解放军总医院，这三家医院长期位居复旦版最佳医院排行榜前三。从榜单专科声誉评分来看，协和医院高达 94.032 分、四川大学华西医院达 88.257 分、中国人民解放军总医院达 70.231 分，远超榜单前十的其他医院。高分值"第一梯队"医院，其发展路径有何借鉴之处？

相关负责人对此解释，以北京协和医院为例，该院病理科、传染科、呼吸科、妇产科、麻醉科等 20 余个专科居最佳专科前十名，学科发展历史悠久且齐全，由此成就高分值。相比之下，其他入榜医院最佳专科入围数量有限，分值差距由此拉开。医院发展既离不开历史沉淀，也得益于政策支持。老牌协和无论从历史积淀还是当代发展，均领跑于国内其他医院。第二位的四川大学华西医院，近年在发展中大胆采取"放"的政策，床位数量、学科发展大踏步前进，由此迎来发展的良好契机。

北京协和医院是集医疗、教学、科研于一体的大型三级甲等综合医院，是国家指定的全国疑难重症诊治指导中心，也是最早承担高干保健和外宾医疗任务的医院之一，以学科齐全、技术力量雄厚、特色专科突出、多学科综合优势强大享誉海内外。在复旦大学医院管理研究所公布的"中国最佳医院排行榜"中连续 10 年名列榜首。

医院建成于 1921 年，由洛克菲勒基金会创办。建院之初，就志在"建成亚洲最好的医学中心"。近百年来，医院形成了"严谨、求精、勤奋、奉献"的协和精神和兼容并蓄的特色文化风格，创立了"三基三严"的现代医学教育理念，形成了以"教授、病案、图书馆"著称的"协和三宝"，培养了张孝骞、林巧稚等一代医学大师和多位中国现代医学的领军人物，并向全国输送了大批的医学管理人才，创建了当今知名的 10 余家大型综合及专科医院。在总结百年发展经验的基础上，创新性提出了"待病人如亲人，提高病人满意度；待同事如家人，提高员工幸福感"的办院理念。

复旦版医院排名出炉后，有人列出"进步最快"医院：东南大学附属中大医院、上海市第一人民医院、郑州大学第一附属医院位列前三。其中，郑大一附院最为出挑，几年前该院尚未入选百位最佳医院，今年已跃至第三十六位。原因何在？复旦大学医院管理研究所所长高解春解释，最佳医院综合排名发生变化，主要源于参评学科总数变化。2009 年度榜单首次出炉时，参评学科仅 27 个，之后参评学科数量不断增加。本年度榜单又将急症医学、重症医学和临床药学纳入评比，参评学科总数达 37 个。一些医疗机构在新增参评学科中占一定优势，例如，郑大一附院临床药学专科排名全国第二，这使得其综合排名不断靠前。

相比知名的"全美最佳医院排行榜"17 个参评学科，复旦版榜单参评学科数量翻倍。复旦大学医院管理研究所副所长罗力解释，我国人口众多，患者基数庞大，一些专科在国外积累不到患者和医生数量，但在国内有足够基础。高解春表示，未来只要时机成熟，榜单还会考虑增添参评学科。不过，增添学科的原则是"普遍认可、患者数量形成规模、学科内专家有比较一致的提请评议意向"，以此鼓励学科发展。

值得欣喜的是，经多名同行专家评议，最佳专科声誉排行榜内出现了民营医院的身影：武汉亚洲心脏病医院心外科排名第十，北京三博脑科医院神经外科被提名，厦门眼科、爱尔眼科等也在全国或区域榜获提名。

复旦版排行榜并未有过公立、非公立医疗机构之分。近年来，随着民营医院在引进人才、学科发展中的不懈努力，专科水准日渐提升，得到业内专家提名是水到渠成的。民营医院在神经科、整形外科、口腔科等专科领域也有较强竞争力。

专家表示，医疗机构积淀与发展起码要有 50 年。目前，国内民营医院在相对独立的特色专科领域发展顺畅，但论及成为有实力的综合性大医院，还需摒弃急功近利的想法，关键要以提供"高品质服务"为切入口，扎实做好医院文化积淀。

陆军军医大学（原第三军医大学）西南烧伤专科医院位于医院一角，独立的一栋大楼，10 层楼高，大楼内设有门急诊、手术室、国家重点实验室、《中华烧伤杂志》编辑部，病区设有轻症病房、重症病房、整形中心和康复中心。

西南烧伤专科医院大厅内有一面荣誉墙和文化窗，文化窗中通过讲一个全国人民皆知的英雄故事——解放军战士梁强回家探亲乘坐的中巴车起火，为了抢救其他的乘客，导致全身 85％ 烧伤，其中三度烧伤达 60％，经过积极治疗以后重返部队，并且结婚生子，来展现医术精湛。

我国大多数医院管理者和专家都有这样的看法，一家医院、一个科室只要医疗技术精湛，医疗设备领先，医院和科室就不愁没有病人。其实，细心的医院管理者会发现，近 10 年，由于我国医院医疗技术的快速发展，医疗设备的不断引进，医疗技术和医疗设备的同质化现象越来越严重，医院单单凭借医疗技术和医疗设备就能吸引大量病人的时代已经过去，医院需要去塑造好医院品牌和学科品牌，充分了解和满足患者的需求，才能够区别于竞争对手，医院和学科才能取得长足的发展。

医院除了塑造医院品牌和学科品牌外，还需要考虑专家品牌的塑造。医院的学科是否能够发展，在行业内和患者心目中能否占有一席之地，医疗技术和医疗质量是非常关键的。而医疗技术和医疗质量的提升离不开医生、护士和其他医务人员的专业技术水平。医院学科的创始人对学科的专业技术和管理水平的影响具有深远的意义，专家品牌和学科品牌很多时候是相辅相成的。

黄家驷是中国著名的心胸外科学家、医学教育家，中国科学院院士。黄家驷 1933 年毕业于北京协和医院，而后分别在上海医学院工作和美国密执安大学留学，回国后创建了中国医科大学并且一直从事医学教育工作。

黄家驷生前担任中国科学技术协会副主席，中国医学科学院名誉院长，首都医科大学名誉校长,是第一、二、三、四届全国人大代表,第五、六届全国政协委员。黄家驷晚年还积极投身于开拓中国还处于萌芽状态的生物医学工程学,为这门边缘学科的建立和发展做了大量工作,是中国心胸外科学和生物医学工程学的奠基人之一。

袭法祖,中国科学院院士,著名外科学家。第三届全国政协委员,第四、五、六、七届全国人大代表。其刀法以精准见长,被医学界称为"裘氏刀法",长期担任全国高校临床专业教材评委主任,被誉为"中国外科之父"。

他被认为是外科全才,开创了很多被称作"裘派"的手术方法。裘法祖改进的手术操作20多种,突出的有:局部麻醉下甲状腺大部切除术、胃大部切除术、门静脉高压症的外科治疗等。他致力于胆道流体力学与胆结石成因的研究。在他的亲自领导下,自体外牛胆汁中研制培育出"体外培育牛黄",已被批准为国家一类新药并生产。

我国医院对品牌形象塑造和广告宣传存在着两种截然不同的做法,绝大多数公立医院很少进行广告宣传活动,更多的是在学术会议上进行技术的传播。 而部分的民营医院却大肆地对医院品牌、学科品牌和专家品牌广告宣传,有些时候有点过度,让社会和患者感到华而不实,甚至是虚假宣传。

第7章
管理模式改进

学科是科学的分支，是根据一定的学科理论组织起来的科学知识体系。医院学科则是医学科学的分支，是医学发展的产物。医院学科建设是运用科学管理的思想、方法和手段，对学科建设进行科学的统筹规划，促进和加强医疗实践中的医学技术发展和进步，包括人才培养、学科管理、医疗服务、科学研究、开展新技术以及购置设备等内容。医院学科建设是医院管理的核心要素，它不仅指个别学科自身的建设，还包括各个学科的共同建设和相互交叉协作所产生的综合效能。

医院是综合性的学科门类，医院设置的学科一般分为单一学科和综合性学科。对医学学科的划分，多采用按人体系统和器官来划分，这样划分出的学科呈层次结构，其根部或出发结点为医学，一级结点为基础医学、临床医学和预防医学，其终极结点为单一学科。例如，在临床医学结点下，可将外科学分为普通外科、心胸外科、神经外科、泌尿外科、骨科、烧伤科等，而普通外科则又可分为胃肠外科、肝胆外科、肛肠外科等。可以说胃肠外科、肝胆外科、肛肠外科为单一学科专业的高一层次上的综合性学科专业。因而，对单一学科专业与综合性学科专业的划分是相对的，它是随着医学技术的发展和人们对客观世界认识的不断深入而不断变化的。

医学学科是医学科学的分支，它是医学科学发展的产物，是客观存在的。而医院的科室是根据医院的任务、环境、条件、资源、分工等因素及医院管理的要求，综合考虑而划分的，设置医院业务技术科室往往要兼顾学科专业的情况。在大型综合性医院的业务技术科室中，往往是一个科室对应一个学科，而在一个中小型医院中，则往往是一个科室对应两个甚至两个以上的相关学科。所以，医院的学科建设与科室建设有着十分密切的关系，学科建设是科室建设的主要内容，而科室建设不仅包含学科建设，其管理内容、内涵更为广泛。

❧ 科室管理模式

我国医院的临床科室一般分为门诊、急诊和住院病区，住院病区是住院病人诊疗、生活的场所，是属于某一学科的相对独立管理的医疗、教学、科研的工作场地，是医院管理的一个重点区域。虽然我国的西医医院是从西方传入的，但我国西医医院住院病区的管理模式与西方国家医院有着很多不同的地方，例如，我国医院住院病区管理实行的是科主任负责制和三级医师查房制度，而在西方国家医院都是采用的护理垂直管理和主诊医师负责制。

新加坡的公立医院均将护理单元与医疗学科分开，病区一般分为 A 级病房、B 级病房（后又分为 B1 级和 B2 级）、C 级病房。

A 级病房为私人病房，一般为单人间，空调、冰箱、电视、卫生间等设施一应俱全，所有费用全部自费，但私人病房的病人有选择全院副主任医师以上职称的医生的权利。

B 级病房均有空调、电视等设施，B1 级一般为两人间，健保报账比例为 20% 左右；B2 级一般为三到四人间，健保报账比例为 50% 左右。

C 级病房一般为六到八人间，只有病床、电风扇等简单设施，但健保报账比例高达 80% 左右。

新加坡卫生部为了促进不同等级病房的合理使用，专门规定凡是每月收入达到3200 新币以上的人群，不能住 C 级病房，只能住 A 级病房或 B 级病房，将有限的资源留给低收入人群。

在每一个护理单元里，都有专门的护理工作站，而医生下达医嘱则在病区走廊的移动式电脑工作站，连坐的凳子都没有。医生只需要输入自己的工号和密码，在不同的护理单元都可以下达医嘱，然后就离开护理单元，去看门诊、手术或者回到自己的诊所。

病区管理模式

科主任负责制是我国医院比较特殊的一个产物，在 20 世纪 50 年代初期，我国全面学习苏联，医疗体系建设也不例外。医院开始撤销护理部门，实现临床科室科主任负责制，科主任类似于科室的"法人代表"，全面负责科室的行政管理、专业技术、患者服务等工作。

科主任负责制管理模式的设置，将医疗学科和护理学科进行统一管理，病区护士长和科室护士长就将面临被科室和护理部的双重管理。因为我国临床科室的奖金分配绝大多数与科室的经济效益是密切相关的，医生和护士的经济收入就捆绑在一起，更加增强了科主任对护士长的管理作用，在某种层面上就削减了护理部的管理职能，而成了一个业务指导部门。这种管理模式决定了护理成为医疗的附属学科，这已经不能够适应医学模式的转变和护理学科的发展。

护理垂直管理模式是指医疗学科与护理单元相对独立，医院设立护理副院长，直接对院长负责，护理部对全院护理人员的招聘、培训、配置和绩效考核等起决定性作用。护理管理从原来的科室和护理部的双重管理变为单一管理，从护理副院长、护理部主任、科室护士长、病区护士长到护士。护理垂直管理模式使护士与医生之间的关系发生了根本转变，护士与医生从从属关系变为合作关系，更有利于护理学科的发展和医学模式的转变。

天津泰达国际心血管病医院建院伊始，院领导就把护理工作置于医院工作的重中之重，提出了医院要做大做强，首先要做大做强护理。真正做到了在经费投入、人力配置、护士福利待遇、人才培养和出国进修学习方面给予护理支持。并且，调动全院各方面力量为加强临床护理、落实基础护理工作提供便利条件和有力保障。医院始终秉承"博爱、济世"院训，坚定不移地走医院护理专业建设特色道路。

医院取消以科室为单位的护理单元，由护理部统一管理，在病房管理上与国际接轨，实现了护理部是"飞机场"指挥中心，护理站是"机场"，而医疗服务是"飞机"的灵活机动的护理平台，从而打破了病区护理站与医疗科室捆绑在一起的传统管理模式，使护士在整个医院的运转、病房的管理等方面发挥更大的作用，充分合理地利用人力资源，提高工作效率。

护理部实现垂直管理职能，具有"责、权、利"一体的垂直管理职能，一是负责全院护理人员招聘、定岗、定薪酬；二是负责护士晋级、晋职；三是负责指派护士出国留学。

医院护理人员实行全员聘用制，按岗定人定编，无"在编"与"非在编"身份区别，实行高职低聘、低职高聘，完全体现同工同酬。按等级建立了各级护理管理人员和临床护士的使用、培训和质量考核制度，将经常性检查和定期考核相结合，并将检查和考核结果作为护士个人和部门奖惩、评优的依据。

护理部依据岗位职责、各临床科室护理工作量和专业技术要求实施弹性的护士人力调配，2010年1～11月平均调配护士1348人/天。建立了各级护理人员长期系统的培训计划，护理队伍稳定，每年护士自动要求离院流失率不到2%。

医院护理人员实行按岗位定工资，薪酬待遇向临床一线护士倾斜，临床科室高于门诊、手术室，后两者高于医技科室，临床科室中 ICU 和 CCU 最高。不仅护士同工同酬，而且同级别的医生与护士薪酬待遇相同，例如，大学本科毕业的医生和护士起步工资相同，极大地调动和激励了护士的积极性。

护士长决定护士的聘任和绩效考评，护士长拥有了更多的自主权，能够更好地调动护理人员的积极性和对护理人员实施有效管理。护理绩效根据各个病区工作数量和难度（占床总天数、小儿占床总天数、床位周转次数）、质量（护理质量综合考评分）以及患者满意度进行月考评。再由护士长对科室护士进行二次考评，经护理部审核后发放。

三级医师查房制度主要是指住院医师查房、主治医师查房和副主任（主任）医师或科主任查房，上级医师（主治医师、副主任医师、主任医师或科主任）查房记录是指上级医师查房时对患者病情、诊断、鉴别诊断、当前治疗措施疗效的分析及下一步诊疗意见等的记录。

三级医师查房制度的设置是希望通过不同等级的医师查房来层层把关，尽量提高疾病的诊断和治疗方案的准确率。由于我国的职称晋升制度设计存在一定缺陷，医师职称晋升时考查的并非临床专业技能，而是外语、计算机、论文和科研等非临床技能，所以由职称高低来确定的上下级医师并不能完全代表专业技术水平的高低。另外，医疗具有很多的不确定性，上级医师每一次查房并不一定比下级医师判断更加准确，这种三级医师查房制度在某种意义上也让下级医师有了懈怠的理由，不利于下级医师的成长。

主诊医师负责制是由一名具有副主任以上资格医师、一名具有主治以上资格医师和若干住院医师组成的一个医疗小组，全权负责病人的门诊、住院、手术、会诊、出院后随访等一系列医疗服务工作，并对所负责的病人的医疗服务质量把关的制度。主诊医师负责制是目前国外医院广泛采用的一种医疗服务管理模式，已经被证明是一项比较成熟的人事制度和分配制度。

浙江大学附属邵逸夫医院是我国最早采用主诊医师负责制的医院。病人的全部诊疗过程（包括门诊、住院和手术）由一位主诊医师全面负责。病人来院复诊或再次入院，一般仍由前次就诊或住院时的主诊医师诊治。主诊医师通常由取得副主任医师以上专业技术职务任职资格的人员担任，需要经过专家小组考核，再报医院资格委员会讨论通过，最后经院务会批准。

主诊医师负责制及相关的医疗管理制度的实施彻底改变了传统的医疗管理模式。该制度所体现出来的优越性有两点：一是医患关系比较确定，对提高医务人员的责任心和医疗质量起到了积极作用；二是有利于中青年业务骨干的脱颖而出。

主诊医师负责制的理论基础是矩阵式组织管理理论。矩阵式组织最大的特点是项目经理负责制,"事事是项目,人人是项目经理,大事大项目经理,小事小项目经理"。 在医院实施主诊医师负责制,每个来医院就医的患者,其诊断、手术、住院、康复等就是一个项目,而主诊医师就是这个项目的项目经理,由他来负责从各科室抽调人员组建项目组(诊疗组)。 项目组在项目经理的领导下共同对顾客就医负责。

在有条件的医院,实施主诊医师负责制有着深远的意义。 这项制度最优越的地方,就是充分调动医院现有人力资源的积极性。 实行这项制度可以提高医院内部竞争力,更好地体现多劳多得、优劳优得的分配原则;同时,可以进一步理顺和明确各级医务人员的责、权、利。 传统科主任负责制的管理模式,一方面可能存在高级职称人员富余且工作常常互相排斥、较难协调的情况,医疗质量管理责任很难落实;另一方面高级职称人员完成本职工作后,可能会产生科室医疗服务质量等问题与自己不太相关的想法,积极性难以调动。

建立主诊医师负责制的新型管理模式,既能实现患者选择医生的要求,又能缩短服务流程,为顾客提供更方便、快捷、周到的服务。 更重要的是这项制度赋予主诊医师更多的质量管理权、技术把关权,可以充分调动主诊医师的积极性。 再者,实施主诊医师负责制能够改变原有的以身份管理为主要特征的人事制度。

管理团队模式

我国公立医院的法人治理结构实行的是党委领导下的院长负责制,党委书记是第一责任人,院长是法人代表。 公立医院的经营管理更加侧重于内部管理,主要分为业务管理、行政管理和后勤管理,缺乏对外部经营活动的管理。 民营医院多采取在董事长领导下的总经理和院长双岗位管理模式,总经理主要负责外部的经营,如品牌策划、市场营销、公共关系、客户服务等,院长的工作职责有点类似于公立医院的业务院长,主要负责医疗质量的管理。

科主任和护士长承担的是双重身份,既是医学专家,又是管理专家。 人的精力和能力是有限的,既想成为优秀的医学专家,又想成为优秀的管理专家,这是一件非常困难的事情。 我国部分民营医院在科室管理层除了设有科主任和护士长的管理岗位以外,还专门设有经营主任或者行政主任一职,专门负责科室的经营活动或者行政管理。 大部分民营医院的经营主任或行政主任都不是医学背景出身,他们是专门从事经营管理工作(医疗质量和护理质量的管理工作),把科主任和护士长从繁杂的行政事务中解脱出来。

我国的公立医院要像民营医院一样分设经营主任或行政主任,具有相当大的难度。 四川大学华西医院成功引入台湾长庚医院专科经营助理模式,医院设立专门的运营管理部进行统一管理,值得其他医院学习和借鉴。

四川大学华西医院是全国最大的单体医院之一,由于病床的数量具有超大规模,临床学科和科室管理者数量众多,医院对科室的领导和管理存在较大的难度。四川大学华西医院参照台湾长庚医院科室运营管理模式,在临床学科设置专科经营助理。

四川大学华西医院邀请台湾长庚医院的专家,对挑选出的准专科经营助理进行了管理理论、经营规划、经营环境、财务管理、人力资源管理、资材管理、管理工具等10多个模块的培训。培训内容中的1/3为理论,理论又以经营管理的方法和调查、分析工具为主,剩余2/3主要是实践,边学理论,边结合工作实际寻找调查项目,并在专家的指导下进行分析,提出相应的方案。

专科经营助理属于医院运营管理部,服务于临床科室,多是管理、经济、法律等专业毕业,通过集中培训后上岗。经营助理主要负责对科室进行经营分析、绩效管理、人力资源管理、流程改善专案作业等工作,对需要改进的地方进行讨论,做好科室主任的助手,同时向医院提出各项流程改进的建议,在涉及部门和科室之间进行沟通协调。构建横向和纵向部门交叉关系,使信息反馈沟通的渠道更加通畅,使各种行政指令和措施实施得更加顺利,这也是构建中枢网络式管理的重要部分。

在专科经营助理正式进入医院工作后,他们对科室的人力资源进行评估,了解科室人员的工作负荷,为科室的人员调整提供建议。对科室的仪器设备使用情况进行调查,当科室需要添置仪器设备时,专科经营助理都会根据实际业务需求,完成《设备投资效益评估表》,并定期对设备的使用情况进行追踪评估,比较预估测算与实际情况之间的差异,制订改进对策。每个月专科经营助理还会了解、核实科室经营的各项数据,例如科室的各项成本费用、业务量等,对医疗业务量、经营损益比等各项经营管理指标进行分析,查找问题,协助科室制订对策。

据了解,仅在一年的培训中,27名准专科经营助理就陆续完成了"缩短办理出院手续时间""缩短办理入院手续时间"等6个主要面向病人的外部流程改善方案,后又陆续启动了"资材管理流程""非医疗资材配送流程""急诊处方管理流程"等一系列主要面向员工的内部管理流程改善方案。

医院采纳出入院流程改善项目后,在入院流程中,病人办理手续的窗口由5~6个减少至2个,社保病人办理时间由15.6分钟减少至9.2分钟,非社保病人办理时间由14.1分钟减少至7.5分钟,节约人力2人;在出院流程中,病人出院结算等待时间由123分钟缩短至不足60分钟,节约人力10人。

专科经营助理主要有四个方面的职能:一是平衡医院目标和科室目标,协助医疗主管规划和推动各项医疗发展计划和管理事务;二是分担专科行政事务工作,使医疗主管能全力投入医疗专业,能有效经营管理科室;三是协助行政中心及相关主管及时掌握一线动态;四是作为体系、医院和各医疗专科之间沟通的桥梁。

专科经营助理制度是企业化管理渗透入医院的重要途径，它将传统医师运营管理模式转变为医、管分工合治的新模式，促进了医院对卫生管理、医务管理、学科建设和人才培养的重视。早期由于缺乏医务、卫生管理专业人才，专科经营助理多为生产、工业、企业管理的科班人员担任。在没有规范的培训章程和工作指南的情况下，他们只有在工作中多听、细看、勤学、善思，与临床医务人员磨合，总结积累经验，慢慢探索如何结合自身专业优势在医疗领域有所作为。

专科经营助理的工作职责包括 11 大项，涉及经营分析、绩效管理、人事管理、医疗事务、设备管理、资材管理、空间规划、策略联盟、环境安全、项目改善、其他业务等。据统计，平时各项工作中，经营分析占比最高，约为 25%；其次是项目改善和绩效管理，各占 20%；接下来是设备管理与医疗事务，约各占 15%；再者是人事管理、空间规划、资材管理等。

根据专科规模与服务量，通常情况下，一名专科经营助理负责一个或多个科室，并会承担部分医院统筹性经营管理事务，如医院的数据统计、健保数据的统计分析、药品批价事务分析等。

☥ 整合医学模式

医学的发展由专科化走向次专科化，再加上高科技的发展，以及企业化管理的介入，造就了医学界的工业革命，并且协助解决了不少疑难杂症。次专科化的推广，成功协助医务人员及科学家学会对单独器官进行深入的治疗以及研究，同时由于不断缩小研究的焦点而有非常多突破性的发展，现在的医学学科系统也建立了以次专科为主的组织架构。也因为如此，次专科化的设计架构也缩窄了治疗者的眼界，使得次专科从业人员只看到自己熟悉的"器官的病"，对于"人"的了解只停留在生物医学的层次，而忽视了"生病的人"，导致很多医务人员以"疾病"代替"病人"，以"床号"取代"病人"，照顾病人也流于形式，失去了对病人的尊重与关心。

医院的学科越来越细，对病情诊断也会带来一定的麻烦。一位朋友的妻子右腰部疼痛，先去一家妇幼保健院就诊。妇科医生做了 B 超检查，发现朋友的妻子有盆腔积液，考虑诊断为慢性盆腔炎，静脉滴注 3 天抗生素后，疼痛无好转。

然后朋友找到一位泌尿外科的医生咨询，医生怀疑是泌尿系统结石，做 B 超检查为阴性。这时候患者和家属就疑惑到底得了什么病？最后去找到自己一位当骨科医生的学生，经过一番询问和查体后诊断为腰肌劳损。

这位朋友非常感慨地对我说："现在去医院看病，是走到哪个科室，医生就说你得了这个科室的疾病，让病人和家属都不知道应该相信哪位医生。"

随着我国老龄化进程加快，慢性病已成为危害我国居民健康的头号杀手，内科住院患者中有相当比例的老龄患者，并且其中有一部分患有两种以上的慢性疾病。在目前医院学科细分的情况下，这一部分患者就需要辗转于两个以上的科室会诊或者是住院治疗，这种模式不利于患者的疾病诊断、治疗和健康促进。

医学应该以"人"为对象，医学应该关注"人"的本质和特性。全人医疗的概念，基本上就是透过"人"的整体观将分散的器官、心理、社会的概念重新组装起来，让医学回归到以"人"为本的照顾关怀模式。

模式	特性
专科医疗模式： 以疾病为导向的生物医学模式 疾病照顾	强调专精医疗的重要 注重次专科的专精疾病照顾 以医生为中心的医疗照顾 追逐高科技以及高绩效，以"病"为主
整合医学模式： 以病人为中心的生物-心理-社会医学模式 全人照顾	强调全人照顾的重要 注重全人整合式的团队照顾 与病人一起思考的医疗照顾 兼顾生命的质量，强调人性的关怀与照顾，看到整个"人"

糖尿病已经成为威胁人类健康的主要慢性疾病之一，由于医疗技术水平和新药的研发，糖尿病患者的寿命也在延长。糖尿病人晚期主要以细小动脉硬化和周围神经病变为主，多并发心脏血管、脑血管和肾脏血管硬化，眼底动脉硬化和糖尿病足。

一个糖尿病晚期的病人伴随全身脏器的并发症，是应该收到内分泌科、心血管内科、神经内科、肾脏内科、眼科还是血管外科？可能在这个时候单靠学科之间会诊来解决糖尿病患者的晚期诊断和治疗是难以达到较好效果的。

不同年龄、不同职业、不同文化层次的人患上糖尿病后，可能有着不同的需求。例如，一位大学的教授患上糖尿病后，可能更关注的是糖尿病治疗是否有更先进的方法，能够更好地提高生活质量；一位高龄的农民患上糖尿病后，可能会坦然处之，不一定会听从医生和护士的意见和建议，仍然过着自己习惯的生活；一位初中的学生患上糖尿病后，家长可能最担心的是疾病是否能够治愈，疾病是否对孩子的升学、工作、结婚、生子等有影响。

现在有些医院已经成立了专门的糖尿病治疗中心，配备相关学科的医生对糖尿病患者进行综合分析和诊断，根据病人的不同情况采取个性化的治疗方案。糖尿病的治疗除了服用药物外，生活行为模式也会发生改变。有的医院专门配备了护理出身的糖尿病教育师，指导糖尿病患者进行心理调节、饮食控制和运动锻炼等，以配合药物的治疗，提高治疗效果。

学科协作模式

多学科协作诊疗模式（Multidisciplinary Team，MDT），又称临床多学科工作团队、多学科联合诊疗、多学科综合治疗，是指由多学科专家围绕某一病例进行讨论，在综合各学科意见的基础上为病人制订出最佳的治疗方案，再由相关学科单独或多学科联合执行该治疗方案的模式。

现在医学界越来越重视多学科协作组的建设，提出实施多学科联合和一站式服务。这不仅能整合医疗资源，为患者提供最佳的个体化诊疗，还可以促进医院相关专业的协同发展。应用现代医学对疾病进行诊治不是单一科室可以完成的，肿瘤性疾病更需要多学科的共同参与，国际上的肿瘤治疗中心一直在实践多学科协作诊疗模式，横向跨越肿瘤内科、肿瘤外科、放疗科和相关医技科室，从而实现准确诊断、科学施治，避免过度诊疗和误诊误治。

多学科协作诊疗模式可以促进各专业互相学习、取长补短，不断提升诊疗水平，患者治愈率和满意度也会随之提高。各专业可以积累更多关于多学科协作诊疗模式的临床资料，为开展高水平的科研工作奠定基础。通过发表高质量的学术论文提升学术地位和影响力，提升医院整体形象。多学科协作诊疗模式与传统模式的区别（左为传统模式，右为多学科协作诊疗模式）如下：

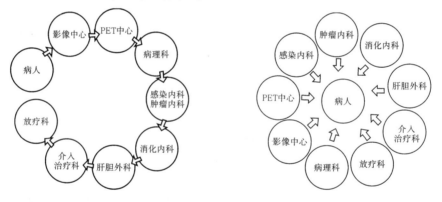

多学科协作诊疗模式不仅需要临床科室之间合作，还需要临床与医技科室之间合作，将来还需要临床科室与基础研究之间合作，也就是逐渐兴起的转化医学工程。多学科协作诊疗模式代表了现代医学疾病诊治方向，它更强化亚专业性质，突出专业管理深度，使多学科协作诊疗模式下的亚专业成为新型的科室形态和管理运作模式。

北京协和医院一直坚持非常规范的多学科协作。协和医院的内分泌专业在国内外享有盛誉，也是国内疑难病会诊中心。经过近百年的学科建设，该院内分泌科、泌尿外科（肾上腺专业）、基本外科（甲状腺、胰腺专业）、神经外科（垂体肿瘤）、麻醉科得到同步发展。这些专业的发展在全国都处于领先地位，并培养了不少上述专业的领军人物。

泌尿外科在李汉忠教授的带领下已发展成两个病区和 100 张床位的大科室。其中近 1/3 肾上腺疾病患者需要手术治疗，所有肾上腺疾病种类以及各种罕见病例在这里都能见到。

多年来协和医院已建立起一套成熟的肾上腺疾病多学科协作诊治流程，其中有泌尿外科、内分泌科、检验科、核医学科、放射科、病理科、基本外科、神经外科、麻醉科等相关科室参与。

该流程的具体分工为：泌尿外科每周组织多学科大查房、分析讨论病例、制订围手术期的检查和处理方案，目前已基本采用腹腔镜和机器人腹腔镜手术；内分泌科主要进行术前准备、评估以及术后的激素维持调控；基本外科参与多发性神经内分泌肿瘤的诊治，如甲状腺髓样癌合并嗜铬细胞瘤、胰腺神经内分泌肿瘤等；神经外科主要参与由垂体肿瘤导致的库欣氏病诊治；检验科开展在国内仅有少数几家医院能够开展的肾上腺功能全套检测；核医学科开展 131I－MIBG 显像和 99Tc－奥曲肽显像；放射科提供肿瘤准确的定位资料；病理科对手术标本做出准确的病理诊断，其中不乏罕见病理类型。

这一系列工作环环相扣，代表了当前国际上肾上腺疾病诊治的规范和最高水平，为全国很多疑难病患者提供了准确诊断和最佳治疗方案。通过肾上腺疾病诊治的多学科协作模式，协和医院积累了丰富的临床资料和大宗病例，编写了肾上腺疾病专著和诊治指南，真正做到了合作双赢、协同发展，建立了该专业在国际上的学术地位和品牌效应。

整合医学模式是 1996 年以后在美国发展起来的一种模式，主要是为了改善住院患者的医疗服务，而整合医学科医师的主要工作是专责照顾住院患者。这种模式应用以后效果良好，可以有效地提高病床使用率及减少病人平均住院床日及医疗支出。

整合医学科医师是医院系统的一种创新分工。过去的临床医师，忙于穿梭在门诊、检查室、手术室之间，往往忽视了住院患者的病情变化。而住院患者的病情往往是多变且复杂的，若没有妥善或是及时处理，可能会延误治疗的黄金时机。

住院患者或是家属往往是最缺乏安全感的，对于医院的照顾常常有更高的要求，并且会期待医疗团队给予充分的关怀和解释病情。若患者这方面的需求没有得到满足，就无法建立良好的医患关系，并且导致患者及家属对病情有错误的认知及期望。整合医学科医师，就是将精力聚集于对住院患者的照护，让患者的需求能及时得到满足，让医疗服务品质提升，病人不会因为医师过于忙碌而被忽视。

团队医疗模式

随着医学的发展，临床学科既要细分，同时也需要整合。对病人的诊断和治疗需要团队的协作，因为每一位医务人员的专业都有一定的局限性，只有团队的合作才能提高效率和减少差错。 以病人为中心的医学模式中，团队中的各位成员共同参与患者的评估，制订诊断、治疗、护理、康复等方案，以满足病人的生理、心理、社会等方面的需求。 团队医疗模式如下图：

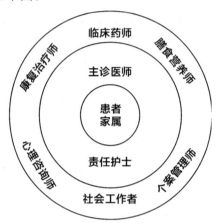

主诊医师（或者称为主管医生）是团队医疗中的领导者，主要负责患者疾病的诊断和治疗，诊断正确与否直接关系到治疗、护理、康复等措施是否得当和是否有效；同时需要指导护理人员、药师、康复治疗师、心理咨询师、膳食营养师、社会工作者等为患者提供服务。

责任护士是患者的代言人，负责不同专业医务人员之间的沟通和协调。"三分治疗、七分护理"，专业的生活照顾是疾病恢复的重要保障。 护士是医生的哨兵，病情的变化、疼痛的感受、药物的反应都需要护士观察后报告医生，对患者的安全起到决定性的作用。

患者和家属也是团队医疗模式的重要成员，由于患者的权利意识增强和对疾病知识了解的增多，很多时候需要患者和家属参与医疗决策。 患者和家属参与医疗决策，更有利于患者和家属的遵医行为，以及医生判断治疗效果和防范医疗安全。

临床药师与医师一起为患者提供最安全、最合理的用药方案。 临床药师能协助医生在正确的时机为患者开药物正确和剂量正确的处方，避免药物间不良的相互作用，解决影响药物治疗的相关因素等问题，在临床合理用药中发挥重要作用。

康复治疗对提高治疗效果、加快恢复速度、防止重大并发症起到极其重要的作用，在医疗体系发达的国家，医院一般是每 10～15 张病床，配备 1 名康复治疗师，患者主要在康复医生或临床医生的指导下进行康复训练。 康复治疗主要分为物理治疗、作业治疗、言语治疗、吞咽治疗、文体治疗、传统治疗等。

心理咨询是指运用心理学的原理和方法，帮助求助者发现自身的问题和根源，从而挖掘求助者本身潜在的能力来改变原有的认知结构和行为模式，以提高求助者对生活的适应性和调节周围环境的能力。 许多躯体疾病，如高血压、冠心病、肿瘤等的发生、发展与转归也与心理社会因素有一定关系，患者及时寻求心理咨询，从而解除心理压力，防止躯体疾病加剧。

膳食营养师的工作内容：进行膳食调查和评价；进行人体营养状况的测定、评价、管理与指导；对被测试对象的日常膳食营养状况进行评价、管理和指导；对被测试对象每日摄取的各类食品及其相关配方进行营养评价；对社区民众进行营养知识的普及宣传教育。膳食营养指导对于严重创伤、较大手术、营养障碍、代谢性疾病等患者的病情健康恢复，以及产妇的身体恢复是非常有必要的。

社会工作者是指以遵循助人自助的价值理念，运用个案、小组、社区、行政等专业方法，帮助机构和他人发挥自身潜能，协调社会关系，解决和预防社会问题，促进社会公正为职业的专业工作者。社会工作是政府主导、社会力量广泛参与的，以为民解困和助人自助为宗旨的，以科学的理论和方法为手段的专业性、职业化的社会服务工作。社会工作者是患者与医务人员之间沟通的桥梁，能够弥补医务人员从专业的角度无法解决的社会问题。例如，费用困难、法律纠纷、家庭矛盾、就业等复杂问题，需要由社会工作者来协调和解决。

个案管理师的概念最早出现于 1970 年商业保险公司，后来在医疗健康领域得到应用，目前护理专业成为发展个案管理模式的领导者。美国护理协会指出个案管理者是一个集评估、计划、服务、协调与监控为一体的健康照护系统，满足个案多重照护需求。美国约翰霍普金斯医院认为个案管理是一个多专科的临床照护系统，雇佣有硕士学位的护理人员，对特定个案提供持续性及协调性的照护服务。我国台湾地区引入个案管理师也有近二十年的历史，台湾的个案管理师主要负责与医生、医疗小组及患者沟通，制订某种疾病的治疗计划与目标，并确保患者在住院期间能如期完成所需的检查治疗。个案管理师可以由医生、护理人员或其他医疗人员担任，但考虑到临床知识和相关经验，注册护士是目前最有效的个案管理者。

"艾滋病并不可怕，它不过是一种慢性传染病，只要正确面对、科学防治、抗争到底，我们就有信心战胜病魔！"全军首位艾滋病个案管理师、解放军第 302 医院"爱心门诊"主管护师许洪新耐心排解艾滋病患者小周的心理压力时说。

"个案管理"概念始于国外，近几年才出现在我国癌症、哮喘等疾病管理领域。2014 年 4 月份，我国举办了首次艾滋病个案管理师培训班，302 医院"爱心门诊"主管护师许洪新参加培训并成为全军第一位艾滋病个案管理师。

据许洪新介绍，302 医院作为全国最大、全军唯一的传染病医院，今后将进一步建立健全以艾滋病患者个体为中心的医疗照顾制度，将更好地为艾滋病患者及家属提供疑似筛检、后续随访、确诊就医、心理疏导、健康教育等一系列持续性服务。她也会第一时间与患者首诊医生联络，对心理压力大的患者进行一对一沟通，使其消除顾虑,积极配合治疗;协调家庭与社会的力量,消除大家对艾滋病患者的歧视,协助艾滋病人回归家庭、回归社会;同时借助医院自主研发的国内首个艾滋病抗病毒治疗依从性预测模型,使患者对服药的副作用、依从性和长期性有充分的心理准备,最终以良好的心态达到治疗的最佳效果,提高患者生存质量和生存率。

团队医疗模式中不同专业的医务人员和其他工作者,形成团队合作,共同参与患者评估、查房和讨论诊断治疗方案,使患者的治疗、护理、康复等措施能够取得最好的效果,充分保障患者安全、提高治疗效果、加快恢复速度。

团队医疗模式需要临床科室之间,临床科室与辅助检查科室之间,临床科室与其他科室之间(例如麻醉科、药剂科)加强协调和沟通,真正体现在以病人为中心的模式下,保障患者的安全和治疗效果。

✤ 医院协作模式

人一生中的生、老、病、死等不同阶段,可能无法在同一家医院里解决所有的问题,就需要在不同类型的医疗机构之间往返奔波。 而目前我国绝大多数医院都是单个的医院,医院与医院之间、医院与其他医疗机构之间没有直接的业务往来。 当患者在不同的医疗机构就诊和住院的时候,患者在每家医疗机构的信息都成为孤岛,患者全部的信息无法相互链接,这对于患者健康检查和疾病的诊断、治疗都是不利的。

2009 年我国开始新一轮医改时,就提出了四大支撑体系,其中有一个重要的体系就是医疗服务体系。 我国的医疗服务体系体现在三个层次上:一是农村医疗卫生服务体系。 它是以县医院为龙头、乡镇卫生院和村卫生室为基础的农村医疗卫生服务网络。 县级医院主要负责基本医疗服务及危重急症病人的抢救;乡镇卫生院负责提供公共卫生服务和常见病、多发病的诊疗等综合服务;村卫生室承担行政村的公共卫生服务及一般疾病的诊治等工作。 二是新型城市医疗卫生服务体系。 它是以社区卫生服务中心为主体的城市社区卫生服务网络,主要功能是维护社区居民健康,提供疾病预防控制等公共卫生服务、一般常见病及多发病的初级诊疗、慢性病管理和康复服务。三是城市医院。 城市医院在危重急症和疑难病症的诊疗、医学教育和科研、指导和培训基层卫生人员等方面起骨干作用。

经过长期发展,我国已经建立了由医院、基层医疗卫生机构、专业公共卫生机构等组成的覆盖城乡的医疗卫生服务体系。 截至 2013 年底,我国有医疗卫生机构 97.44 万个,其中医院 2.47 万个,基层医疗卫生机构 91.54 万个,专业公共卫生机构 3.12 万个;卫生人员

979 万名，其中卫生技术人员 721 万名；床位 618 万张。 每千常住人口拥有医疗卫生机构床位 4.55 张、执业（助理）医师 2.06 名、注册护士 2.05 名。 2004—2013 年，全国医疗卫生机构总诊疗人次由每年 39.91 亿人次增加到 73.14 亿人次，年均增长 6.96%，住院人数由每年 6657 万人增加到 1.91 亿人，年均增长 12.42%。

但是，医疗卫生资源总量不足、质量不高，结构与布局不合理，服务体系碎片化，部分公立医院单体规模不合理扩张等问题依然突出。

一是与经济社会发展和人民群众日益增长的服务需求相比，医疗卫生资源总量相对不足，质量有待提高。 每千人口执业（助理）医师数、护士数、床位数相对较低。 执业（助理）医师中，大学本科及以上学历者占比仅为 45%；注册护士中，大学本科及以上学历者占比仅为 10%。

二是资源布局结构不合理，影响医疗卫生服务提供的公平与效率。 西部地区医疗卫生资源质量较低。 基层医疗卫生机构服务能力不足，利用效率不高。 中西医发展不协调，中医药（含民族医药）特色优势尚未得到充分发挥。 公共卫生服务体系发展相对滞后。 公立医疗机构所占比重过大，床位占比近 90%。 资源要素之间配置结构失衡，医护比仅为 1∶1，护士配备严重不足。 专科医院发展相对较慢，儿科、精神卫生、康复、老年护理等领域服务能力较弱。

三是医疗卫生服务体系碎片化的问题比较突出。 公共卫生机构、医疗机构分工协作机制不健全、缺乏联通共享，各级各类医疗卫生机构合作不够、协同性不强，服务体系难以有效应对日益严重的慢性病高发等健康问题。

四是公立医院改革还不到位，以药补医机制尚未有效破除，科学的补偿机制尚未建立，普遍存在追求床位规模、竞相购置大型设备、忽视医院内部机制建设等粗放式发展问题，部分公立医院单体规模过大，挤压了基层医疗卫生机构与社会办医院的发展空间，影响了医疗卫生服务体系整体效率的提升。

五是政府对医疗卫生资源配置的宏观管理能力还有待提高，资源配置需要进一步优化。 区域卫生规划实施过程中存在权威性与约束性不足、科学性和前瞻性不够等问题，规划的统筹作用和调控效力有待增强。

《全国医疗卫生服务体系规划纲要（2015—2020 年）》提出：严格控制公立医院单体（单个执业点）床位规模的不合理增长，县级综合性医院床位数一般以 500 张左右为宜，50 万人口以上的县可适当增加，100 万人口以上的县原则上不超过 1000 张；市级综合性医院床位数一般以 800 张左右为宜，500 万人口以上的地市可适当增加，原则上不超过 1200 张；省级及以上综合性医院床位数一般以 1000 张左右为宜，原则上不超过 1500 张。 专科医院的床位规模要根据实际需要合理设置。

目前我国的省会城市都有几家床位超过 3000 张、日门诊患者超过 1 万人的"超级医院"，并且绝大多数是医科大学的附属医院或省级医院，它们通过虹吸作用将优秀的人才、优质的资源、先进的设备、领先的技术等集为一身，处于绝对的垄断地位，进一步加剧了看病难和看病贵的问题。

近年来，由于国家政策的倾斜和资金的投入，很多省（区、市）的县级医院发展速度迅猛，床位在1000张左右的县级医院不断增多，医院环境不断改善，医疗设备不断投入，医疗技术不断提高，医院发展进入良性循环。而好多地市级医院和城市的区级医院受到了医科大学附属医院或省级医院和县级医院的双重挤压，近年的发展相对滞后。而基层的乡镇卫生院和社区卫生服务中心却是另外的景象，人才不断流失，病人不断减少，现在已经有好多的基层医院不开展手术、不接生孩子。

广大老百姓为什么不愿意到基层医院（主要指乡镇卫生院、社区卫生服务中心）看病？其中一个主要的原因是广大老百姓迷信大医院和大专家，其实还有一个重要的原因是基层医院缺乏优秀的人才，在基层医院看病让广大老百姓不放心。

我国的医疗卫生人才培养有一个世界上少有的体系，医学生的学位有中专、大专、本科、硕士、博士。硕士、博士毕业可能会去省级医院、市级医院，本科毕业可能去区县级医院，而大专、中专毕业大概率会去乡镇卫生院或社区卫生服务中心，这种人才的分布就直接导致了基层医院的先天不足。另外，我国医院医务人员的薪酬待遇与医院经济效益的好坏直接挂钩，很多城市大医院的医生月收入可能是数万元，而基层医院的医生月收入可能只有几千元。

2015年，深圳罗湖医院集团面向全国高薪招聘全科医生，全科医师年薪30万以上，主治医师年薪35万以上，副主任医师、主任医师40万以上。据介绍，作为深圳市医疗卫生体制改革试点机构，为全面加强基层医疗与社区卫生服务体系建设，罗湖医院集团面向全国公开高薪招聘50名全科医生。能切实履行职责者，保证年薪根据工作业绩确定上限。

此次招聘吸引了全国各地全科医生，有千余人报名，报考的医生里有不少专家、教授。厦门市思明区嘉莲街道社区卫生服务中心的主任林海南有30年从医经历，其中15年都在社康中心工作。当年他还荣获全国"群众满意的社区卫生工作者"称号，获得这一称号的医学工作者当时全国仅有29人，林海南也参加了报名。

罗湖医院集团院长孙喜琢介绍，罗湖医院集团目前有26个社区卫生服务中心，服务覆盖人口130万。此次招聘的全科医生今后将会全部下沉在社康中心，为市民提供基础医疗服务的同时，将更多地承担起教学任务，为罗湖区乃至全市培养更多优秀的全科医生。使优质医疗资源实现下沉，实现居民"小病进社区、大病进医院"的分级诊疗方式，大力提升社康中心等基层医疗机构诊疗水平。

所谓分级诊疗制度，就是按照疾病的轻、重、缓、急及治疗的难易程度进行分级，不同级别的医疗机构承担不同疾病的治疗，各有所长，逐步实现专业化。将一般门诊、康复和护理等分流到基层医疗机构，形成"健康进家庭、首诊在基层、专科到医院、康复回基层"的新格局。大医院由此可"减负"，没有简单病例的重复，可将主要精力放在疑难危重疾病方面，有利于医学水平的进步。基层医疗机构可获得大量常见病、多发病人，大量的病例也有利于基层医疗机构水平的提高，从而更好地为人们的健康服务，步入良性循环。具体措施如下：

加快县、乡、村三级医疗和社区卫生服务网络改革，要做到机构设置合理、服务功能健全、人员素质较高、运行机制科学、监督管理规范，群众可以在基层医疗机构享受到疾病预防等公共卫生服务和一般常见病、多发病的基本医疗服务。建立健全社区卫生中心、综合医院和专科医院合理分工的城市医疗卫生服务体系，理顺县、乡、村三级医疗服务网络，鼓励大医院与区县医院协作联合。

采取有效措施，鼓励大医院专家到基层医疗机构服务，加大基层医疗人才的培养和引进，不断提高基层医疗机构医生的诊疗水平和服务能力，这是分级诊疗制度的重中之重。老百姓小病、大病都愿到大医院来，说到底是对基层医疗机构的医疗水平不信任，提高基层医疗机构的服务水平尤其重要。具体措施，可采用"请进来、走出去"的办法。将大医院专家请进来，结成卫生帮扶对象，并长期化。并将基层卫生人员送到大医院进修、培训，进行短期强化。

加大二、三级医院与基层医疗机构的医疗价格差距，通过基层医疗机构诊疗费减免等政策，引导病人分流，到基层医疗机构就诊，这是分级诊疗制度的保障。通过行政手段强制老百姓到基层医疗机构看病肯定行不通，可通过价格杠杆，合理引导，确保这一制度的实施。

要大力发展老年护理机构和社会养老机构，扩大护理床位和养老床位，改变目前养老挤占医疗资源的现象，释放医疗资源，部分上可缓解医院床位紧张度，减轻病人住院难的问题。

家庭医生制度是指通过签约方式，具备家庭医生条件的全科医生与签约家庭建立起一种长期、稳定的服务关系，以便对签约家庭的健康进行全过程维护的服务制度。家庭医生制度促使家庭医生成为家庭的健康朋友，不仅单纯治疗家庭成员的疾病，还会主动来帮助家庭成员养成良好的生活习惯，预防疾病的发生。

家庭医生模式的建立被认为是分级诊疗制度建立的关键。2016年5月，国务院医改办等七部委联合印发《关于推进家庭医生签约服务的指导意见》（下称《意见》），标志着家庭医生签约服务工作正式全面启动。

据《意见》介绍，家庭医生主要包括基层医疗卫生机构注册全科医生（含助理全科医生和中医类别全科医生），具备能力的乡镇卫生院医师和乡村医生等。以团队服务的形式，由家庭医生、社区护士、公共卫生医师等组成，为居民提供基本医疗服务、公共卫生服务和约定的健康管理服务。基本医疗服务涵盖常见病和多发病的中西医诊治、合理用药、就医路径指导和转诊预约等。公共卫生服务涵盖国家基本公共卫生服务项目等。健康管理服务可包括健康评估、康复指导、家庭病床服务、家庭护理、中医药"治未病"服务、远程健康监测等。

据上海市卫生部门相关负责人介绍，虽然家庭医生制度的构建仍然面临着家庭医生数量总体不足、医保报销等配套政策有待跟进等一些问题，但是前期的试点已经取得了初步成效，使试点地区的居民在有医疗需求或者问题的时候可以首先寻求家庭医生的帮助，获得更便捷的医疗卫生服务，大大提高居民卫生服务的可行性。

一些常见病、多发病可以在社区卫生服务体系内解决，减少了患者奔波往返于各家医院的无序情况的出现。通过对每个家庭成员的动态健康管理可以实现更加个性化的服务。更重要的是，社区卫生服务中心的门急诊费用仅仅是二、三级医疗机构的40％，从而大大减少了患者医疗费用的支出。

一次签约，改变了胡老伯半辈子的就医习惯。2003年他被诊断为糖尿病，2015年又患上慢性肠炎，此前一直在仁济南院配药。大医院人多队伍长，一来一回总要两个多小时。

2016年8月，他在家门口的浦江社区卫生服务中心与全科医生黄薇签约。黄薇为他开出延伸处方28次，一年的延伸处方药品费用约2万元，由于三级医院和社区的报销比例不同，胡老伯直接省下4000多元的自费部分。"以前到大医院挂号要26元，到社区挂号不用自己掏钱。省下的挂号费、路费也有近千元。"

家住闵行龙柏四村的李锋也深有感触："我吃47.5毫克倍他乐克、泰嘉和可定这3种药，每个月要去开两次，每次还要重新向医生讲述一遍病史。"李锋说，签约家庭医生后，他算了一笔账，以前每个月药费511.2元，自己承担30％；现在社区药价更便宜，3种药每月只要416.7元，自己承担10％，也就是41.7元。"一年省1600多元，相当于加了一次工资！"

医疗联合体，简称医联体，即由一所三级医院联合一定区域范围内的二级医院和社区卫生机构，组成医疗联合体，居民则选择就近医疗联合体签约就医，在社区首诊，逐级转诊。

各地根据区域卫生规划、医疗机构设置规划有关要求，结合区域内医疗资源结构与布局，人民群众医疗服务需求，充分考虑医疗机构地域分布、功能定位、服务能力、业务关系、合作意愿等因素，分区域、分层次就近组建医联体。一般由高级别医疗机构（以下统称牵头单位）牵头，联合数家不同级别、类别的医疗机构（以下统称成员单位）组成。鼓励将社会力量举办医疗机构纳入医联体。各地可根据实际，探索多种形式的医联体组建形式。医联体主要有四种组织模式：

一是医联体，是城市开展医联体建设的主要模式。以一家三级医院为牵头单位，联合若干城市二级医院、康复医院、护理院以及社区卫生服务中心，构建"1＋X"医联体，纵向整合医疗资源，形成资源共享、分工协作的管理模式。有条件的地区推行医联体内人、财、物统一管理模式，促使医联体成为目标一致的共同体。不具备条件的，可在医联体内以对口帮扶、技术支持为纽带形成松散型合作，引导优质医疗资源下沉，提升基层医疗服务能力。

二是医共体（即医疗共同体），是农村开展医联体建设的主要模式。重点探索以"县医院为龙头，乡镇卫生院为枢纽，村卫生室为基础"的县乡一体化管理，并与乡村一体化有效衔接，充分发挥县医院的城乡纽带作用和县域龙头作用，形成县乡村医疗卫生机构分工协作机制，构建县乡村三级联动的县域医疗服务体系。

三是专科联盟。医疗机构之间以专科协作为纽带形成的联合体。根据区域内医疗机构优势专科资源，以一所医疗机构特色专科为主，联合其他医疗机构相同专科技术力量，形成区域内若干特色专科中心，提升解决专科重大疾病的救治能力，形成补位发展模式。横向盘活现有医疗资源，突出专科特色。

四是远程医疗协作网。由牵头单位与基层、偏远和欠发达地区医疗机构建立远程医疗服务网络。大力推进面向基层、偏远和欠发达地区的远程医疗服务体系建设，鼓励二级、三级医院向基层医疗卫生机构提供远程医疗服务，提升远程医疗服务能力，利用信息化手段促进医疗资源纵向流动，提高优质医疗资源可及性和医疗服务整体效率。

城市与农村之间以城市三级医院为牵头单位，在已建立的长期稳定对口支援关系基础上，通过对区域内县医院托管、成立医疗集团等多种形式组建医联体。三级医院向县医院派驻管理团队和专家团队，重点提升县医院医疗服务能力与水平。

国家级和省级医院除参加属地医联体外，可辐射周边区域，跨区域与若干医联体建立合作关系，组建高层次、优势互补的医联体，辐射带动区域医疗服务能力提升。

在医联体内推行双向转诊、急慢分治。根据医联体内各级各类医疗机构功能定位，明确双向转诊服务流程。医联体内确需转诊的患者，可以优先转至医联体内上级医院，上级医院对转诊患者提供优先接诊、优先检查、优先住院等服务。急性病恢复期患者、术后恢复期患者及危重症稳定期患者可转往医联体内下级医疗机构继续治疗与康复。

鼓励护理院、康复医院、社会力量举办医疗机构等加入医联体。建立医联体内转诊机制，重点畅通诊断明确、病情稳定患者和术后康复期患者的向下转诊通道，为患者提供疾病诊疗－康复－长期护理连续性服务。

医联体内建立利益共享和责任分担机制，调动医联体内各成员单位的积极性，落实各自功能定位。三级医院逐步减少常见病、多发病、病情稳定的慢性病的患者比例。基层医疗卫生机构和康复医院、护理院等为诊断明确、病情稳定的慢性病患者、康复期患者、老年病患者、晚期肿瘤患者等提供治疗、康复、护理服务。

充分发挥牵头单位技术辐射作用,有效下沉优质医疗资源,通过专科共建、临床带教、业务指导、教学查房、科研和项目协作等多种方式,针对区域内疾病谱和重点疾病诊疗需求,提升基层医疗机构薄弱专业服务能力。

基于省、地市、县级三级人口健康信息平台,推动电子健康档案和电子病历的连续记录和信息共享,在医联体内部建立一体化信息系统,实现医联体内诊疗信息互联互通。发挥远程医疗作用,促进医疗资源纵向流动,提升基层医疗卫生机构诊疗服务能力。

医联体内依托牵头单位建立医学影像中心、检验检查中心、消毒供应中心、后勤服务中心等,为医联体内各医疗机构提供一体化服务。在加强医疗质量控制的基础上,推进医联体内医疗机构间检查检验结果互认。探索建立医联体内统一药品管理平台,形成药品在医联体内共享与配送机制,方便患者就医。

重庆医科大学附属第一医院医疗集团(医联体)是我国较早由三级甲等医院牵头成立的医联体之一。截至2017年5月已经形成"1+3+11+5"医疗集团模式,1是指院本部,3是指直属分院,11是指重庆市内的托管医院,5是指省外密切帮扶医院。

作为全国较早和重庆首家医联体的践行者,重医一院医联体建设已取得初步成效。随着医联体进一步扩大和优化,集团内11家托管医院仍是核心的组成部分,未来集团规模的扩大将采取其他帮扶方式,例如专科帮扶、远程帮扶等;鼓励11家托管医院向下延伸到乡镇和社区卫生院/卫生服务中心,形成医共体,以托管医院为主体展开对基层乡镇等医院的帮扶,包括接收进修、培训,下派专家指导等,各自履行职责,把医联体做得更实在。

前任院长任国胜说道,要鼓励医生多点执业,固定时间、固定单位、固定人,做好"同质化监管",而医联体内合作协议是未来多点执业的法律手续之一,要让手续更规范;坚持自愿原则,探索医联体内药品招标平台、管理平台,实现集团统一采购;强调远程医疗平台建设的重要性。

随着新医改的深入,大部分公立医院将集团化作为现阶段推进公立医院改革的有效方式,如何建立以集团为单位的治理结构,成为深化公立医院改革和推进医院集团发展的重要课题。医院集团化,目前国内没有完全统一的定义,在一些相关的研究文献或者研究资料中,医院集团化也被称为医疗集团、医院集团等。医院集团化,主要是指以区域内3家或者3家以上具有法人资格的医院,通过兼并、重组以及合作等方式,整合区域内医疗资源,形成具有隶属关系和连锁经营的一体化医疗服务的集团。医院集团化是在统一的领导协调机构和共同章程下开展业务活动。公立医院集团化属于医院经营权转让法人治理模式。

台州恩泽医疗中心（集团）是一家集医疗、急救、科研、教学、预防为一体的区域综合性公立医疗集团。成立于1901年的恩泽医局，现有浙江省台州医院、路桥医院、恩泽医院3家综合性医院，一家专科恩泽妇产医院。

浙江省台州医院是三级甲等综合性医院，其前身是1901年英国传教士创建的恩泽医局，现为台州恩泽医疗中心（集团）重要组成部分。

台州恩泽医疗中心（集团）路桥医院是路桥区唯一一家三级乙等综合性医院，其前身为有着60余年悠久历史的路桥区第一人民医院。

恩泽医院是由台州恩泽医疗中心（集团）和路桥区政府共同投资修建的一所现代化三级甲等医院，设计总床位1500张。

恩泽妇产医院是由浙江省台州医院全额投资，并与原台州市计划生育委员会合作成立，专业服务于妇女、儿童的一家高端专科医院。

浙江恩泽医药有限公司是台州恩泽医疗中心（集团）投资控股，专业从事药品批发业务，具有独立法人资格的有限责任企业，注册资金500万元人民币，成立于2005年2月。

台州恩泽健康产业有限公司是隶属于浙江省台州医院的一家综合性服务公司，下设医院大楼综合服务部、台医便民药店、医疗器械门市部、病友陪护部等4个分支机构。

台州恩泽计算机有限责任公司成立于2004年7月，是一家致力于卫生系统管理软件开发、互联网应用与服务、数据库设计、网络工程建设的科技企业。

✢ 管理变革路径

近年，我在研究医院改革如何借鉴美国、新加坡等国家以及我国台湾、香港等地区的医院管理变革时，发现医疗行业的改革不但要进行医疗体制的改革，还要进行医院管理的变革。根据国际和国内医改的经验来看，医疗体制的改革是一个漫长而艰难的过程，而医院管理的变革可以突破现有的医疗体制得以实现。

我国医院在社会转型期，内部存在问题，外部面临压力，目前的经营管理模式已经不能够适应自身发展和顾客需求，创新和变革是医院未来的必经之路。我国医院今天面临的问题不是想不想改变的问题，而是早一天改，还是晚一天改的问题。医改的政策调整、市场竞争的激烈程度、顾客不断提高的需求、员工自我发展的期望、科学技术的升级换代等都迫使医院进行管理的变革。

从历史的经验来看，创新和变革将可能面临两个截然不同的结局，一种情况是改革成功，而另一种情况是改革失败。医院管理变革要想取得成功，就必须要做好充分的准备，认真地研究管理变革的思路和方法，在管理变革的过程中可能会出现什么问题，如何来解决这些问题，管理变革将达到什么样的目标，如何来评判是否达到目标等。

医院管理变革是一个系统工程，要想增大成功的概率，就必须要进行长远的规划，同时还需要取得短期的成功。医院管理变革要想取得成功，首先是医院管理变革团队的组建，其次是对医院管理变革原则的把控，再次是医院管理变革步骤的实施，最后是医院管理变革方法的掌握。

首先是医院管理变革团队的组建。医院管理变革要想成功，关键是医院院长的信心和决心。医院未来的发展趋势和方向有很多的不确定性，在确定医院管理变革的目标和方案时，医院院长要有一定的胆识。普通的医院管理者和基层的员工很难看清未来的发展方向和前景，同时医院管理变革会带来利益的矛盾和文化的冲突，很多人都习惯于比较安稳的工作状态，短时间内难以适应这种突如其来的变化，会不由自主地产生对抗和排斥。特别是在医院管理变革的过程中没有达到预期的目标或者遇到一定的困难时，这种反叛的情绪会更加严重。所以，医院管理变革必须是"一把手工程"，如果医院院长没有坚定的决心和强有力的执行力，医院管理变革很难取得成功甚至无法达到既定的目标。

西南大学医院在推行"医院优质服务体系建设"项目时，医院院长的决心和勇气让人感到佩服！医院在第一次进行优质服务培训的结业典礼上，医院院长就宣读了医院优质服务实施方案，并且同时宣布医院将投入 100 万元的专项经费来推行这项活动。原来是医院领导班子在通过第一天培训的课程后就非常敏锐地意识到优质服务的重要性和紧迫性，在培训的当天晚上就召开紧急院务会拟订了实施方案和相关政策。

一般情况下，在南方的医院全员推行普通话是一件非常困难的事情。医院领导班子带头说普通话；聘请专业的普通话老师进行全员培训；全院发放普通话补贴；制订普通话推行监督制度，员工未说普通话每次罚款 100 元，院级领导罚款加倍，邀请社会监督员进行明察暗访。

医院为了规范员工行为，严格会议管理制度，不准迟到、早退，不准接听电话，不准随意走动，每违反一项自愿捐资 50 元作为会议茶歇经费。第一次优质服务项目推进会，一位医院管理者就捐资两笔，共计 100 元，并且是直接现金支付的。

在医院管理变革团队中除了医院院长的信心和决心外，还有一个重要的因素是分管院长和相关职能科长是否有强大的执行力。医院院长因为精力和时间的关系，不可能参与医院管理变革的方方面面，很多具体的工作都是分管院长和相关职能部门在推动。

其次是医院管理变革的原则。医院管理变革的基本原则是整体规划、循序渐进、全员参与、持续改善。医院管理变革是千头万绪，从哪些方面开始、从什么时候开始、达到什么样的目标等问题需要深入研究和详细规划。医院管理变革应该循序渐进，从微小的改变开始，小的事情不但容易改变，并且容易取得成功。一旦取得了小的成功，人们就能够从中获得喜悦，坚定管理变革的信心和勇气，逐步累积成更大的成功。

1984年，在东京国际马拉松邀请赛中，名不见经传的日本选手山田本一出人意料地夺得了世界冠军。当记者问他凭借什么取得如此惊人的成绩时，他说了这么一句话：凭智慧战胜对手。大家对他所谓的"智慧"都有些迷惑不解。10年后，他在自己的自传中道出了这个"智慧"的真相：每次比赛之前，我都要乘车把比赛的线路仔细地看一遍，并把沿途比较醒目的标志画下来。比如第一个标志是银行，第二个标志是一棵大树，第三个标志是一座红房子……这样一直画到赛程的终点。

"比赛开始后，我就以百米赛跑的速度奋力地向第一个目标冲去，等到达第一个目标后，我又向第二个目标冲去。40多千米的赛程，就被我分解成这么几个小目标轻松地跑完了。起初，我并不懂这样的道理，我把我的目标定在40多千米外终点线的那面旗帜上，结果我跑到十几千米时就疲惫不堪了，因为我被前面那段遥远的路程给吓倒了。"

第一个标志……第二个标志……第三个标志……正是这种化整为零、循序渐进的方法帮助山田本一获得了世界冠军。

医院管理变革还应该让医院的全体员工都参与进来，当员工真正参与进来以后就能够产生荣誉感和归属感。通常情况下，在一个团队中有20％左右的员工表现是比较优秀的，我们应该让他们首先参与进来，还有60％左右的员工表现是比较良好的，我们要慢慢地影响和改变他们，最后有20％左右的员工表现稍差一些，我们需要触动和激励他们。

医院管理变革还是一个持续改善的过程，持续改善方法最初是一个管理概念，指逐渐、连续地增加改善，是日本持续改进之父今井正明在《改善——日本企业成功的关键》一书中提出的，持续改善意味着改进，涉及每一个人、每一环节的连续不断的改进:从最高的管理部门、管理人员到员工。

再次是医院管理变革步骤的实施。 医院管理变革应该从最容易改变的地方开始,从最容易改变的事情开始。 我从事医院管理实践和医院管理研究十余年的时间,知道在医院的组织结构中有一个相对独立的经营管理基本业务单元——临床科室。

科室管理变革的实施,需要由科主任和护士长充分发挥现场管理的重要作用。 我国医院的科主任和护士长都是医学专家出身,绝大多数医院选拔科主任和护士长的标准都是技术优先,而非经营管理能力。 我国医院要想推动管理的变革,将科主任和护士长从医学专家培养成为管理专家是一个发展的趋势,当医院的科主任和护士长成为卓有成效的管理者后,医院管理的变革会变得比较轻松和顺利。

通过研究我了解到,医院科室的管理变革主要从四个方面转变:一是管理模式的转变,从科室粗放管理到科室创新管理,真正实现员工共同参与的创新管理理念;二是医疗模式的转变,从以治疗疾病为中心到以病人健康为中心,真正实现生理—心理—社会医学模式;三是服务模式的转变,从以医院职能导向到以患者需求导向,真正建立医院的优质服务体系;四是医患模式的转变,从医生主导方式到患者参与方式,真正实现有效的人文医患沟通。 让医院的科主任和护士长能够掌握和运用管理模式、医疗模式、服务模式和医患模式转变的理念和技能,就需要对科主任和护士长进行系统培训和全面辅导。

最后是医院管理变革方法的掌握。 医院管理变革需要对医院管理者和基层员工进行较长时间的系统培训,针对不同岗位的人员设置不同的课程。 科室创新管理是改变医院管理者的理念和意识,让医院管理者知道医院未来改革的目标和方向。 医院优质服务则是具体的方法和措施,能够在较短的时间内取得明显的效果。 有效医患沟通是对优质服务的深入推进,从理念和行为上让医务人员得到根本性的改变。 全人整合医疗则是践行了从生物医学模式到生物—心理—社会医学模式的彻底转变,颠覆了传统临床医疗模式。

培训最终改变的是医院管理者和员工的理念,理念变则态度变,态度变则行为变,行为变则习惯变,习惯变则人生变。 要想让医院管理者和员工的行为改变,单靠培训无法取得较好的效果,还需要进行现场的辅导和监督。 激励医院管理者和员工正确的行为,提醒或处罚医院管理者和员工不正确的行为,逐步改变传统的思维方式,形成全新的适应社会发展和顾客需求的思维模式和行为习惯。

为了降低医院管理变革的难度和阻力,医院管理的变革可以从每一个临床科室开始,通过科室试点到全院推广,以科室局部的改变推动医院系统的改变。 医院管理变革的试点科室选择是比较重要的，如果试点科室选择适合，管理变革成功的概率就大，对医院管理变革的全面推进有着重要的意义，如果试点科室选择不恰当，将可能加大医院管理变革的难度。

试点科室的选择主要有两个标准：一是科室管理者强烈的意愿；二是科室管理者足够的能力。 强烈的意愿意味着科主任和护士长已经意识到医院管理变革的重要性，能够积极地、全身心地参与进来，这种意愿对于医院管理变革来讲是非常重要的。 足够的能力表示科主任和护士长具备改变现状的能力和素质。

第8章
财务成果衡量

财务成果是医院一定生产时期经营活动的最终经济效益，是医院在一定会计时期所实现的各种收入（收益）大于相关费用（支出等）以后的差额。如果收入小于费用，其差额为医院的亏损。医院在一定时期内从事全部生产、经营活动所取得的利润或发生的亏损，综合反映医院生产、经营活动情况，是考核医院经营管理水平的一个综合指标。

　　在我国不管是营利性医院和非营利性医院都需要追求一定的利润，如果医院经营没有利润，医院将无法生存和发展。营利性与非营利性医疗机构的区别主要在于：营利性医疗机构运行的目标是追求利润最大化；非营利性医疗机构运行目标是为特定社会目标，不以赚钱为目的。营利性医疗机构赢利后，投资者对税后利润可以分红，非营利性医疗机构不以赚钱为目的，但为了扩大医疗规模，也需要适当赢利，但这种盈利只能用于自身发展，不能分红。营利性医疗机构经营不善而终止服务，投资者个人可以自行处置其剩余财产；而非营利性医疗机构终止服务后，其剩余财产只能由社会管理部门或其他非营利性医疗机构处置。

　　营利性医疗机构的收支结余是用于投资者回报。非营利性医疗机构的收支结余不能用于投资者回报，也不能为其员工变相分配，所有利润和盈余只能投入医疗机构的再发展中，用于购买设备、引进技术、开展新的服务项目或向公民提供低成本的医疗卫生服务。

　　政府办的县及以上非营利性医疗机构，以定向补助为主，由同级财政拨付。营利性医疗机构没有任何财政补助。营利性医疗机构提供的医疗服务实行市场调节价，医疗机构根据实际服务成本或市场供求情况自主制订价格；非营利性医疗机构提供的医疗服务实行政府指导价，医疗机构按照主管部门制订的基准价，并在其浮动范围内，确定其本单位实际医疗服务价格。

✤ 财务管理

　　医院财务管理指对医院有关资金的筹集、分配、使用等财务活动所进行的计划、组织、控制、指挥、协调、考核等工作的总称，是医院组织资金活动、处理各方面财务关系的一项经济管理工作，是医院管理的重要组成部分。

　　其内容主要包括：一是资金筹集。它是医院医疗服务活动的起点和基本环节，是医院存在和发展的首要条件，医院筹集资金的渠道包括国家财政补助、主管部门补助、银行信贷、社会捐赠、医院内部累积等，这些形式都属于资金的投入。二是资金运用。医院将以不同方式筹集的资金用于医疗服务活动，主要表现为劳动资料和劳动对象，设备购置、物资药品的采购、向医疗技术人员和管理人员支付的工资，也有用于流动周转的资金和对外投资的资金。三是资金分配。将医院的收支结余进行分配形成专用基金，一部分形成修购基金，一部分形成员工福利基金等。四是成本费用的管理。成本管理是财务管理的重要组成部分，但又是一项涉及财务管理、生产管理和技术管理的综合性管理活动。

　　财务管理同样也是对组织和处理财务活动中所发生的财务关系的一项经济管理，财务管理活动中所体现的财务关系包括医院向国家纳税和缴费的关系，医院同所有者之间的关系，医院同其他债权人、债务人和其他关系人之间的结算关系，医院与内部各单位之间的财务关系，医院与员工之间的支付关系。

　　我国台湾地区长庚医院在经营管理上，一直贯彻低成本成长战略，注重自身的运营效率和经济管理，追求成本最低化和效益最大化。其独特的做法是引入类似企业化的经营管理模式，在院长和职能科室之间设立管理中心，集中一批高层次管理人才，他们不隶属于任何部门，专司医院的质量、成本和绩效管理。这样一来，不仅解放了院长和科室主任，使医院管理者和科室管理者从经营和行政性管理事务中抽出来，减轻了常规管理工作的负担，专心学科和医院发展，更有利于医院利用先进的管理工具和方法，让一批具有较强管理实践、创新性的人才对其进行专业化的管理。

　　同时，台湾长庚医院还实施了"利润中心"制度，即将各科系以科别各自建构成一个单独计算损益的单位，并透过会计的管理分析报告表，根据成本投入和医疗收入来衡量各自的经营绩效，以追求经营管理的合理化。并且每一个部门均有成本中心为其做月成本分析，各部门每月的经营状况要与去年同期相比，与年前制订的要求相比较，若有问题必须求证，以证实问题所在，然后全面研讨解决方案。方案实施后,及时进行跟踪,得出一个科学、公正、合理的结论。

台湾长庚医院不断以合理化、科学化的经营管理来求得最大的利润回报,善用有限的医疗资源,使成本控制在利院利民的水平之中,既为社会提供了完善的医疗服务,又求得了自身事业的不断扩充和发展。

成本核算

医院成本核算指对医院运营过程中实际发生的成本进行准确记录、合理归集和计算,以获得成本对象的成本信息。 成本核算的一般步骤:一是确定成本对象;二是确定成本内容;三是进行成本追踪和成本分摊;四是编制成本核算报表。

第一步确定成本对象,即任何一种需要进行成本计量和分配的最终项目。 成本对象一般可以分为三个层级。

一级核算以医院为成本核算对象:以医院为成本核算对象,核算内容为医院总消耗,是对医院所有成本费用进行归集、分配,计算总成本的过程。

医院总成本是指医院在开展业务及其他活动中发生的资金耗费和损失,医院总成本包括医疗成本、药品成本及管理费用。 医疗成本和药品成本属于直接费用,管理费用属于间接费用,需要按科室或人员比例进行分摊,并按支出明细逐项分配到医疗支出或药品支出中,实现医院的总成本核算。

医院总成本计算公式:

医院总成本＝医疗成本＋药品成本

医疗成本＝医疗直接费用＋医疗间接费用

药品成本＝药品直接费用＋药品间接费用

医院总成本核算是科室成本核算、项目成本核算、病种成本核算的前提和基础,为科室、项目和病种成本核算提供准确、明细的数据。

二级核算以科室为成本核算对象:核算内容为科室各类消耗支出,用于求得科室总费用。 其中直接成本科室的医疗服务总成本为该成本科室的直接医疗服务成本与各间接成本科室分摊而出的成本之和。 科室成本核算是医疗项目成本核算和病种成本核算的基础。 科室成本核算是责任科室对医疗服务过程中发生的费用总和的核算。 根据核算需要,将医院医疗科室分为直接成本科室和间接成本科室,直接成本科室为直接产生医疗服务项目的科室,包括临床和医疗技术两类科室。 间接成本科室不直接产生医疗服务项目,包括医疗辅助科室和手术室等。

为测算某科室全成本,需将间接成本科室的成本分摊到直接成本科室,得到各直接成本科室的总成本。其公式为:

直接成本科室的总成本＝直接科室成本＋分摊间接科室成本

例如：门诊办公室、门诊部、挂号室、门诊收费处等科室成本分摊。

各临床科室门诊分摊成本＝上述医疗辅助科室成本×（某临床科室门诊人数÷临床科室门诊人次合计）

三级核算以医疗项目或病种为成本核算对象，在科室成本核算的基础上，科学地归集和分配项目成本、诊次床日成本和单病种成本。

项目成本核算，首先在科室成本核算的基础上，得到了涵盖医疗服务项目的直接成本科室的总成本，扣除另收的材料成本后，采用成本系数分摊法将科室成本分摊到医疗服务项目上。该系数通过"成本测算项目调查表"，由专家根据某服务项目成本占该科室所有服务项目成本合计的比值，将该科室总成本分摊到该服务项目上。

病种成本核算是以某病种作为成本核算对象，采用专门的方法归集、分配相关的成本费用，计算某病种在治疗过程中的全成本。有两种常见的病种核算方法：临床路径核算法和医疗项目叠加法。

临床路径核算法：临床路径指由医院内的一组成员（包括医师、护士、药师、医技以及医院管理者等），根据某种疾病或手术制订一种被医务人员共同认可的诊疗模式。以临床路径为基础的成本核算是目前成本核算的一种比较好的方法，其对诊疗过程进行干预，不仅为管理部门科学地制订价格提供依据，同时，还有利于控制医疗成本上涨、提高医疗资源利用率、提高医院管理效率等。

医疗项目叠加法：医疗项目叠加法是在医院项目成本核算的基础上开展的，通过将病种成本分解为不同的收费项目，将项目叠加后得出病种成本。病种成本核算主要是指对处于患者在住院期间为治疗某单病种所耗费的医疗项目成本、药品成本及单收费材料成本进行叠加，进而形成单病种成本。

第二步是确定成本内容。医院运营成本的内容有：劳务费（如人员经费）、公务费（如水、电、燃料、通信、交通等）、业务费（如会议费、印刷费等）、卫生材料费（如试剂、敷料、药品等）、低值易耗品费（如注射器、玻片、酒精灯等）、固定资产折旧（如房屋、设备、家具、被服等）。

第三步是进行成本追踪和成本分摊。成本追踪是指将直接成本归集到特定成本对象。成本分摊是指将某项间接成本分配到相关成本对象的过程。医院进行成本分摊时，需要确立一定的间接成本分摊的基础和原则。

常见的成本分摊基础：检验费、检查费，按收入的比例分摊；管理费用，按科室员工人数分摊；清洁费用、电费，按科室面积分摊；水费、能源费，按住院床日分摊；收费挂号室成本、门诊的水费与电费，按门诊人次分摊。

成本分摊的原则：一是因果关系。准确确定引起间接成本变化的原因，是最准确和最可信的方法（如按照手术时间分摊手术室人员费用、机器千瓦时分摊电费）。二是受益程度。 按照受益程度的比例分配（如按手术费用分摊手术室费用、按检验收入分摊检验室费用）。 三是公平平等。 按照公平平等的原则分配，但公平是抽象而没有可操作性的标准（按照科室人数分摊管理费用）。 四是承受能力。 依承受能力按比例分摊行政管理费用。

第四步是编制成本核算报表。 利用成本核算报表可以直观地衡量各个部门的利润情况，显示经营不善的科室，进行差异分析和对策处理。

效益分析

医院经济管理效益评价是医院财务管理工作的一项重要内容。 通过开展医院经济管理效益评价，可以对医院的运营过程及成本管理情况进行真实描述、正确评价和深入剖析，实事求是地总结过去，从医院或科室的组织结构、服务质量、劳动管理、服务价格等关系上对医院或科室进行检测、调整、控制，以提高医院整体经济效益和竞争力。

医院经济管理效益评价常通过设立一套可操作、科学、灵敏、独立的评价指标体系，来比较项目的全部成本和效益，从而评价项目的价值。 指标体系的建立是效益评价的核心，每个指标的选择将直接影响到评价结果。 在医院经济管理中，常用的评价指标选择方法有文献评阅法、专家咨询法、基本统计量法、主要成分分析方法等。 在构建指标体系时对指标权重的确定也是相当重要的环节，确定权重的方法有专家调查法、对比排序定权法、层次分析定权法等。

目前，我国还没有一个统一的评价医院经济管理的指标体系，有 19 个指标仅为研究者们筛选出的代表性较好、敏感度高、独立性较强而又符合实际的指标，以指导我们对医院的经济管理效益进行有效的评价。

经营成本指标

管理费用占总费用比率：负指标，该指标反映医院的总体管理水平，降低该指标的途径是降低管理费用支出或减少管理人员，提高管理工作效率和管理水平。 计算公式：管理费用占总费用比率＝管理费用÷支出总额×100％。

人员经费占总支出的比率：负指标，反映医院人员工资、津贴、补助、奖金和劳务费等工资性收入所占的比重。 计算公式为：人员经费占总支出的比率＝人员经费÷支出总额×100％。

总成本利润率：正指标，该指标反映医院在经营管理过程中，每消耗一元的成本，应获得多大的收益。 从总成本费用角度，衡量医院的利润水平。 计算公式：总成本利润率＝期内医院利润÷期内总成本费用×100％。

万元业务收入卫生材料支出比例：负指标，从卫生材料成本的角度考核医院的获利水平。 计算公式：万元业务收入卫生材料支出比例＝卫生材料支出÷业务收入（万元）。

药品收入占业务收入的比例和检查收入占业务收入的比例：均为限额指标，对于控制不必要的药品和检查费用、减轻患者经济负担有重要意义。

经济效益指标

万元固定资产业务收入：正指标，该指标说明医院平均每万元固定资产所产生的价值，反映了固定资产的利用效率，可综合考查医院固定资产的使用效益和效益的提高程度。 计算公式：万元固定资产业务收入＝业务收入÷平均占有固定资产净值（万元）。

经费自给率：正指标，它是业务收入与业务支出（不包括财政专项补助支出）的比率，表示医院经常性的平衡能力。 经费自给率大于 1 说明医院经常性收支能够自给；小于 1 说明医院离开政府补助将无法生存。 计算公式：经费自给率＝业务收入÷业务支出×100％。

总资产收益率：正指标，反映医院资产的利用水平，引导医院加强成本核算，控制成本支出。 计算公式：总资产收益率＝全年业务收入总额÷（平均流动资产＋平均固定资产）×100％。

运营效益指标

员工平均业务工作量：正指标，反映劳动效率，可引导医务人员提高医疗服务质量，吸引患者。 医院业务工作量的多少，直接关系到医疗发展和经济收入，是管理者制订工作计划和战略的重要指标。 在实际工作中，每个医院之间门急诊和住院业务工作量的比重不尽相同，这是由其业务性质和当年工作量所决定的。 按照门急诊人次工作量折算统一口径，计算公式为：员工平均业务工作量＝（全年门急诊人次数＋全年住院日×3）÷年均在职员工人数。

员工平均业务收入：正指标，该指标是医院员工创造价值的体现。 在职员工人均业务收入，是衡量医疗服务工作效益和效率的一项重要指标。 计算公式：员工平均业务收入＝期内业务收入÷期内平均在职员工人数。

病床使用率：它反映了病床的一般负荷情况，说明了医院病床的利用效益。 计算公式：病床使用率＝期内实际占用总床日数÷期内实际开放总床日数×100％。

患者费用指标

患者费用指标既属于社会效益指标，又属于经济效益指标。 这些指标均为负指标，应控制在相对合理的水平上，以减轻患者的医疗费用负担。 计算公式分别为：平均门诊人次费用＝全年门诊医疗收入÷全年门诊人次；平均门诊人次药费＝全年门诊药品收入÷全年门诊人次；平均住院床日费用＝全年住院医疗收入÷全年出院病人住院床日；平均住院床日药费＝全年住院药品费用÷全年出院病人住院床日。

发展能力指标

建立发展能力指标，目的是评价医院未来发展前景，挖掘未来发展潜力。

固定资产增值率：正指标，反映固定资产保值、增值能力。计算公式：固定资产增值率＝全年净增固定资产值÷年初固定资产原值。

收支结余增长率：正指标，反映医院赢利和发展情况。计算公式：收支节余增长率＝（本年收支节余－上年收支结余）÷上年收支结余×100％。

资产负债率：限额指标，从经营的角度看，资产负债率过低，说明医院运用外部资金的能力差；而资产负债率过高，说明医院资金不足，依靠欠债维持，偿债风险太大。因此，资产负债率应保持一定的水平上为佳。计算公式：资产负债率＝负债总额÷资产总额×100％。

医院经济管理效益评价指标需要设定一定的权重系数，才能综合评价医院经济管理的整体水平。一级指标和二级指标分别有各自的权重，二级指标的权重与对应一级指标的权重相乘，得到二级指标的组合权重。在实施过程中，需根据各类指标的权重指数计算综合评价数值。

一级指标	权重	二级指标	权重	组合权重
经营成本指标	0.25	管理费用占总费用比率	0.20	0.050
		人员经费占总支出的比率	0.17	0.043
		总成本利润率	0.19	0.048
		万元业务收入卫生材料支出比例	0.15	0.038
		药品收入占业务收入的比例	0.16	0.040
		检查收入占业务收入的比例	0.13	0.033
经济效益指标	0.19	万元固定资产业务收入	0.41	0.078
		经费自给率	0.26	0.049
		总资产收益率	0.33	0.063
运营效益指标	0.21	员工平均业务工作量	0.39	0.082
		员工平均业务收入	0.25	0.053
		病床使用率	0.36	0.076
患者费用指标	0.20	平均门诊人次费用	0.19	0.038
		平均门诊人次药费	0.25	0.050
		平均住院床日费用	0.32	0.064
		平均住院床日药费	0.25	0.050
发展能力指标	0.15	固定资产增值率	0.37	0.056
		收支节余增长率	0.41	0.062
		资产负债率	0.22	0.033

价格管理

医疗服务价格管理是医院财务管理的一项重要工作,如果价格过低会直接影响医院的收入和利润,如果价格太高会导致患者的负担过重。医院制订医疗服务价格时,必须以我国的现实国情为基础,目前我国医疗服务价格的发展现状如下:

近年来,医疗服务价格指数的增长幅度一直高于居民消费价格总指数的增长幅度7~10个百分点,并且运行态势有时与居民消费价格总指数背道而驰,如1998—2003年期间,虽然居民消费价格为负增长或接近零增长,但医疗服务价格一直处于高位增长的状态,医疗服务产品价格作为医疗费用的一个组成部分,其快速增长必然会加重患者的医疗费用负担。2000—2003年,在卫生部门综合医院出院患者人均住院医疗费用的构成中,检查治疗费用的年均增长率12.99%,高于药费的年均增长率7.13%,导致出院患者人均医疗费用中检查治疗费所占比重从2000年的31.7%上升到2002年的36.1%,并推动卫生部门综合医院出院患者人均医疗费用以年均8.24%的速度增长,医疗服务产品价格的增长,以及由此带来的医疗费用的上升,民众发出了"看不起病"的抱怨。

此种问题的产生主要有两个方面的因素。从客观上来讲,由于疾病谱的变化、医疗条件的改善、医疗手段的更新、医疗技术的提高,医疗服务费用逐步上升是必然的趋势,但是脱离实际增长背后更多是因为医疗服务价格的制订与调整存在较大不合理性。

我国医院体现医务人员知识性服务的医疗项目价格偏低,而许多大型高档医疗设备检查的费用标准和部分药品的价格偏高,有调查显示,在浙江39家公立医院的3900项医疗服务项目中92.9%的手术类项目收费标准远低于成本。江西省卫生部门曾对24家医院的主要医疗服务项目的成本进行了核算,发现挂号费的成本回收率仅为23.6%,普通门诊诊查费的成本回收率为32.2%,肌肉注射的成本回收率最高,但也仅有78.5%,体现医务人员知识性服务的手术项目的价格同样远远低于成本,如食道癌手术,现行收费标准只相当于成本的45%左右,如果考虑技术难度、劳动强度及风险等隐性成本的补偿,价格偏离成本的现象将更加严重。

我国医疗服务产品价格结构不合理的另一方面是许多大型高档医疗设备的检查费用标准偏高,由于"新项目"可以"新定价",受经济利益的驱动,许多医院大量重复引进计算机断层扫描仪、磁共振成像仪等贵重医疗设备,大大超出医疗市场的消费需求,医院为了收回购买医疗设备所花的巨资,采取多种方式刺激医务人员多开检查单。这种不科学的发展模式,一方面造成了资源的浪费,另一方面增加了患者的负担。究其根本原因,就是医疗服务的定价标准不科学,规则不完善。

虽然近年医疗服务收费的乱象趋于好转,但是形势依然严峻。关于医疗服务价格的一个突出问题就是乱收费现象。江西省的一项调查表明,其各医疗机构及各服务项目均不同程度地存在不规范收费现象,其中治疗费中不规范收费高达55.6%,其次是手术费达 14.9%。我国医疗服务不规范收费，主要体现在以下几个方面：擅自提高收费标准；随意分解项目收费、重复收费；巧立名目、自行定价和变相收费；收受红包等。

新医改提出了非营利性医疗机构的建设要求，医疗服务价格的制订实现政府指导与市场机制结合的模式。如何制订合理的医疗服务价格，使之适应社会经济发展，提高公众福利，提高医疗机构效率，是价格杠杆作用的重要体现。

医疗服务产品具有其自身独特的特点，具有准公共产品的性质，具有商品和福利的双重性质。政府部门不仅对医疗服务产品免除税收，同时还给予一定的资金补偿。因而医疗服务产品的价格形成是一个多元因素综合的过程，而并非单一由市场决定。

根据《中华人民共和国价格法》的规定：商品价格是指各类有形产品和无形资产的价格；服务价格是指各类有偿服务的收费。医疗服务价格可以从狭义和广义两个方面来解释，从狭义来看，医疗服务价格是医疗机构为患者提供的服务项目的收费标准，其中包括门诊、检查、治疗、住院、手术等项目的收费价格，与药品价格一同构成了患者的医疗费用。从广义来看，医疗服务价格是指医疗机构向服务对象收取的全部医疗费用，包括药品费用、检查费用、诊断费用、治疗费用和住院床位费用等。

☙ 医保管理

自新医改启动以来，医疗保险制度改革稳步推进，并取得明显成效，对实现人民群众"病有所医"的目标，减轻人民群众的医疗负担发挥了积极作用。但目前我国的医疗保险制度依然存在不少问题，有待进一步改革和完善。

建立覆盖全民的医疗保险制度是新医改的重要任务，在新医改的过程中，我国在已有制度的基础上逐步健全各项医疗保险制度。一方面，继续改革和完善城镇职工基本医疗保险制度、新型农村合作医疗制度（简称"新农合"）、城镇居民基本医疗保险制度，探索城乡居民医疗保险制度的整合，从筹资、补偿、服务等方面进行完善，增强制度的科学性与可持续性；另一方面，还对机关事业单位的公费医疗制度进行改革，在全国事业单位和地方行政机关普遍建立了社会医疗保险制度，基本实现了机关事业单位医疗保险社会化。

医疗保险支付方式是影响医疗保险制度效果的重要因素。新医改方案明确提出，要"加大医保支付方式改革力度，结合疾病临床路径实施，在全国范围内积极推行按病种付费、按人头付费、总额预付等，增强医保对医疗行为的激励约束作用"。

我国目前公立医院和大部分民营医院医疗收入的主要来源是医疗保险基金，并且我国绝大多数省（区、市）的医保费用都是采取后付费制度，所以医院和科室对医疗保险的管理就显得尤为重要。

医院的医保科在医疗保险的管理工作中应该起到举足轻重的作用,主要体现在几个方面:研究和解读医疗保险政策;制订医院医疗保险管理制度;协调相关医疗保险管理部门;培训和监督医疗保险政策的落实情况;定期分析医疗保险经费使用情况和存在的问题等。

医疗保险管理涉及财务、保险、法律、医疗、护理、药品、器械、耗材等多方面的管理知识,医院的医疗保险部门人员的组成应该由跨行业、跨专业的团队组成,例如医疗、护理、财务、保险、法律等。医院也可以引进或培养类似于医疗保险管理师等复合型人才来加强对医院的医疗保险管理。

医院的医疗保险管理存在着医疗风险、财务风险和法律风险。例如,拒收医保病人导致医患纠纷,医院因为违反医疗保险制度造成扣费、罚款、暂停或取消医保资格,甚至触犯国家法律等。医院的医疗保险管理部门应当根据本地区的医疗保险政策、医疗保险基金使用情况、医院自身的发展状况等制订医院医疗保险总额费用的年度计划和统筹,对影响医保费用的门诊人次、住院人次、日均费用、均次费用等要进行合理的调整,避免医院年初大量挥霍医保费用,年底严格控制医保费用的现象发生。

为给身患尿毒症的妻子杜某做透析,吃低保的北京男子廖某私刻公章,伪造医院收费单据,4年骗取医院透析费17.2万元。

2012年受审时,他称"所做一切只为让妻子能先不死"。廖某案经媒体披露后,不少好心人纷纷解囊相助。最终廖某以诈骗罪被判处有期徒刑3年,缓刑4年。

医疗费用快速上涨的原因是多方面的,既有一定的合理因素,也存在更多的非合理性因素,比如,盲目采用高精尖医疗设备进行诊断、过度医疗现象严重、"以药养医"问题的存在、医疗保险支付方式的不合理等,增加了医疗成本。较高的医疗费用使一些患者认为医疗保险制度给医院带来的好处要大于给患者带来的好处。由于医疗问题的复杂性,医疗费用的控制是一个世界性的难题,需要采取多种措施进行综合治理。

医院科室对医疗保险的管理主要体现在医保就诊管理、医保诊疗项目管理、医保药品目录管理、医保服务设施项目管理、医保决算管理等几个方面。

医保就诊管理包括门诊就诊和住院治疗。医务人员应当熟悉本地区的医疗保险政策,哪些患者,哪些疾病,哪些检查,哪些治疗,哪些药品在门诊治疗医保给予报销;什么样的疾病符合住院标准,什么时候应当出院,哪些项目属于医保报销范围,哪些项目属于患者自费,什么样的情形被认定为挂床住院,哪些情况住院患者可以请假外出,什么样的情况可以按项目付费、病种付费、人头付费等。

2003年,为降低参保人员医疗费用负担,长沙在湘雅博爱康复医院试行脑卒中、颅脑损伤、脑肿瘤术后、脊柱（脊髓）损伤、关节置换术后等 5 个病种首次康复治疗住院医疗费用单病种包干结算。这也是长沙首次将康复医疗纳入单病种医保报销范围。

根据规定，脑卒中（脑血管病）定额包干结算标准为 18000 元/人次；颅脑损伤、脑肿瘤术后、脊柱（脊髓）损伤、关节置换术后的定额包干结算标准为 15000 元/人次。参保人员患上述疾病到试点医院接受住院康复治疗的，在职人员自负包干费用标准的 15%，退休人员自负包干费用标准的 10%，不再计算住院起付标准费用以及基本医疗保险药品目录、诊疗项目目录中规定的政策自负费用。

首次选择的这 5 个病种都具有发病率高、致残率高的特点，且往往病情只能好转，不会治愈的，需要反复、长期住院治疗，对病人是种折磨，也会增加医保基金的支付负担。如果首次发病时，急救后马上转入康复治疗，可帮助患者赢取最佳康复时机。

在实施上述 5 个病种的单病种包干结算中，药品费用所占的比例不得超过包干定额标准的 30%。参保人员在接受脑卒中（脑血管病）等 5 个病种首次康复治疗的过程中，平均住院天数不得少于 25 天。

医保诊疗项目一般分为完全统筹、部分统筹和范围以外。医保药品目录一般分为甲类药品、乙类药品和范围以外。医保服务设施项目一般分为统筹项目和自费项目。医院应当根据医疗保险管理部门的要求制订明确的目录来指导医务人员应用，也可以在医院信息系统中设置不同的标识来提示医务人员，减少对医疗保险项目的不恰当使用。

医保结算管理根据医疗保险管理部门付费的时限分为后付费制度和预付费制度。后付费制度可以减轻医疗保险管理部门资金不足的压力，预付费制度可以减轻医院资金垫付的压力。医院应当认真研究和恰当掌握医保结算管理的政策，避免因为医保费用支付不及时或者扣款、罚款等导致医院的现金流出现问题，直接影响医院的正常运转。患者就诊时，医院应当弄清患者的医疗保险报销是直接结算，还是异地就医。

医保付费方式的改革对医院收入的影响非常大，医院应进行深入研究和适应。补偿方式的改革是完善医疗保险补偿机制的核心内容之一，直接关系到医疗保险的受益程度、可及性与便利性，也是控制医疗保险费用、促进医疗资源合理利用的重要手段。尽管目前我国已经探索医疗保险付费方式的改革，但进展和成效不明显，有待于深化这一改革。国家应该在总结部分地方医疗保险支付改革实践经验与问题的基础上，拟定全国统一的医疗保险支付办法，分类指导医疗保险支付的实践。医疗保险付费方式的改革应该在总体上坚持变后付费为预付费的前提下，根据医疗服务和疾病的差异性，综合运用按人头付费、按项目付费、按病种付费、总额预付制等付费方式。

应该通过医疗保险付费方式和补偿机制的系统改革，在提升患者就医方便性、提升医疗服务质量、减轻患者医疗负担的同时，严格控制医疗费用，促进医疗机构的发展和医疗资源的合理配置。

（疾病）诊断相关分类（DRGs），它根据病人的年龄、性别、住院天数、临床诊断、病症、手术、疾病严重程度、合并症与并发症及转归等因素把病人分成 $500\sim600$ 个诊断相关组，然后决定应该给医院多少补偿。

DRGs 是当今世界公认的比较先进的支付方式之一。DRGs 的指导思想是：通过统一的疾病诊断分类定额支付标准的制定，达到医疗资源利用标准化。有助于激励医院加强医疗质量管理，迫使医院为获得利润主动降低成本，缩短住院天数，减少诱导性医疗费用支付，有利于费用控制。在实施的过程中，许多国家发现了其进一步的优点：有效地降低了医疗保险机构的管理难度和费用；有利于宏观预测和控制医疗费用；为医疗质量的评估提供了一个科学的、可相互比较的分类方法。

DRGs 用于医疗费用支付制度的基本出发点是：医疗保险的给付方不是按照病人在院的实际花费（即按服务项目）付账，而是按照病人疾病种类、严重程度、治疗手段等条件所分入的疾病相关分组付账。依病情的不同、病人的不同、治疗手段的不同会有不同的 DRG 编码相对应。

✤ 资材管理

医院资材管理主要包括医疗器械、医疗耗材、药品试剂、辅助器具、办公用品、布类用品、生活设施和消防设施等。由于医院往来人流较多，患者在医院不但要治疗疾病，还要在医院生活，员工在医院不但要工作，也要在医院生活，所以医院需要的物品众多，涉及采购、库存、使用、维修、报损等多个环节，管理难度较大。同时，由于医院物品的用途不同分属于不同的管理部门，例如基建科、总务科、设备科、器械科、药剂科等，而在科室则缺乏专门的人员进行统一管理。

医院物力资源指医院进行医疗服务活动所需，并拥有的土地、房屋、建筑物、机器设备、仪表、工具、运输车辆和器具、能源、动力、原材料和辅料等。现代物力资源管理在降低成本、改善服务方面的作用越来越被人们认可，通过引入现代化的物力资源管理理论与技术，可以改善医院整体运营绩效，提升医院核心竞争力，对医院的长远发展有着战略性意义。

我国台湾地区全民健保自 1995 年 3 月开办以来，对台湾医疗环境造成相当大的影响，在高达 99% 的参保情况下，健保局（2013 年更名为健保署）为单一保险人，医疗机构的医保比例也达到 9 成，因此医疗市场的价格由先前各家医院自行定价，改为保险人统一制订医疗服务价格。而随着健保财务的紧缩，保险人逐渐将财务风险转嫁给医疗机构，包括实行"论病例计酬""总额支付制度"等政策，2010 年更针对住院医疗费用推出"Tw-DRG 制度"，多重的管控再加上医疗市场同质性高，健保实施之后民众就医财务障碍解除，对医疗品质日益重视，医疗市场竞争更加激烈，种种现象皆迫使医院重新审视医院的管理机制，期望能有效提高生产力并控制成本，让医院永续经营。

一般情况下，企业要提升利润，方式不外乎"开源"和"节流"两个方面，然而医院因其具有专业性及社会责任，且台湾地区医疗服务的提供也趋于饱和，在无法改变支付标准的情况下，即使投入更多的人力、物力，其"开源"的效益仍不一定显著；而"节流"乃针对成本进行监控，能产生立竿见影的效果，因此成本控制成为当前医疗机构维持利润的重要方向。

以医院内部成本分布来看，人力成本为最主要的支出项目，约占医院成本的一半左右，其次即为资材成本。根据调查报告，美国医院每年花费于药品与医材等资材成本的费用，约占总运营成本的 25%～45%。我国台湾地区医疗机构的运营成本中，资材成本占了约 30%～40%，仅次于人力成本的 50%～55%。由于医疗产业属于高技术、高人力密集的产业，人力的变动成本不易且不宜节省，资材成本的监控便成为医院经营管理的重要目标。

随着现代化医疗技术的发展，医疗设备和医疗器械在诊疗中发挥的作用越来越大，几乎所有新技术、新方法的实现都依赖于医疗设备和医疗器械的有效支撑。而医疗制度的改革更加重视集约化经营，为达到可持续的发展，医疗设备和医疗器械采购的管理就应更加明确任务、制订目标、坚持原则。

医院采购管理的任务就是按国家法律法规的要求，集中一切精力对医院战略目标和与之相适应的部门或科室目标进行广泛的、无间隙的协调和沟通，以学科发展方向、社会效益评估为导向，高效完成医疗设备和医疗器械采购的需求论证评估、年度预算工作，并保证采购医疗设备和医疗器械的合法、合规、安全、有效。

医院采购管理的目标就是运用广泛的协调、整合机制使采购的医疗设备和医疗器械能够协助医院在任何时期、任何变革下都能保持集约、高效和健康地运行，并从节约医院运行成本、实现降耗提效的角度为医院可持续发展做出贡献。

医疗设备和医疗器械采购任务的评估论证管理：一是与临床科室的学科发展方向及国内地位相结合。了解临床的学科发展水平、方向与定位，使科学技术手段和学科水平完美结合。二是将现有设备的使用情况与效益评估相结合。采购前应做好以下工作，包括：患者需求调研；在用产品调研；收费项目、收费标准调研；投资效益分析。三是与专业技术水平和相关配套条件相结合。掌握学科团队情况、专业技术人员的水平状况，配套空间、人员要求，保障设备的技术和人员的支持。

医院采购管理的原则如下：

一是采购规模化、系列化。整合医院各科室需求，实现主力医疗设备和医疗器械规模化、系列化采购是医院采购管理的重要原则。该原则以建立标准化设备操作为基础，通过统一品牌、统一方法、统一质控来提高医疗安全。

二是采购分类化。在医院业务中，重症监护病房、手术室等部门的患者病情危重，随时有生命危险，对检查、诊断、治疗抢救设备和器械要求高，采购时应当以引进高端产品为主。在普通医疗单元，患者病情相对稳定，高端医疗设备和医疗器械使用频率不高，应按床位比例，以中低端配置为主，并且尽量满足移动、便携要求。

三是管理集约化。根据医院的战略目标和学科交叉与整合的发展方式，在医疗设备和医疗器械采购时也将细分与整合相结合，以整合的采购方式优化医疗资源。

近年来，医疗设备和医疗器械发展迅速，被大量引入各级医院，对提高医院医疗水平、保障民众健康起着非常重要的作用。但由于医院医疗设备和医疗器械配置数量的急剧增长，在使用医疗设备和医疗器械时如何确保安全和有效，已成为各级医院面临的重要问题。因医疗设备和医疗器械自身设计和制造缺陷、使用不当或错误使用等因素导致的医疗器械不良事件或事故屡见不鲜。因此有必要加强对医疗设备和医疗器械安全、质量保证等方面的管理，而医疗设备和医疗器械管理部门在医疗设备和医疗器械技术和质量管理中处于绝对支配地位，因此建设和健全医疗设备和医疗器械管理体系是现代化医院管理中的重要组成部分。

医院急诊科的医务人员，准备给一位快速心房纤颤的患者进行紧急同步电复律，治疗过程中，发现除颤器同步功能不起作用，不得以使用非同步进行转复，电击后患者的心脏节律由原来的心房纤颤变为心室颤动，故又进行一次非同步电击，患者心律才恢复为窦性心律。

医院呼吸内科抢救患者使用呼吸机时出现故障，呼吸机不能正常工作，而患者没有抢救成功。尽管医院认为患者病情十分严重，即使呼吸机正常，患者抢救成功的希望也很小，呼吸机的故障也属意外。但是，患者家属认为由于呼吸机的故障与患者抢救不成功有直接因果关系，引发医疗纠纷。调查人员在处理医疗纠纷的调查时发现，医院没有呼吸机的使用维护记录，不能证明呼吸内科的呼吸机在使用前是正常的，是使用中突发的故障。没能证明是一次意外事件，只有作为医疗事故处理。

医疗设备是医院现代化程度的重要标志，是医疗、科研、教学工作最基本的要素，也是不断提高医学科学技术水平的基本条件。广义的医疗设备包括医疗器械、家用医疗设备,而专业的医疗设备则不包括家用医疗设备器械。 目前,临床学科的发展在很大程度上取决于仪器的发展,其至起决定性作用。 因此,医疗设备已成为现代医疗的一个重要领域。 医疗器械指单独或者组合使用于人体的仪器、设备、器具、材料或者其他物品,包括所需要的软件。 其用于人体体表及体内所起的作用不是用药理学、免疫学或者代谢的手段获得,但是可能有这些手段参与并起一定的辅助作用,其使用旨在达到下列预期目的:对疾病的预防、诊断、治疗、监护、缓解;对损伤或者残疾的诊断、治疗、监护、缓解、补偿;对解剖或者生理过程的研究、替代、调节;妊娠控制。

目前较提倡的分类法有三大类,即诊断设备类、治疗设备类及辅助设备类。

一是诊断设备类,可分为八类,即 X 射线诊断设备、超声诊断设备、功能检查设备、内窥镜检查设备、核医学设备、实验诊断设备、五官科检查设备及病理诊断设备。

X 射线诊断设备包括从 5 mA 到 1500 mA 的各型专用的 X 射线诊断机。

目前常用的超声诊断设备分为四种类型,即 A 型、B 型、M 型及超声多普勒检测仪。

功能检查设备主要分为生物电放大记录仪器及非生物量检测放大记录仪器两种。 前者直接通过电极与生物体接触,如心电图机、脑电图机、肌电图机等;后者通过传感器的作用,如血压、血流、体温、脉搏、心音、呼吸、脉象等检测仪器,在此基础上发展了多导生理记录仪、动态心电图机等。 此外,呼吸功能测定仪、新陈代谢测定仪、测听仪等也都归入此类。

内窥镜检查设备主要包括鼻咽镜、上颌窦镜、食道镜、支气管镜、纵隔镜、胃镜、十二指肠镜、胆道镜、宫腔镜、膀胱镜、结肠镜、关节镜和脑室镜等。

核医学设备大约可根据脏器功能、脏器显像、体液流向测定和体液定量以及体外测定体内微量物资等几个方面主要划分为三种,即脏器功能测定仪器,如甲状腺功能测定仪、肾图仪、肺功能测定仪等;核素闪烁扫描仪;伽马照相机和单光子发射计算机断层成像(SPECT)仪。

实验室诊断设备较多,可细分为以下三种:基本设备,如天平、显微镜、离心机、电冰箱、各种恒温箱、电导仪;光电分析设备,包括光电比色剂、分光光度计、紫外分光光度计、双光束分光光度计、荧光分析仪、火焰光度计、原子吸收分光光度计和层析法分析设备;自动化设备,可分为立式自动分析仪、离心式自动分析仪、连续流动式自动分析仪、免疫化学分析仪、血气分析仪、血细胞电子计数仪等六类,其特点是微量、快速、准确。

五官科检查设备属于眼、耳、鼻、喉科专用的诊断设备,如角膜显微镜及裂隙灯、眼压计、眼底照相机、前庭功能测定仪等。

病理诊断设备多用于形成观察,所以经常使用的病理诊断设备也属于实验室诊断设备,但还有其专用设备,如切片机、染色机、细胞离心机、自动脱水机、自动磨刀机等。

二是治疗设备类,可分为十类,下面分别叙述。

病房护理设备包括病床、推车、吸引器、氧气瓶、洗胃机、无针注射器等。

手术设备包括手术床,照明设备,手术器械和各种台、架、凳、柜,还包括显微外科设备。此外,手术室专用监护观测设备仍应归入各种相应的诊断设备类为妥,以免发生混淆。

放射治疗设备包括接触治疗机、浅层治疗机、深度治疗机、加速器、钴 60 治疗机、镭或铯 137 腔内治疗及后装装置治疗等。

使用核医学治疗设备进行治疗的方法有内照射治疗、敷贴治疗和胶体治疗三种,都是以使用放射性同位素为主,所需的设备较少。

理化设备目前已有几十种,大体上可分为光疗设备、电疗设备、超声治疗及硫疗设备四类。

激光设备主要包括医用激光发生器,目前常用的有红宝石激光、氦氖激光、二氧化碳激光、氩离子激光及 YAG 激光等。

透析治疗设备目前常用的人工肾有平板型人工肾和管型人工肾两大类。

体温冷冻设备目前使用的"冷刀"可大致分为半导体冷刀、气体冷刀和固体冷刀三类。

急救设备为心脏除颤起搏设备、人工呼吸机、超声雾化器等。

其他治疗设备如高压氧舱、眼科用高频电铬器、电磁吸铁器、玻璃体切割器、血液成分分离器等,属于各科专用治疗设备,如有必要亦可将之单独分成一类。

三是辅助设备类包括消毒灭菌设备、制冷设备、中心吸引及供氧系统、空调设备、制药机械设备、血库设备、医用数据处理设备、医用录像摄影设备等。

临床医学工程是应用工程理论、技术和医、工结合的方法,研究和解决医院中医疗设备和医疗器械的技术管理与使用、工程技术支持、安全与质量保障、与临床共同开展应用研究等方面问题的新兴的交叉学科。在国际上,临床医学工程已经与医疗、护理、临床药学并列为现代医院的四大支柱,是医疗质量、安全和效率必要的技术保障。因此,临床医学工程部门的建立和发展是现代医院的标志之一,是医院管理和临床医学技术的重要组成部分。运用临床医学工程学科知识对医疗设备和医疗器械进行管理的人员称为临床工程师。

从专业上看,医疗设备和医疗器械是临床医学工程专业的主要工作对象,凡属医疗、教学、科研所需的医疗仪器设备、医用耗材和相关软件,均由医疗设备和医疗器械管理部门统一负责制订购置计划和工程技术方案，并组织实施、监督和管理。如论证、采购、供应、调配、处置资产和物流管理；仪器设备安装、集成、调试、临床验收、维修、计量、预防性维护等工程管理与技术支持；医疗设备和医疗器械质量控制、质量保证，安全性、有效性评价工作等。

从学科对象上看，临床医学工程学科的主要研究对象是医疗设备和医疗器械产品及系统，对其进行学术研究，需要有一套临床医学工程的理论和技术体系支撑。如对于单一医疗设备和医疗器械产品，需要运用工程学的研究理论和方法，研究其故障发生的规律以及可靠性、维修性等问题；对于多种医疗设备和医疗器械产品组成的系统平台，如骨科手术室，包括 X 射线成像装置、监护仪、电刀、麻醉机、无影灯等医疗仪器与设备和用于临床信息分析的工作站与网络环境设备，以及恒温、恒湿空气净化的辅助设备与相应的环境条件（如供电、动力、手术照明、电生理仪器专用隔离电源、符合标准的保护接地、供氧系统和信息网络接口等），则需要运用系统工程学、医疗工效学等研究方法，从科学的角度分析和解决医疗设备和医疗器械产品及系统的可用性、安全性等问题。

从学科建设上看，临床医学工程学科建设的一个重点内容和方向是医疗设备和医疗器械管理和应用，其他方向包括医疗设备和医疗器械产品开发、数字医学等。学科建设所涵盖的科研和教学基地、学科队伍、人才培养等内容，都是围绕上述学科方向开展的。尽管目前临床医学工程尚未形成完整的学科体系，但在相关学术、协会团体的推动下，少数医疗机构临床医学工程部门已逐渐形成了有特色的学科方向和优势，如医疗设备维修人才培养、医院物联网和医疗器械物流建设、医疗器械功能再开发及新型医疗设备和器械研发等。

医院现代化进程和医疗技术的不断发展，以及社会、经济、人口、环境和法律等的变化，共同导致了医疗设备和医疗器械管理的变革，对医疗设备和医疗器械管理的方向和发展提出了新的要求，对医疗设备和医疗器械管理和相应技术赋予了新的内涵。现代医疗设备和医疗器械应实现三个转变：由资产管理转为"以病人为中心，提高医疗质量、安全、效率和效益为核心"的管理；由单纯事务性工作管理扩展到技术管理（完善和提高医疗仪器设备管理水平的重要环节）；由传统的工程技术支持（安装、调试、维修）转为"预防"为主，开展应用分析，保障医疗仪器设备处于完好与待用状态。

现代医疗设备和医疗器械管理的基本内容包括制度管理、资产管理、技术管理、质量控制、风险管理、技术评估、科研与教学、法规与标准的遵循等。

医疗设备和医疗器械应实现分级管理，即临床使用科室、医疗设备和医疗器械管理部门和分管领导的三级管理。管理组织的设置应根据效能和规范有机地结合。规模较大的医院应该更加专业和细化，相反，基层医院能达到管理的要求即可。医院可设立医疗设备和医疗器械管理委员会、医疗设备和医疗器械管理部门及子部门。目前我国医院医疗设备和医疗器械管理部门没有统一的称谓，有称器材、设备、装备、临床医学工程（处、科、室）等。

目前，医疗机构医疗设备和医疗器械管理部门的主要工作职能是医疗设备和医疗器械的采购、招标、故障维修，其次是计划论证、耗材采购招标、设备固定资产管理、预防性维护，开展质量控制、风险管理和教学科研工作的比例较少，总体工作范围很局限，急需加速完善，尽快在医院起到应有的作用。

维修是医疗设备和医疗器械管理部门的一项重要日常工作内容。科学化的医疗设备和医疗器械维修管理需要做到以下几个方面：规范医疗设备和医疗器械维修管理制度和工作流程；选择适合医院实际情况的维修模式，维持医疗设备和医疗器械的安全运转；合理配备和管理常用维修零配件及维修工具；充分调动临床医学工程师的积极性和提高对医疗设备和医疗器械维修管理规范的执行力度；合理配置临床医学工程师的数量并进行有计划的培训。

故障维修模式选择：一是医疗设备和医疗器械在质保期内，通知承担保修的厂商，由厂商工程师负责维修；二是质保期外，与生产厂商签订维修服务合同的，由使用单位通知承担服务方派工程师负责维修；三是由于技术水平、配件供应等原因，本单位无法承担维修，可由第三方维修服务公司承担维修服务，由第三方工程师负责维修；四是由使用单位工程技术人员自行维修。不论什么情况，维修人员都应将维修过程，包括故障原因、维修工作内容、维修材料消耗等记录下来，并填写完整规范的维修报告。

预防性维护是按预定的时间间隔或规定的标准对医疗设备和医疗器械进行维护工作，确保仪器设备处于最佳工作状态，降低医疗设备和医疗器械使用风险。预防性维护意义在于：确保设备器械处于安全、最佳工作状态；减少故障次数，减少维修工作量，防患于未然；延长设备仪器使用寿命，降低维修成本；加强技术人员与医务人员的沟通，减少使用错误的发生；及时收集仪器设备使用的反馈信息，提高选购设备仪器的可靠性和实用性；作为临床医学工程师在职培训的方法之一，能够提高临床医学工程师的技术素质。

预防性维护的内容即预防性维护时需检查、调整、校对的项目和步骤。医疗设备和医疗器械的种类很多，功能、原理、结构和电路不尽相同，要根据设备仪器的工作特点来确定维护的内容，一般的预防性维护内容有：外观检查；清洁与保养；更换维修；功能检查；性能测试校准；安全检查；机械检查等。

医疗器械不良事件，是指已上市的医疗器械在正常使用情况下发生的，可能导致人体伤害的各种有害事件。伤害事件分为一般伤害与严重伤害。严重伤害是指下列情况之一：危及生命；导致机体功能永久性损害或机体结构永久性损伤；必须采取医疗措施才能避免的永久性损害或损伤。

医院资材是指为提供患者完整医疗服务所必须使用到的药品、耗材、医疗仪器、文印品、食品及其他洗涤、维修等供应品。医院资材成本管控即在保证适当的品质下，通过一定的管控措施，降低医疗资材成本的活动，目的是有效反映医院成本信息，降低医疗成本，提高医院绩效，增强医院在医疗市场中的竞争力。

医院经济管理有两大杠杆：开源、节流。从主体性质分析，公立医院作为公益性、非营利性的社会公益机构，管理首要目的并非实现利润最大化，而是增加患者满意度；作为经营主体，医院需要一定的盈余支撑其良性运行。所以，医院经济管理中保证医疗质量基础上的"节流"显得尤为重要。

医院成本按其形态可分为固定成本和变动成本两大类。变动成本构成主要为：作业成本、人力成本以及资材成本。节流的主要手段为控制变动成本，资材成本是医院变动成本的重要组成部分，这也就是控制资材成本的重要原因。

开源与节流

以每100元医疗收入中增加10%的医疗收入与降低10%资材成本为例，如下医疗业务收入利润增长方案的对比表所示。

			现有情况	方案一（开源）医疗收入增长10%	方案二（节流）资材成本降低10%
医疗收入			100.00	110.00	100.00
扣除成本		固定成本	15.00	15.00	15.00
	变动成本	资材成本	70.00	77.00	63.00
		其他成本	10.00	11.00	10.00
		总成本	95.00	103.00	88.00
利润			5.00	7.00	12.00
利润增幅比例			—	+40.00%	+140.00%

备注：此方案是假设医疗收入增长10%的同时，变动成本同比增长10%。

医院资材成本管控手段主要有：

一是实施资源整合，规范集中的采购策略。一方面，对医院资材采购进行业务流程分析，整合采购机构，精简流程，实现采购、储存、配送等多环节一体化。另一方面，规范供应商甄选流程，供应商优胜劣汰，减少供应商和供货品种，实现集中、批量及规模采购，降低资材采购成本。

二是通过储存、发放环节的管控，降低库存成本。应用 ABC 分类法对不同分类资材实行对应管理。比如，A 类高值耗材可实行寄销管理，降低成本占用；B 类常用物资科实行计划领用，降低零星库存成本占用；C 类重要但不常用物资可实行供应商库存方式等减少库存成本占用。另外，国内大多数医院仓库面积有限，制订合理的安全库存以及配送周期，同样能有效降低库存成本，减少呆滞废料。

三是实现流程优化，降低配送成本。 根据资材在医疗、教学、科研工作中的重要性，医院资材实行科学排程配送时间，尽可能减少资材在总库的储存保管时间，合理安排物流人力，实施分时段配送。

四是实施使用管控，降低消耗成本。 目前我国医院资材管理系统不完善，使用者对材料成本控制重视不够，使用管理不科学，医院耗材成本占用较大。 一方面，医院应当根据自身情况，制订科学化的资材分类，建立各类资材的使用标准，使资材的使用科学、可控；另一方面，医院需要加强培训，转变员工观念，培养节约意识，动员全员参与建设节约型医院，确保医院可持续发展。

第 9 章
患者服务营销

HUANZHE FUWU

YINGXIAO

患者服务营销是指医院和员工通过创造，同患者交换有价值的医疗服务产品（包括无形服务和有形产品），以满足人们的健康需求，同时满足医院的组织目标和需求的一种社会活动和管理过程。患者服务营销的关键是如何为服务对象提供满足他们健康需求的服务。实际上"以病人为中心"的思想正是体现了市场营销以顾客需求为出发点的理念。随着世界经济开始进入服务经济时代，服务已经继产品、质量、价格、技术之后，成为竞争的新焦点。

在一些发达国家和地区，医疗服务业由于其高技术价值，已经成为现代服务业中的重要组成部分，产生了丰厚的社会效益和经济效益。首先，医疗服务业可以带动大量的就业；其次，可以促进整个医药产业的技术进步和发展。同时，医疗服务业外延效益明显，许多国家和地区提出旅游医疗、保健医疗、老年护理等，通过医疗服务促进其他服务业发展。

我国医疗机构服务营销的兴起始于医疗体制改革之后，受到医疗体制改革、医疗服务供需矛盾、人口结构变化、国际竞争国内化、质量管理运动、社会制度变迁等因素的共同影响。

❖ 院前服务营销

院前服务营销是指医院及其员工如何吸引新客户或者让老客户再次到医院购买医疗服务所采取的市场营销方法。我国各级各类医院之间床位规模、技术水平、服务能力、品牌影响等差距较大，每个地区的"超级医院"或"数一数二的医院"从来不缺少病人，它们根本不用担心患者来源的问题，而中小型医院随着医疗市场竞争的激烈程度增加，如何吸引患者是医院管理者必须思考的一个重要问题。

医院要想做好院前服务营销，首先需要分析和研究患者就医的习惯和心理，才能够有针对性地采取恰当的措施来吸引患者就诊。患者就医观就是指人们在患病时寻求医疗帮助的想法。一个人生病以后，有义务寻求帮助，也有义务遵医治疗。但实际上，生病的人并不一定都能够寻求医疗帮助，有就医行为的人不一定就有病，这些都应当引起我们的高度重视。在一般情况下，影响患者就医的因素是十分复杂的，归纳起来，有以下几个方面。

患者产生就医动机的直接原因是对自身变化的体验和感受，因此，对疾病程度的认识正确与否，是影响患者就医观的最主要原因。在人的一生中，总是要体验到这样或那样的症状，然而体验到的多数症状是短暂的、十分轻微的和没有意义的，只有那些有意义的症状才能驱使人们产生就医行为。一般患者对疾病的严重程度、疾病预后以及康复程度等信息的掌握，是他们认识疾病的基础。如疾病严重、对身心功能和社会活动影响大且预后良好，患者通常会主动积极就医；而病情较轻、对身心功能和社会活动影响小，预后不好或康复过程较长，患者则不会主动积极就医，一般是由其亲属或他人决定使其被动就医。

对于重复就医的患者来说，患者以往的就医经历对其就医行为往往产生继发性的影响。尤其是危重病或第一次就医的特殊经历，对患者以后就医行为影响最大。这里说的就医经历，主要是指患者对就诊医院及医务人员诊疗效果的满意度，以及诊疗过程是否留下深刻伤痛回忆等。一般情况下，在就医经历中有较强挫折感的患者，日后常出现消极的就医行为。

患者的就医观与性格倾向、疾病体验及生存动机等密切相关。内向型性格的人多注重自身机体的感受，体验深刻。

医疗服务的可得性和可接受性对患者就医行为也有较大的影响。偏远山区交通不便、城市医院人多拥挤就诊难，都制约着人们的就医行为。医务人员服务热情，真诚接待就医患者，尊重患者，患者就会更愿到这里看病。相反，即使医院条件很好，但医务人员的服务差，态度不好，患者下次可能就不会再选择到这家医院就医。

经济发达的程度、民众的生活水平、医疗服务设施和医务人员的服务水平，都会影响患者的就医观。国家经济实力雄厚，医疗保健制度健全，有相当的财力、人力和物力来满足人们的医疗保健需求，保证平等的医疗服务，就医行为自然地发展，逐渐由医疗型转变成保健型。

医疗费用对个体就医观的影响，主要取决于医疗费用的多少，就医个体在医疗费用中需要承担的比例，以及人们对医疗费用价值认同度等。一般情况下，公费医疗、工伤医疗等个体无须自己承担较多医疗费用，多主动就医。而没有医疗保险、需要承担高额医疗费用，对自己所付医疗费用的价值不认同的个体，多数选择消极就医或拒绝就医。

口碑传播是患者选择就诊医院、科室和专家的一个重要途径之一。口碑传播是指一种非商业传播者和接收者关于一个产品、品牌、组织和服务的非正式的人际传播。大多数研究文献认为,口碑传播是市场中最强大的控制力之一。心理学家指出,家庭与朋友的影响、患者直接的就医经验、大众媒介和医院的市场营销活动共同形成影响消费者态度的四大因素。由于在影响患者态度和行为中所起的重要作用,口碑被誉为"零号媒介"。口碑被现代营销人士视为当今世界最廉价的信息传播工具和高可信度的宣传媒介。在营销研究领域,有人主张把口碑传播作为营销方法来研究,以丰富既有的营销理论。

根据一家国际权威组织对东亚各国与欧洲各国的抽样调查数据结果:在20万名接受调查的消费者中,有67%的消费者承认他们曾在朋友的影响下尝试购买某种新的产品,有91%的消费者愿意给朋友推荐自己中意的产品。由此可见,口碑传播对一个企业品牌的作用巨大。

消费者对宣传渠道的信任度由高到低依次是亲友推荐、专业人士推介、媒体的独立评论、各种形式的广告。可以看出,消费者对口碑拥有高度的信任感,而对广告则是持谨慎的态度。口碑还具有一个团体性特点,即不同的消费群体之间有不同的关注点和不同的话题,这个特点使这个消费群体构成了一个难以攻破的小阵营,在这个圈内他们有着相似的消费取向、相似的品牌偏好,宣传只要影响了其中的一个人或者几个人,信息就会以几何倍数的速度迅速散播开来。

口碑营销借助公众间的人际传播方式进行,在这个过程中,每个人都是信息的发出者,也是信息的接收者,影响别人也受他人的影响。传播者了解信息接收者的爱好和需求,可随时调整信息内容,满足对方需求,增强说服力,提高传播效果。患者通过积极的交流能及时地了解自己关心的医疗服务项目的品质、价格、市场供给状况及其变动趋势的信息。对营销者来说,省去了高昂的广告投放和广告制作等费用,提高了传播到达率和投资回报率,这是广告等大众传播手段无法企及的。

广告和销售人员宣传产品一般都站在医院的角度,为服务提供者的利益服务,患者有理由怀疑其真实性和准确性,不愿意接受那些明显带有商业目的,为医院的利益服务的宣传口号。口碑传播者是和自己一样的患者,与服务的提供者没有密切的关系,独立于医院之外,也不会因推荐产品或服务而获得物质收益。

此外,人际传播中的双方多同处于家庭、朋友等群体中,其文化、观念和价值判断接近,互相间容易理解和认同消费观念,容易相信和接受传播的信息。患者认为,相对于医院的计划性信息,口碑传播的信息更客观、更独立,更值得信任。

口碑传播素有"零号媒介"之称,是最廉价的传播媒介,也是最可信的宣传方式。与广播、电视、报刊日益上涨的宣传费用相比,口碑传播的成本是最低的。良好的口碑是医院的巨大财富。医院在前期需要投入较大人力、物力、财力,口碑一旦形成,患者就会自行宣传医疗的项目和服务,并且很容易吸引稳定的忠实顾客,这会大大节省广告费用。好的口碑自然收到良好的宣传效应，更重要的是人们对它的信任远远超过其他传播媒介。

口碑传播不同于广告宣传，前者是医院良好形象的象征，后者仅是医院的商业行为。口碑传播是患者满意度较高的表现，夸张的广告宣传却可能引起患者的反感。拥有良好口碑的医院往往受社会公众的拥护和支持，医院赢得好口碑后，就能拥有高知名度，拥有良好的医院形象。良好的医院形象一经形成就会成为医院的无形资产，有利于医疗服务的销售与推广，有利于医疗服务推出。

拥有良好的口碑是赢得回头客的保证，也是反映产品和品牌忠诚度的重要指标。对于口碑良好的医院，患者会在情感上认同，接受其产品和品牌，经由满意的体验而上升为对医院的依赖和忠诚。

美国市场营销学权威菲利普·科特勒指出：营销渠道是指某种产品或服务从生产者向消费者转移时，取得这种产品或服务所有权或帮助转移其所有权的所有企业或个人。简单地说，营销渠道就是产品和服务从生产者向消费者转移过程的具体通道或路径。

医院服务营销是指医疗服务产品由医疗机构向最终顾客转移过程中所经过的各个环节。在这个医疗服务产品转移的过程中，医疗机构所提供的医疗服务产品是医院服务营销的起点，顾客购买、消费医疗服务产品是医院服务营销的终点。处于医疗机构和顾客之间，参与医疗服务产品的营销活动，或者帮助了这种营销活动的一切单位和个人都称之为中间商。

医院营销渠道是连接医疗机构与市场的桥梁，是医疗机构与患者沟通的纽带。医院营销渠道是指医疗服务提供给顾客所经历的环节和地点，包括供给、分销和接受某一医疗服务的所有机构和个人。

医疗服务的性质是公共产品和准公共产品，医疗服务分销涉及医疗服务提供的地点和渠道，这就要解决在什么地方以及如何把医疗服务提供给顾客。地点就是医疗机构所在地及顾客在空间上的可达性。医疗机构的服务营销渠道的作用是将医疗服务产品从医疗领域转移到顾客领域，弥补了医疗服务产品、医疗服务在医疗机构和顾客之间的缺口。使用中间商，可以减少交易次数，提高工作效率，降低交易成本。

当前，我国的医疗服务资源分配不均衡，医疗服务渠道优化是实现合理利用医疗资源，提高医疗资源利用率，控制医疗费用，提高医疗服务可得性的有效途径。

基本医疗服务方面，要引导居民形成"首诊在社区，专科到医院"的就诊模式。通过开展社区卫生服务来提供就近医疗服务，使民众实实在在地就地享受到便利的基本医疗服务和公共卫生服务。"双向转诊"要转起来，需要大医院放弃一些资源，比如下放一些专家号等，以缓解医疗资源分配不均衡的现状，保证医院服务渠道的顺畅，提高医疗资源的利用效率。

"双向转诊"，简而言之就是"首诊在社区，专科到医院"，积极发挥大中型医院在人才、技术及设备等方面的优势，同时充分利用各社区医院的服务功能和网点资源，促使基本医疗逐步下沉社区，社区群众危重病、疑难病的救治到大中型医院。

由于社区医疗卫生服务机构在设备和技术条件方面的限制，对一些无法确诊及危重的病人要转移到上一级的医疗机构进行治疗。上一级医院对诊断明确、经过治疗病情稳定转入恢复期的病人，确认适宜者，将重新让患者返回所在辖区社区医疗卫生服务机构进行继续治疗和康复。目标是建立"首诊在社区、专科到医院、康复回社区"的就医新格局。

转诊分为纵向转诊和横向转诊。纵向转诊包括正向转诊和逆向转诊，正向转诊指由下级（社区）医院向上级医院逐级转诊，逆向转诊是指由上级医院向下级（社区）医院转诊。横向转诊则指向同级别专科、专长医院转诊。在我国医疗体制改革进程中，双向转诊制是在社区首诊基础上建立的扶持社区医疗卫生服务机构，解决"看病难、看病贵"问题的一项重要举措，对于减少由于城市综合性大医院承担大量常见病、多发病的诊疗任务而造成的卫生资源浪费，以及改善基层医院和社区医疗卫生服务机构需求萎靡、就诊量过少等现象具有重要意义。

医疗机构可以通过增设分院，增加就诊网点，实行流动门诊、上门服务，增加就诊时间等方式来整合服务的地点和时间，以扩大服务范围来缓解医疗服务的供求矛盾。开展晚间或空闲时间的就诊服务，方便上班族的就医；提供免费班车或车费报销等，以刺激医疗市场的需求，拓展医疗市场；开展社区卫生服务，为社区居民提供方便及时、全天候医疗服务的同时，要加强健康知识的宣传和普及，提高居民的健康知识水平。

医疗机构可以兼并、托管一些医疗机构或进行连锁经营，设立医疗服务机构集团，从而使人、财、物、信息等资源得到充分的利用，形成规模效益。医疗网点的设置要满足顾客就医的便利需求，增强医疗服务的可及性。医院服务渠道所涉及的地区和行业要满足顾客的需求。

在选择了医院服务营销渠道和具体的转诊渠道之后，医疗服务机构要对营销渠道进行管理，促进渠道的优化。加强对医院服务转诊渠道的激励、评估以及进行必要的调整。在激励方面：合理分配转诊渠道的利润、提供技术支持、开展医疗服务促销活动、提供医疗信息等。在评估方面：了解转诊渠道的指标完成情况、对顾客的服务质量和服务态度等。调整就是为了适应市场的新变化，满足市场需求，保障营销渠道的畅通。医疗服务机构可以通过增减转诊渠道的数量来对医院服务营销渠道进行调整和改变。

医院服务网络营销是指医疗机构利用互联网的技术和功能，在互联网上进行医疗机构的营销活动，它的基本营销目的与营销工具和传统营销是一致的，只不过在实施过程中与传统方式有很大的区别。

医疗机构实行网络营销有着十分重要的意义，因为网络营销将是 21 世纪最重要的营销工具之一，医疗机构尽早开展网络营销将会具有竞争优势，有利于树立良好的品牌形象。 医疗机构可通过网络对疑难疾病实现名医网上会诊，不仅可提高医疗机构服务营销效率，而且有利于医疗机构提高医疗水平。 网络营销的促销成本相较于传统媒体是最低的。

医院服务网络营销作为新的医院服务营销方式和营销手段，实现医疗机构的营销目标。 一方面网络营销要及时了解和把握网络虚拟市场，从医院服务营销活动中掌握可靠的数据；另一方面网络营销在网络上开展医院服务营销活动来实现医疗机构营销目标。

网络营销具有传统营销不具备的独特特点：信息交流自由、开放和平等，交流费用非常低，信息交流渠道直接又高效。

网络医疗服务市场调查主要是利用网络交互性的信息沟通渠道来实施调查活动。它包括网上问卷调查，以及通过网络来收集医疗服务市场调查中需要的一些二手资料。 利用网络进行调查，可以提高调查效率和调查效果。 利用网络进行医疗服务市场调查时，重点是如何有效利用工具和方法在海量信息中获取想要的信息和分辨出有用的信息。

网络用户作为一个特殊群体，有着与传统市场群体截然不同的特性，因此医疗机构要开展有效的医院服务网络营销活动，必须要深入了解网络用户（患者）群体的需求特征、就医动机和就医行为模式。 网络作为信息沟通工具，日益成为许多兴趣爱好趋同的群体聚集交流的地方，并且形成了一个个特征鲜明的网上虚拟社区。 了解这些虚拟社区的群体特征和偏好是分析网络用户（患者）行为的关键。

网络作为一种双向沟通渠道，最大的优势是沟通双方可以突破时空限制进行交流，而且简单、高效、费用低。 因此，医疗机构在网络上开展服务营销活动是最有效的。 网络医疗服务营销活动的开展，必须遵循网络信息交流与沟通的规则，特别是要遵守虚拟社区的礼仪。

网络广告作为重要的促销工具，主要依赖于网络的第四媒体功能。 目前网络广告作为新兴的产业得到迅猛发展，网络广告作为在第四媒体发布的广告，具有传统的报纸、杂志、无线电广播和电视等媒体广告无法比拟的优势，即网络广告具有交互性和直接性。

基于电子商务的医疗服务模式涵盖了医疗信息网上查询、网上挂号、远程会诊、个性化诊疗服务以及患者信息查询等一系列可通过网络平台提供的服务，具体如下：

医院可以通过网络平台发布疾病相关知识、药品价格、专家信息、检验注意事项、检验结果等医疗信息供患者查询，在减少医疗服务过程中医患信息不对称现象、提高患者对医院的信任、改善医患关系的同时，也能为患者提供便利。

相关数据显示，目前国内每个患者的平均有效就诊时间仅为 15 分钟，而挂号排队所占用的时间则在 45 分钟以上。 通过运用网络挂号系统，患者去医院就诊前，可通过医院的网上挂号系统，查询医师出诊时间、当前挂号情况等相关信息，选择适宜的时间就诊，可有效解决挂号难、排队长的问题。

通过构建远程医疗会诊系统，可实现专家对异地疑难重症患者开展会诊，避免了专家大量时间和精力的浪费，极大地提高了会诊效率。 此外，通过构建远程医疗会诊系统，患者足不出户就能够在家中通过网络得到专业医护人员的指导建议，能够为出行不便或是偏远地区的患者提供快速便捷的支持。

通过运用包括电子病历在内的临床管理信息系统，医院可收集、储存并形成患者的相关健康档案，从而针对每一个患者的情况提供个性化的诊疗服务，满足患者的不同需求，提高医疗服务的水平。

通过患者信息查询系统，所有门诊、急诊、住院患者的一般个人信息、费用交纳、检查报告、医师意见等信息均能实现及时查询，加强医患沟通，也为患者提供一个存储病历资料的空间。

电子商务一般可以分为三个层次：网上信息浏览与信息宣传层次、网上辅助交易层次、网上交易系统层次。 目前，具备一定规模的医院一般都建有医院网站，并通过网站进行医院信息发布，大部分医院也实行了网上挂号。 但基于电子商务的医疗服务模式并不仅仅局限于单一、单向的信息传递，其实质是运用通信、网络、多媒体等技术手段，通过电子商务平台真正将传统的"面对面"式医疗服务转化为"数字化"式的医疗服务。

在构建基于电子商务的医疗服务模式的过程中，必须依据患者的实际需求，充分利用好医院现有的临床管理信息系统、医院信息系统、医院检验信息系统、医学影像存档与通信系统等数字化系统，形成互动、互通、互联的医疗服务模式，避免简单化和重复化的建设，实现医疗服务模式的变革。

❧ 院中服务营销

院中服务营销是指医院及员工通过医院环境、员工行为和服务流程的场景和环节，服务好患者及家属，让患者及家属对医院的服务满意产生忠诚，以便患者下次就诊时再次选择或向其他病情相似的人群推荐就诊的营销活动。

医院在患者就诊过程中的服务营销，主要包括医院环境、员工行为和服务流程三个方面。医院环境是最容易改变的，改变以后患者及家属能够立即感受到。员工行为的改变需要一个较长的过程，但是员工行为改变以后，患者及家属的体验是最明显的。医院的服务流程是所有行业里面最复杂的之一，随着互联网技术的不断发展，服务流程的改善也能极大地提升了患者的体验。

由于医疗服务产品具有无形性的特点，顾客在购买服务以前，凭借该产品的一些表面线索去预测判断该服务的品质，这些影响判断和预测的表面线索就是"有形证据"，比如房屋设施、医疗设备、员工行为、信息展示等。在服务营销范畴，一切可以传递服务特色及优点的有形组成部分都被称为"有形证据"。

在医疗服务过程中，有形证据可以影响患者的反应，同时也可以影响员工的反应，而员工与患者之间也存在相互的影响。因此，有形证据的管理十分重要，它可以增加患者对医疗服务产品的认识和理解，帮助患者做出到医院就诊的决定，并成为患者对该服务产品的印象基础，从而影响下一次就诊的决定。

医疗服务是典型的无形性的服务产品，患者必须在就诊前就预测和判断所选择的医疗机构是否能够提供安全、有效、优质、合理的服务。比如，国家目前正在大力建设和推广社区卫生服务，但部分居民认为，社区卫生服务中心技术水平不高、医疗设备不先进、环境条件不好等，因此很多时候都更愿意到大医院就诊。

医疗机构的有形证据可分为医院环境、信息沟通、医疗费用、医疗设备、员工行为、宣传资料六种类型。

医院环境是指患者来到医院门诊、急诊和住院诊疗所见到的、所涉及的环境的总称，由背景因素、设计因素和社交因素决定。

背景因素是指患者不大会立即意识到的环境因素，例如温度、湿度、通风、气味、声音、整洁等因素。如果医院服务环境中缺乏患者需要的某种背景因素，或某种背景因素使患者觉得不舒服，他们才会意识到服务环境中的问题。患者通常假定服务环境的背景因素是完美无缺的。因此，一般说来，良好的背景因素并不一定能促进患者就诊，而较差的背景因素则会阻止患者就诊。

设计因素是指刺激患者视觉的环境因素。与背景因素相比，设计因素对患者感受的影响就比较明显。设计精美的医院环境更能够促进患者就医需求。设计因素分为艺术设计（例如建筑式样、风格、颜色、规模、材料、格局等）因素和功能设计（例如布局、舒适程度等）因素两类。医院服务设施内外设计都可能会对患者的感觉产生重大的影响。

台大儿童医院是我国台湾地区第一家设置"公共艺术"区域的儿童医院。艺术家们以"健康森林"为设计主题联手完成8个儿童身心发展专属主题空间，打造出一座儿童美术馆，希望无论是到医院就诊的小朋友，还是住院的小朋友，都可以在"森林"中嬉戏、休憩，让"森林"陪伴他们度过在医院的时光。

"异想森林"，设计师用"森林"来做空间的主题，而坐在蘑菇形座椅的候诊者则有如森林行者。这是一个面对生命中生老病死的议题，设计上也尝试在此空间植入异想般的趣味。

"趣味太空"，可以使孩子丢掉恐惧，游戏室把机械与医疗进行了趣味联结，模拟太空舱的医院。小朋友利用有趣的宇宙元素认识原本令人害怕的医疗过程。

"玩具窝"，给孩子百分百的安全感，积木相嵌的结构，摆放不同的游戏项目与玩具，让空间有丰富多变的面貌。

"彩色天洞"，孩子可以尽情涂鸦。这里很有趣，儿童可以爬进洞里面，由内向外看这个空间，儿童在彩色的洞穴或坐或卧，可以同乐也可独处，为儿童营造了可以尽情涂鸦的创作天地。

······

社交因素是指医院环境中的患者（包括其他患者）和医院员工。 医院环境中的患者和员工的人数、外表和行为都会影响患者的就医决策。 医院员工的仪态仪表是医疗机构中极其重要的有形证据。 医院员工衣着整洁、训练有素、令人愉快，患者才会相信他们能够提供优质的服务。

信息沟通是另一种有形证据，这些沟通信息来自医疗机构本身以及其他引人注意的地方。 从患者赠送的锦旗、感谢信到医院的广告宣传，从患者口碑到医院标识导向系统，这些不同形式的信息沟通都传递了有关服务的线索，使医疗服务和信息具有有形性。

医疗费用可以为患者提供医疗质量和服务质量的信息，或增强或降低患者对医疗或服务质量的信任感，或提高或降低患者对医疗或服务质量的期望。 患者会根据服务的价格，判断服务水平和服务质量。 因此，对医疗机构来讲，合理的医疗费用尤其重要。 医疗费用过低，会使患者怀疑医院的专业知识和技能，降低患者感觉到的服务价值。 医疗费用过高，会使患者怀疑医院的收费。

医疗设备是患者在医院检查、诊断和治疗过程中常常会接触到的，虽然患者没有能力和办法来判断医疗设备的好坏，但是医疗设备的形状、色彩、大小、质地等可以为患者提供一些简单的信息。 特别是患者在不同的医疗机构接触了类似的医疗设备以后，通过各种信息的对比，他们会对医疗设备的优劣、好坏有一个自己的评判，这种评判并不一定正确。

在患者的心目中，医院员工就代表着医院的形象，他们的服务态度、行为方式、为患者提供的信息等，都是影响服务质量的无形因素。 因此，医院员工应尽量满足患者合理的需求和愿望，为患者提供优质的服务。 同时，与医院员工有关的各种有形证据也会直接影响到患者对医院服务质量的评估。医院员工与患者接触时的眼神交流、面带微笑、主动问候、身体接触等行为，都能够增强患者对医院服务的信任感。

医院和科室使用的各种宣传栏、宣传单、视频等宣传资料，能够全面地向患者展示医疗机构的服务项目、服务范围和健康教育。医院宣传资料呈现的方式、字体的大小、图片的颜色、使用的材料、设计的款式、展示的内容等都会直接影响患者对医院技术水平和服务能力的判断。

医院街在 20 世纪 40 年代初期被提出，原本是为了适应医院改扩建时对原有建筑平面水平延伸的需要而提出的一种设计方法，最早被使用在英格兰哈福德郡医院，它设置了两条人流和物流分流的水平通道，被称为医院街道。而现今的医院街则是借用城市设计手法，将商业街概念引入医院建筑，融合了走廊空间和共享中庭空间的一种空间形式。在医院建筑中，用街作为交通枢纽来组织各种功能和人流，把医院各种功能区域组织在街的两边，同时在其两侧附设一些商业服务设施。

医院街使原本冷漠呆板的医院变得生动活泼起来，给医疗建筑的内部空间注入了新的生机。医院街作为医院建筑中主要的公共空间和交通枢纽，将复杂的各种功能空间有机地组织起来。明确的标识导向系统，使得医院街在引导人流、组织功能方面起到了很好的效果，克服了传统医院迷宫式布局的缺陷。而且医院街内设置沙发、座椅、绿化、灯饰等设施，营造小尺度空间的安静氛围，在开放的环境中创造了相对私密的个人空间；还将电话亭、鲜花礼品店、书报亭、问询处、自助银行等商业服务设施引入医院公共空间之中；运用美学和行为心理学的研究成果来进行室内环境设计，在色彩、装饰、材料、灯光、音响、视听等方面精心布置，创造温馨宜人的气氛，起到了很好的舒缓患者紧张心情的作用，让患者感觉就像仍在社会活动中而不是进入令人恐惧的医院。

另外在医院街中共享中庭、玻璃采光顶棚、绿色植物、景观水体以及大量的自然光线等要素，打破了室内和室外空间界限，密切了人与自然的接触，创造了一个宽敞明亮、有利健康的就诊环境。但也有人提出医院街在控制交叉感染、环保节能等方面存在不利影响。任何一个事物必然具有利与弊的双面性，医院街也不例外，设计者需要把不利影响降到最低甚至消除。

在医院服务营销组合中，人的要素是比较特殊的一项。人的要素包括两个方面，即医院员工和患者。医疗机构的运作高度依赖于人的因素，医疗服务质量的高低与医院员工密切相关。

医院员工是指各级各类医疗机构中从事医疗、预防、保健、康复及相关服务的人员。医疗服务行业不仅是一个技术密集型的行业，而且也是一个劳动密集型行业，同时医疗服务行业又是情感密集型行业。越来越多的医疗机构已经认识到不仅要着眼于服务患者，而且还要着眼于服务员工，因为医院员工在医院服务营销中发挥着重要作用，医院员工的素质直接影响服务质量。

首先，医院员工可以说就是服务本身，如医生、护士等医务人员的业务水平和对患者的态度等，这些服务的质量在很大程度上直接取决于医院员工的素质。其次，在患者眼中，医院员工是医疗机构的化身，医院员工的行为素质代表着医疗机构。因此，医院员工的一言一行都影响整个医疗机构的形象，客观上具有整体意义。最后，由于医院员工代表着医院，能够直接影响患者的满意度，他们也就扮演了营销者的角色，他们举手投足都会使医疗服务具体化。

医院员工直接影响到服务的可靠性。医院员工就是服务本身，服务的可靠性就是员工的可靠性。如果医疗机构的员工素质和状态不稳定，那么医疗机构的服务质量就难以保证。相反，服务质量稳定、可靠的医疗机构无一不重视保持员工的稳定性，并加强对员工的培训、辅导、监督和控制。医疗机构服务的质量和信誉就是医院员工的能力和信用。

医院员工本身就是服务的一种广义的有形线索或有形提示。医院员工的仪表、仪态等都会影响患者对服务质量的视觉感知。特别是直接接触患者的一线医院员工（如医生、护士、药师、康复治疗师等）有着比较重要的作用。例如，护士在面对痛苦、焦虑的患者时，面带笑容、关心体贴与表情冷淡、语气生硬，会给患者带来完全不同的感受。

在众多医院员工中，直接与患者接触的一线员工，由于他们在组织的边界上工作，所以他们被称为"边界跨越者"。边界跨越者是外部顾客和环境与医院内部运营之间的一条纽带，他们在理解、过滤和解读往来于医院和外部的顾客间的信息和资源的过程中担任着关键角色。边界跨越者岗位通常都面临极大的工作压力，经常要处理患者与患者以及医院与患者之间的冲突，还要在实际工作中要处理服务质量与生产力的关系。这些压力都可能导致医疗服务在传递与交付过程中发生失误。

新加坡伊丽莎白医院成功地在医院服务中应用营销理念。他们相信医生、护士的诊断技术、护理能力和医院员工的态度是患者高质量评价的关键，所以医院实施了内部营销、培训计划和奖励制度。

为了改进患者对医院服务的印象，医院对患者经常接触的部门进行检查。发现医院里的大多数患者及家属和其他来访者接触最多的是护士和工勤人员。所以，医院十分注重对这类员工的岗位培训，以提高他们的服务技能，并重新设计一线办公室员工的角色，工作要求已经达到规范化、标准化的程度。而那些不符合服务技能要求的员工将被解雇，或调整工资水平。

情感付出是指提供优质服务所需的体力与脑力技能之外的劳动。在医疗服务消费者中，绝大多数患者都有弱势心理，处于较明显的低落情绪状态。因此，医疗服务行业对情感付出的要求远远超过一般的服务行业。患者更需要友好、礼貌、尊重和同理心。情感付出要求医院一线员工把情感倾注到工作中，要求一线员工在与患者打交道时即使自己心情不好也要以医院所要求的态度和表情来面对患者。对很多医生来讲，日常工作包括急诊值班、门诊值班、临床工作与科研带教工作，压力本身已很大。对医疗服务机构来讲，挑选具有处理情感压力能力的员工、进行必要的技能培训、提供良好的工作环境、倡导团队合作、定期休假、在需求最苛刻的一线工作岗位间轮换工作，这些都有益于减轻过度情感付出的压力。

一线医务人员经常要面对医院与患者、患者与患者之间的冲突。医院如果对这些挫折感置之不理，将导致员工工作压力加大，对工作不满意感增加、患者服务能力下降以及感到筋疲力尽等。一线员工经常同时与许多患者及家属打交道，在依次服务情况下，如果医生为其中一位患者及家属额外讲解病情和介绍相关的健康知识，意味着等待着的其他患者的需求不能及时得到满足。想同时满足所有患者的需求，医生就会感到心理冲突。经常还会出现医院和患者之间发生冲突，如果患者提出过分的要求，一线员工就要做出决定，是遵守规定还是满足患者，当医生认为医院的管理政策或流程上有问题时，冲突就会更加严重。

医疗机构要求一线员工的工作既有效率又有效果；既要为患者提供细致、优质、令人满意的服务，同时还要在特定的时间内为相当数量的患者服务。新医改后大量就医需求被释放，一些大医院的门诊量持续攀升，医务人员超负荷工作情况严重，如果医生仔细认真看诊，一名患者至少需要 20～30 分钟，一天最多也只能看 16～20 名患者。但现实是现在很多一线医生一天至少要看 30～40 名患者，难以兼顾服务质量和患者满意度。

越来越多的医疗机构认识到，内部营销先于外部营销，员工满意是患者满意的源泉。也就是说，医疗机构的员工是内部顾客，当他们在内部受到最好的服务时，才能向外部提供最好的服务。医疗服务人员应该成为服务营销的对象，医疗机构对医疗服务人员的营销，就是向医疗服务人员提供良好的服务，满足他们的工作需要，以便有效地进行外部营销工作。

内部营销是一种把员工当作内部顾客的哲学，是一种从营销角度进行人力资源管理的哲学。它把外部营销内部化，把员工当成内部市场顾客，通过营造适宜的环境，应用营销思想和方法，为员工提供满足物和附加值，从而改变员工的态度和行为，使员工齐心协力共同推动外部营销的发展，实现医院与外部顾客的交换，更多地为组织创造价值，创造利润。内部营销的理论基础是：只有员工满意了，员工才能更好地服务于患者，才能使患者满意。

内部营销是外部营销的基础，并服务于外部营销，而外部营销的发展需要内部营销的支持。这里有三层含义：

第一，内部营销必须在外部营销之前进行。医疗机构外部营销的主要功能是提出承诺，向外界表明医疗机构以某种价格、某种方式提供某种服务，以满足顾客对健康的需求。但是，承诺的落实需要依靠医疗机构内部的员工。如果员工对外部营销计划缺乏了解或不具备所需要的能力和动力，外部营销计划无疑是空中楼阁。

第二，医疗机构中存在大量"业余营销员"，必须通过内部营销的方式使其建立患者需求导向和以病人为中心的意识。医疗机构开展内部营销主要是为了建立和改善与以患者为主的内部人员间的关系。要做到这一点，必须使内部员工做好思想和行动上的准备。同时，理顺内部关系，在医疗机构管理系统内，外部营销的计划与开展如果没有医务部、护理部、人力资源部门、后勤保障部门、教学科研部门等的支持与协作，在实际执行过程中就会遇到极大的阻力，很难为患者提供高质量、高效率的服务。

第三，外部营销计划执行前首先应该将其推向内部市场，接受内部顾客的检验，以提高其成功的可能性。如果医疗机构内部员工对医疗服务技术和服务结果不满意，顾客恐怕很难会喜欢这些服务产品。

内部营销促使医疗机构从正三角的管理模式向倒三角的服务模式转变。基本出发点是把员工当作内部顾客，在内部形成一层一层的顾客市场，像一条市场链一样将各层连接起来。二线员工的顾客就是一线员工，比如医院的科主任和护士长是内部营销的中坚力量。行政后勤人员的顾客就是自己直接服务的二线员工，这样层层上推，领导成为最后一层，他们以全体员工为顾客。每个层次的每个人都必须向自己的"内部顾客"提供优质服务。这样，外部顾客的需求可以快速、顺畅地贯通于组织各个层级，从而形成医疗机构内部对外部需求的快速反应。

服务流程是流程的一种重要类型，是指患者享受到的，由医疗机构在每个服务步骤和环节上为患者提供的一系列服务的总和，具有隐形性、不易储存和患者接触度高的特点。

医疗机构员工大都把这些环节当成作业任务来完成，而患者则会对服务流程中的每一个环节都做出评价，然后加以汇总，得出一个完整的评价结果。医院挂号、分诊、门诊、住院、医学检验、医学影像、药房、收费等部门科室都是服务流程的环节。在许多医院中，患者对医院所设计的就诊服务流程的总体评价是不满意的，因为患者在整个就诊流程中排队次数太多、排队时间太长。

医疗服务流程是指医疗机构内的服务流程，主要包括六大流程，分别是核心流程、关键流程、保障流程、服务流程、电子商务流程和沟通流程。从为患者服务的角度来看，现代医院流程又分为"三大类十八项"系列流程。这"三大类十八项"系列流程涵盖了任何级别医院的服务流程。

三大类十八项分别是：

医疗核心流程：门诊患者就诊流程、患者急诊急救流程、住院患者诊疗流程、患者临床护理流程、患者辅助检查流程、药品供应监控流程。

保障服务流程：战略服务管理流程、人力资源管理流程、后勤保障管理流程、统计指标管理流程、教学科研管理流程、安全工作管理流程。

沟通辅助流程：医院之间转诊流程、信息网络维护流程、规章制度实施流程、风险应急流程、医患关系管理流程、绩效评价管理流程。

传统医院的业务流程理念是以医生为主导，以医院为主导，以需要为主导。所谓的需要是指政府的需要、医院的需要、专家的需要，是按医疗服务供方的理念来考虑问题。例如，一名患者进入医院大门以后，从挂号到看医生，到做各种检查，到最后离开医院，整个设计的流程都是以医院的方便性来设计的，而不是以满足患者的需求为目的，如患者希望在最短的时间、以最快的速度、最低的价格购买最好的服务等。导致的问题是，虽然在某个局部能够提高工作效率，但从医院整体上看，程序过于复杂繁多、分工过细，造成患者在医院滞留时间过长，医院经营活动迟缓，整体服务效率低下，患者满意度低，不利于适应快速多变的医疗市场竞争。

以医院为导向的服务流程缺少以人为本的观念。如有的医院门诊服务流程中缺乏导诊环节，导致患者就医去向不清；前后诊疗科室距离较远或指示牌不清楚，导致患者就医流程混乱；同时科室部门分工过细，专科诊疗高度分化使医院不能对病人全面负责，造成工作流程的支离破碎；各部门各自为政，缺少以患者为中心的整体医疗服务概念。

分工过细导致管理人员增多，管理项目繁杂，效率低下。同时等级制的职能型组织不仅造成机构臃肿，而且容易导致官僚作风蔓延，影响医疗机构经营决策，导致医疗机构在市场中的竞争力下降，走向衰落。

医疗服务流程设置的缺陷以及员工绩效评估考核标准的不完善，也使得医务人员的工作过于精细和单调，影响工作人员的创造力和主动性。职能型组织中，对员工业绩的考核是根据主要领导的评议来认定，所以员工遇事便从自己部门的角度出发，只考虑如何让直接领导满意，各部门关注的中心是领导，而不是患者。因局部观念过重，使得医务人员看不到全局，不重视服务，不重视患者满意度。

总之，不合理的医疗服务流程严重降低了医院的运行效率，影响了医院的经营潜力。为此，医院要改革，要重新审视现有的服务流程，要以患者需求为导向重新设计医院的服务流程。

医疗服务流程再造是指医疗机构或部门，从患者需求出发，以服务流程为对象，对医疗服务流程进行根本性的再思考，对服务流程的各项要素进行重新设计和重新整合，从而使医疗服务的各个流程最大限度地满足患者需求，促进医疗机构服务质量和运营效率提升。

医疗服务流程再造的主要原则包括：一是以患者为中心的原则；二是以流程为中心的原则；三是无结构化团队式管理；四是流程改进后具有显效性。

医疗服务流程再造最主要的目的是提升患者满意度和服务质量。 为此，医院业务流程再造要遵循以患者为中心，以患者需求为导向的原则。 以患者为中心，意味着医疗机构要站在患者的角度判断服务流程的效果。 只有令患者满意才能为医院创造价值，而服务流程是影响患者体验、决定患者对服务质量评价的重要内容，患者对服务流程的不满可能会导致患者转向竞争对手。

以流程为中心的原则，就是彻底突破医疗机构内部部门间的界限，打破传统思维方式，围绕服务过程展开工作。 争取将分散在各个功能部门的作业整合成统一流程。

医疗服务业务以流程为中心，而不是以一个专业职能部门为中心。 一个流程由一系列相关职能部门配合完成，为患者创造有益的服务。 职能部门的意义将被减弱，多余的部门及重叠的流程将被合并。

在以流程为中心的医疗机构里，团队是指动态结合在一起，具有多种技能并能完成多项任务的一组人。 它通常是以服务流程为基础组织起来，在打破医院内部传统的功能部门、等级界限的基础上进行的，面向的不再是单一职能，而是综合性任务。 要通过合并功能部门和简化工作程序简化服务流程，并在管理上实行扁平化组织结构。

医疗服务流程再造后显效性要求是再造后的流程要提高效率，消除浪费，缩短时间，提高患者满意度和组织竞争力，降低整个流程成本。

❖ 院后服务营销

院后服务营销是指患者在门急诊就诊或住院治疗离开医院以后，医院及其员工对患者进行的营销活动。 院后服务营销其实就是患者下一次就诊或者住院治疗的院前服务营销，增强患者对医院的忠诚度，有利于患者再次就诊或者向其他人群口碑传播，保留老患者比吸引新患者所花费的成本低 5 倍，所以院后服务营销对于医院保留老患者至关重要。

医院医生技术水平的高低，主要体现在对患者疾病的诊断治疗效果上。 医院严格的交班、查房、会诊制度，就是为了保证诊断准确和治疗有效。 但是由于医院的资源和患者的经济能力有限，往往在明确诊断，制订出治疗方案，进行尝试性治疗后，就会让患者出院，回家继续治疗。 患者在家治疗期间，治疗措施是否得到正确的贯彻执行，会严重影响疾病的治疗效果。因此有必要对患者的院外治疗进行干预，对其生活方式进行指导，甚至对病情进行监护，确保病情在正常康复的轨道上。与此同时，把一些临床研究需要的重要信息记录下来，把病人返院检查的计划安排妥帖，这些都属于院后服务营销。

一般而言，承担了临床课题研究的医生，都很重视患者的院后服务。医生会制作科研病例的观察表，经常定期打电话询问患者的用药情况和症状变化，提醒患者定期回医院进行复查。只有这样，课题研究的观察周期才可能达到理想的三个月、半年、一年甚至几年，也才有可能完成像"队列研究"这样可信度比较高的研究项目，得出令人信服的研究结论。

最典型的，像多种国际学术期刊要求来稿在评价肿瘤治疗效果时，不仅有治疗手段干预时的变化，还要有干预后三个月、半年、一年、三年、五年，甚至更长时间的存活率数据，甚至生存情况来综合评价治疗的有效性。对肿瘤的随访观察病例，进行跟踪随访，了解生存质量，核对生存时限，统计不同时期的生存率，进而论证治疗效果。医院内部积极的随访需求，反映了院后服务营销具有的学术意义。

院后服务营销究竟需要有多长时间？如果是患者离开医院仍在治疗用药的阶段，感觉比较模糊。像慢性病、老年病，治疗时间一般都比较长。高血压、糖尿病等，甚至需要终身治疗。其间，患者还会反复到医院复诊，只管患者出院后，不管患者出院前，似乎不够完善。而患者来医院之前的服务，对医院的就诊率、住院率、业务收入等，都有更重要的意义。

院后服务营销包括患者离开医院以后，医院与患者之间的各种医疗与服务的联系。站在医院和医生的角度，包括对患者的随访调查、健康教育、就诊安排等内容。从患者的角度，包括投诉、建议、资讯、查询、预约就诊、病情监护、紧急呼救、病历管理等。院后服务营销，就是对患者与医院、医生之间联络活动和彼此关系的管理。在一般企业中，这样的管理通常称为"客户关系管理"。院后服务营销主要包括：随访调查、健康教育、咨询预约、科研跟踪、服务监管五个方面。

第一是随访调查。对所有到过医院就诊的患者离开医院以后进行随访。在患者生日、逢年过节、气候变化、疾病流行等特殊时期进行问候。这样的随访，会在医院与患者之间，建立良好的感情联系。患者因为医院经常进行随访会增强好感、增加信任度，会乐意继续在医院看病，甚至会推荐亲朋好友到医院就诊。医院定期的随访，开启了和患者良好沟通的窗口，化解医患纠纷，提高治疗效果，提高医院的知名度、美誉度，提高患者对医院的忠诚度。

第二是健康教育。对不同性别、不同年龄、不同职业、不同疾病的患者进行分层管理。有针对性地介绍疾病治疗、康复和护理的基本知识，介绍相关疾病的最新研究进展，介绍医院引进的新医疗项目和技术。一方面让患者在最短的时间内，了解医学动态，获得最新最好的医学常识，提升疾病的诊断治疗水平；另一方面，通过健康教育增加就诊频率，帮助医院在最短的时间内，让新投资的技术项目达到盈亏平衡点，实现理想的运营效益。

第三是咨询预约。 咨询预约服务是开通一个联络窗口，让患者主动来联络医院，查询相关信息，咨询有关问题，了解疾病、药品、医生、医院、费用、预后等相关情况，甚至预约、预定医院的相关服务。 咨询服务是患者降低医学知识门槛最有效的办法。 患者不需要到医院，不需要面对面，不需要先付费，在医院就诊以前，已经充分了解相关信息，再做就诊抉择，客观公正，很容易赢得患者的信任。

第四是科研跟踪。 临床科研观察病例，强调观察指标的系统完整和对照可比。一般情况下，由于医院病床需要周转，科研病例的观察时限都只能控制在住院的两到三周时间。 这么短的观察时段，妨碍了试验措施干预之后的系统观察，尤其是长效观察、长期副作用的观察。 院后服务营销利用专门的随访工具，科研人员可以对观察病例进行定期随访，还可以接收被观察者传回来的数据，并进行汇总统计分析。 把课题的临床观察时限延长到三个月、半年、一年，甚至更长的时间，统计的观察指标也更多、更准、更全面，从而有效提升课题的临床科研水平。

第五是服务监管。 患者的意见和建议可以通过院后服务建立的渠道充分表达，包括表扬、批评、建议和意见。 医院也可以通过对离院患者进行系统随访，并将随访结果统计汇总成客观的全院各科室的服务评价结果，为医院绩效管理提供依据，也为医院改进服务提供建议。

院后服务营销，反映了医院维护患者关系的愿望，也反映了患者离开医院后对医院服务的需求。 通过分析目前我国医院开展院后服务营销的情况，我发现其中还存在一些薄弱的环节。

首先，医院对院后服务营销的重视程度不够，人力、物力、财力等资源配备缺乏，严重影响到院后服务营销的效果。 有的医院已经认识到院后服务营销的重要性，也开始要求各科室进行这项工作，但是在资源配置上没有加强和补充。 还有的医院管理不到位，只是启动了院后服务营销这项工作，但是对实施的情况和效果没有进行评估和评价，患者也没有体验到院后服务营销带来的良好体验。

其次，院后服务营销多是零星开展，没有形成完整的体系。 在医院医生与患者之间，哪些患者需要管理？ 如何去管理？ 谁去管理？ 需要哪个部门去管理？ 应该配备多少人？ 还是其他员工兼职？ 在医院内部没有明确的制度和规范，在实践中也没有总结经验。 很难给患者带来院后服务营销的好处，也难给医院带来良好的社会效益和经济效益。

然后，医院进行院后服务营销缺乏现代化的信息系统和管理工具，服务效率低下，经济效益不佳。 在绝大多数已经开展患者随访管理的医院中，还是依赖于传统的电话进行服务。 无论是临床科室的员工，还是专门的客户服务人员，都是靠人工拨打电话进行。 这样的工作方式，医院员工的工作压力大，劳动强度高。

最后，近年来健康管理机构的发展，严重挑战了医院的院后服务营销。 健康管理机构通过对资源的积累和整合，已经将大量的外资企业、大型企业的顾客掌握在手中，将直接影响患者就诊的去向。

第 10 章
医疗质量改善

YILIAO ZHILIANG

GAISHAN

医疗质量改善是医院生存和发展永恒的主题，患者安全和医疗质量是医院管理的生命线，是医疗服务工作的核心内容。《中共中央国务院关于深化医药卫生体制改革的意见》明确提出"为群众提供安全、有效、方便、价廉的医疗卫生服务"，是深化医药卫生体制改革的总体目标，将患者安全与医疗质量放在首要位置。

卫生部在 2009 年开展了"医疗质量万里行"活动之后，2010 年继续在全国范围内开展主题为"持续改进质量，保障医疗安全"的活动，旨在持续改进医疗质量和安全，构建和谐医患关系。 为健全医疗质量安全事件报告和预警制度，2011 年卫生部印发了《医疗质量安全事件报告暂行规定》，指出由卫生部建立全国统一的医疗质量安全事件信息报告系统，要求对医疗质量安全事件实行网络直报，以持续推动医疗质量改进，切实保障医疗安全。

国家卫生与计划生育委员会颁布《医疗质量管理办法》，于 2016 年 11 月 1 日起施行。 这是近年来最高卫生行政部门发布的最具权威性和全面性的医疗管理规范文件，其内容既是对目前先进医疗管理成果的概括与阐释，也是对未来医疗体制改革、医院评审评价和质量安全检查的标准确定，具有里程碑和风向标的作用。

医疗质量与安全评价是利用数据对医疗质量与安全相关指标进行统计分析，是医疗质量与安全管理的重要组成部分。 科学、客观、系统、全面的评价能够为医疗质量与安全管理工作提供数据支持，通过自身前后比较或与其他医疗机构进行比较有助于发现和分析存在的问题，为持续改进提供参考依据。

✣ 医疗质量

医疗质量与安全的含义有广义与狭义之分。 狭义的医疗质量与安全是指医务人员为患者提供的医疗服务直接相关的各个环节是否科学、合理、正确、有效，主要包括诊断是否正确,用药是否科学合理,手术是否有效无误,治疗及护理是否恰当,医疗及设备是否使用得当,是否发生院内感染等方面。 广义的医疗质量与安全涉及患者从就诊、入院到出院过程中的各个环节,不仅包括与患者直接相关的医疗服务的质量与安全,也包括医院管理、服务质量、消毒供应、患者满意度、患者健康教育、医德医风、医院环境、医院后勤保障等与之间接相关的各方面。

患者安全事件

美国医学研究所(IOM)在 2000 年出版的研究报告《人类的错误——构建一个安全的卫生保健系统》中估计,美国每年大约有 4.4 万~9.8 万人因医疗错误死于医院,但有学者认为此估计过于保守。 根据哈佛医学实践研究(HMPS)的统计结果进行推算,美国每年发生医疗保健不良事件 100 万例左右,其中约有 18 万例病人死于此类事件。 2011 年发表的一项研究结果表明,美国几乎每 3 个住院病人中就有一个经历过医疗保健不良事件。 2008 年,美国医疗赔偿支出为 171 亿美元,占全年医疗保健支出的0.72%。

英国患者安全局的一份报告显示,2005 年英国有 2159 名患者因医疗损害而死亡,另有 4529 名患者因可避免的医疗失误导致身体受到严重的伤害,2005 年 3 月到 2006年 3 月期间英国全国报告约 50 万起医疗事故,其中多数发生在医院。 近年来,英国医疗质量堪忧,调查显示国家医疗服务系统(NHS)医院每周发生的严重医疗失误高达 5 次,频发的医疗损害事件一度引发国民对国家医疗服务系统的信任危机。 2014 年10 月英国卫生大臣杰里米·亨特表示,英国国家医疗服务系统一年耗费在基本的医疗错误上的经费成本高达 25 亿英镑。

近年来,我国医疗卫生行政主管部门不断加强医疗质量与安全管理,但总体形势依然不容乐观。 目前,官方没有公布我国医疗质量安全事件的详细统计数据。 据中国红十字会统计,我国每年医疗损害事件造成约 40 万人非正常死亡,是交通事故致人死亡数字的 4 倍。 此外,近年来越演越烈的医疗纠纷事件,也在一定程度上反映出总体上患者对医疗质量与安全的信任度不高。

医院感染是威胁病人健康的一个重要因素,也是排名比较靠前的死因之一。 在每年发生的医疗损害事件中,院内感染占一定比例。 2014 年 3 月,美国疾病预防控制中心发布的报告中显示:对 2011 年美国 183 家医院的有关数据进行分析后发现 4% 的病人成为院内感染者。 据此估计,2011 年美国全国有 65 万病人成为院内感染者,院内感染总次数超过 72 万次,因此死亡的人数达到 7.5 万人,平均每天有 200 多人死于院内感染。 同时,统计结果显示,院内感染前三位分别是:肺炎(22%)、外科手术部位感染(22%)、胃肠道感染(17%);院内感染病菌前三位分别是:艰难梭菌(12%)、金黄色葡萄球菌(11%)、克雷伯杆菌(10%)。

在我国，医院感染问题也很突出。近年来重大医院感染事件频发，例如，2005年安徽宿州眼球事件，2008年西安新生儿感染事件，2009年天津蓟县新生儿感染事件及山西血液透析感染事件，2011年江西抚州医院感染事件，2013年安徽淮南血透患者感染事件等。这些院内感染事件均给患者造成不同程度的身心损害甚至死亡。

安徽省淮南市新华医院血透患者感染丙肝事件，被认定为是一起严重的医院感染事件，74名透析患者中，新增丙肝患者12人，抗体阳性22人。

2013年1月起，淮南市新华医院陆续报告在血液透析病人中发现丙肝病毒感染者，省、市卫生行政部门立即组织专家组多次进行现场调查。调查发现，该院接收的门诊透析病人共74人，透析前筛查出丙肝患者12人，乙肝患者6人；2012年陆续发现新增丙肝患者3人。2013年1月上旬，医院对74名透析患者全部进行病毒标志物筛查，又新增丙肝患者9人，抗体阳性22人。经专家组现场调查分析，认为此次感染的主要原因是透析机消毒不彻底，同时存在透析室布局不合理、制度不健全、分机透析执行不到位、工作人员业务水平低、操作不规范等问题，调查结论为"严重的医院感染事件"。

安全用药问题是医疗质量与安全的一个重要问题，也是医学界面临的一大挑战。意大利有研究结果显示，老年住院病人住院期间药品不良反应发生率为5.8%。美国的一项研究分析结果显示，排除处方错误、病人依从性差、药物过量、药物滥用、治疗失败及可能的药品不良反应，在住院病人中严重药品不良反应的发生率为6.7%，致死的药品不良反应率为0.32%。据此推测，美国有220余万住院病人发生严重药品不良反应，有10多万住院病人因药品产生不良反应死亡。药品不良反应成为美国位列前几名的死因之一，导致住院费用每年额外增加近40亿美元。

2015年，我国国家食品药品监督管理总局发布《国家药品不良反应监测年度报告（2014年）》，2014年全国共上报药品不良反应事件132.8万例，较上年增长0.8%，其中新的和严重药品不良反应/事件34.1万例，占同期报告总数的25.7%。全年药品不良反应上报事件中医疗机构报告数量占82.2%。报告的不良反应/事件中，14岁以下儿童患者数量占10.5%，65岁以上老人患者数量占19.9%。

英国发布的2011—2013年医疗器械不良事件监测报告显示，报告的不良反应数量呈逐年上升趋势，2013年为13642件，其中死亡报告事件数量占2.3%，严重伤害事件占36.6%，器械制造商为主要报告来源。产品类型方面，报告数量位列前三名分别是外科手术和病人监护类（16.4%）、液体（血管）管理类（15.6%）和整形植入类（11.04%）。

医疗质量三级结构

美国医疗质量管理之父多那比第安在20世纪60年代提出了医疗质量的三维内

涵，即结构质量、过程质量和结果质量。他提出医疗质量应该用最小的危险、最小的成本使患者获得最适当的健康状态，这个观点至今仍被广泛接受。

医疗质量的三级结构，即结构质量、环节质量和终末质量。按层次对构成医疗质量的各个环节进行有效的控制是医疗质量管理的主要方法。医疗质量的三级结构是密切联系、相互制约和相互影响的。结构质量贯穿于质量管理的整个过程，终末质量是结构质量和环节质量的综合结果，对结构和环节质量起反馈作用。

结构质量是由符合质量要求，满足医疗工作需求的各要素构成的，是保证医疗质量正常运行的物质基础和必备条件。结构质量的高低直接影响甚至决定整体质量，故成为管理重点，也是医疗服务的基础质量。医疗结构质量要素通常由人员、技术、物资、规章制度和时间等基本要素组成。

人员是医疗质量要素中的首要因素。其素质的高低对医疗质量起到决定性的作用，它包括医院人员的政治思想、职业道德和工作作风等方面。人员管理既要重视医疗护理专业人员，又不能忽视职能部门的管理人员和后勤保障人员，并且保证人员数量充足，结构合理。

技术一般指医疗技术和管理技能，其实质是"人"运用"医疗技术"为"患者服务"。各种技术均有质量指标来评价工作的优劣程度。技术质量是指在医疗技术上以最小的消耗取得最大的医疗效果。

技术管理包括：技术标准规范和评价、技术标准执行、经济效益评价等；基本技术训练；技术学习与更新，医疗专业技术、管理专业技术以及保障专业技术，都是靠学习实践和训练获得的。

物资是医院存在的基础，也是医疗质量的基础。如果没有物资这个物质基础，要提高基础医疗质量就是"无源之水，无本之木"。医院是由客观存在的物质构成的有形体，医院物资、药品器材的供应，设备的完好和先进程度是医疗质量的基础保证。

医院物资管理是医院为完成医疗、教学、科研等工作，对所需的各种物资进行计划、采购、保管、供应、维修等各项组织管理工作。医院物资管理的主要研究对象是物资在医院内的流转过程和科学管理，包括医院物资分类、物资定额管理、物资供应计划编制、物资采购运输、物资仓库的管理和组织领导等。

规章制度是医疗质量管理的基础和行为准则。不论是直接参加医疗服务还是间接参与医疗服务，都需要有一套完整的工作制度来规范工作人员行为。医疗服务是一项很严密的工作，对每一个参与医疗服务活动的人员，都应该有相应的任务分工和责任要求，以使每个工作人员任其职、尽其责，共同完成医疗服务工作。规章制度用以规范医院的工作流程，规范医务人员的工作行为并作为医疗质量的评价标准。

时间又称时限，体现医疗实施过程是否及时、适时和准时。医疗质量的高低与时间有密切关系，合理利用时间也是提高医疗服务效率的主要方法。

环节质量是指医疗服务全过程中的各个环节质量，又称为过程质量，包括从患者就诊到入院、诊断、治疗、疗效评价及出院等各个医疗环节的质量。 理解医疗环节质量的内容首先要明确医疗服务的过程。 过程的划分一般根据医疗服务的组织结构和患者的就医流程。 前者通过医院的组织形式对医疗质量进行管理，后者是在以患者为中心的思想指导下，进行医疗质量过程策划，以便使医疗工作更加适合于患者的需求。 患者就诊流程主要分为门诊就医流程和住院就医流程。 门诊就医流程一般是挂号、候诊、就医、检查、取药或治疗、收费等。 住院就医流程大体可分为：就诊、入院、诊断、治疗、疗效评价及出院六个阶段。

基于上述医疗服务过程，环节质量根据不同的工作部门和性质，有着不同的质量要求。 主要包括：一是诊断质量，指问诊、查体、各种技术操作、诊断等；二是治疗质量，指一切治疗工作的实施质量，如治疗措施的决断和治疗方案的选定，手术、抢救、药物以及各种与医疗相关的处置；三是护理质量，指对患者的基础护理和专科护理，以及各种护理操作和医疗用品灭菌等质量；四是医技质量，指医学影像、医学检验、病理检查、特殊检查等各种辅助检查质量；五是药事质量，指药品的采购、保管、领发、供应等质量；六是感控质量，指医院感染控制环节的质量。

环节质量管理需要把握医疗过程中的不同环节及其特点：环节质量是医院质量管理的重要组成部分。 每个环节的质量都会直接影响到整个医院的质量。 因此，要重视每个环节的质量管理，必须了解每一个环节的具体内容，将其分解到最小单元，才能真正把握环节控制的细节。

环节质量管理需要抓住重点环节：一是重点科室，如重症、急诊、骨科、产科和麻醉科等。 二是重点人员，如新进员工、实习生和进修生等。 三是重点因素，如思想不稳定、工作不安心，对立功受奖、技术职称或年终评定不满等人员。 四是重点时间，如节假日、患者就诊高峰期。 五是对重点环节和对象要重点检查、分析，及时发现问题，及时进行研究，采取有效对策。

环节质量评价与控制，通常采用现场检查和控制，也可采用全面检查、抽样检查或定期检查。 利用数理统计方法分析和及时采取相应控制措施是十分重要的。 同时，要运用现代计算机技术，建立医疗质量实时控制模式，提高医疗环节质量管理的水平。

终末质量不仅包括患者在诊疗结束时的医疗质量，也包括对患者的随访。 医疗终末质量管理主要是以数据为依据来综合评价医疗终末效果和效益，从而发现并解决质量问题。 因此，医疗终末质量是评价质量的重要内容。 终末质量通过不断总结医疗工作中的经验和教训，不断改进过程质量和结构质量，促进医疗质量循环上升。

终末质量管理是在保证外部环境和内部条件综合平衡的基础上，明确在一定时间内预定达到的成果，制订出总目标，并为实现该目标而进行组织、激励、控制和检查的管理方法。 也就是说，根据医疗质量管理的要求，把医疗质量指标的标准值化作一个时期（年度、季度、月度等）的目标，并将目标分解到各个部门和个人，严格按目标执行和实施，并进行考核和结果评价，总结经验和存在的问题，并根据目标完成情况实行一定的奖惩。

医疗质量管理体系

医院完整、合理的管理组织是做好医疗质量管理工作的前提，医院医疗质量管理体系主要包括自我控制、科室管理、职能管理和医院管理等多层组织。

医务人员自我控制是指在医疗活动过程中，医务人员的个人行为具有较大的独立性，个人素质、医疗技术水平对医疗质量影响较大，也是质量不稳定的主要因素，是质量控制的基础。 自我控制是靠自身思想素质、业务技术素质与身体素质，经过自我管理达到质量指标。 实施有效的管理，自我控制是最基本、最重要的管理手段，医疗设备以及药品应用的选择以及评价都离不开人，提高个人的自控能力，自觉地规范医疗护理行为是保证医疗质量的基础。

科室质量控制小组由科主任、护士长和业务骨干组成，并实施科室质量控制，每月有计划地组织本科室医疗、护理人员开展自我评价工作。 根据相应的规章制度、临床诊疗指南以及质量控制目标等，随时检查科室医护人员履行工作职责的情况，分析科室的医疗质量数据、患者投诉情况和质量缺陷问题，自我查找医疗隐患，自评并及时制订质量改进方案、措施，实现以科室为单位的医疗质量管理。

职能部门质量控制，由医院相关的质量管理的职能部门参与到医疗质量管理中。医疗质量控制部门负责督促、协调相关职能部门对各科室的医疗质量进行资料收集、数据分析和反馈，定期或不定期地深入科室开展医疗质量的促进工作，调查核实医疗缺陷情况，将检查结果及时书面反馈至有关科室，并制订考核标准和质量控制方案。信息科及时准确地统计各科室终末质量及环节质量指标数据。

医院质量管理委员会作为质量管理的决策层，定期召开会议，分析和处理质量管理工作中的重要问题，综合评价医疗质量，制订质量管理战略、质量管理目标和质量管理体系建设方案等。

医疗质量评价指标

医疗质量评价就是有组织、有计划地对医疗活动中的客观事物的核实或事物性质的分析，判定被评价对象是否符合事先规定标准或要求的活动，它是医疗质量管理的重要一环，也是一项复杂的工作。 因此，如何建立科学的、客观的、准确的医疗质量评价体系，是医院质量管理的一项主要任务。

医疗质量的三级结构是密切联系、相互制约、相互影响的，医疗质量的结构质量主要反映的是医疗服务的规模和能力水平，结构质量评价的是各类资源的静态配置关系与效率，是资源相对稳定的物质或组织特性。 医疗质量的过程质量评价主要反映医疗工作和医疗行为的过程活动，并评价它们的顺序和协调性，主要包括：患者诊疗过程的规范，诊疗操作常规，与诊疗相关的医疗规章制度的落实情况等。 医疗质量的终末质量主要是指患者经过全部或阶段性诊疗后对其医疗服务活动的质量评价，是整个医疗服务过程质量的全面反映，也是对医疗机构结构与运行最终质量的测定，是医疗质量评价的基础和重点。

终末质量的评价主要分为临床结果质量评价和生命质量评价两大类。

临床结果质量评价主要内容包括：患者诊断过程中如诊断符合情况、确诊所需时间；治疗过程中是否发生院内感染，手术有无并发症发生；治疗过程结束后的治愈或好转的情况等。

生命质量评价主要是评价患者接受治疗过程后的全程生命质量，采用一些一般身体状况的指标对患者治疗前后生命质量的变化进行测量。 对患者一般健康状况的评价测量是多维度的，主要包括身体功能、心理功能、社会功能等。 身体功能包括患者食欲、睡眠状况、身体有无症状等。 心理功能包括患者的自我意识情况，有无发生焦虑、抑郁等。 社会功能则包括一些社会活动以及社会影响状况。 在生命质量评价中，医生也可以结合患者疾病，从症状、体征以及心理社会特点等角度对患者的生命质量进行评价。

评价医疗质量就离不开医疗质量评价指标。 医疗质量评价指标是反映医院医疗工作质量特征的科学概念和具体数值表现的统一。

我国传统的医疗质量评价指标主要包括三个方面，即效率指标、效益指标和质量指标。 效率指标主要包括平均住院床日、病床使用率及周转次数、日门诊人次、每床出院人数等。 效益指标主要包括人均门诊医药费用、人均住院床日费用、医药费用比率、平均手术费用等。 质量指标又分为诊断治疗指标和治疗质量指标。 前者主要包括门诊与出院诊断符合率、入院与出院诊断符合率、三日确诊率等；后者主要包括治愈率、好转率、病死率、抢救成功率、无菌切口甲级愈合率、院内感染发生率等。 但这些传统的指标中有些带有很大的主观性，如治愈率、好转率、抢救成功率等。

国际医疗质量指标体系主要包含七类指标：

一是死亡率指标：住院患者死亡率、新生儿死亡率、围手术期死亡率；

二是非计划重返指标：门诊诊疗后非计划入院率、非计划重返重症监护室发生率、从重症监护室转出 24 小时内非计划重返重症监护室发生率等；

三是重症监护室相关指标：重症监护室使用医疗器械相关的医院感染发生率、重症监护室医疗器械使用天数、重症监护室中镇静、镇痛药物使用率；

四是患者就诊指标：已挂号患者在急诊科的停留时间及处置、因急诊科医师与放射科医师的 X 射线报告差异导致急诊患者调整诊疗的比例、已挂号患者完成诊疗前离开急诊科比例、已挂号患者取消当日门诊诊疗安排发生率;

五是手术感染相关指标:手术部位感染率、手术前预防性使用抗菌药物的时间;

六是患者相关指标:患者身体约束使用率、患者在医院内的跌倒发生率及其伤害程度分级;

七是其他指标:剖宫产率、压疮发生率等。

为建立完善适合我国国情的医疗质量管理与控制体系,促进医疗质量管理与控制工作的规范化、专业化、标准化、精细化,改善医疗服务,提高医疗质量,保障医疗安全,2005 年卫生部医政司委托医院管理研究所牵头组织专家经过五年的研究,建立了一套既与国际接轨又符合我国具体国情的医疗质量评价指标体系《三级综合医院医疗质量管理与控制指标(2011 年版)》,并开发了与该指标体系相匹配的指标使用方案。

经过几年的努力,专家们初步建立了中国医院质量指标体系(CHQIS)。医疗质量评价指标体系的构造:包括住院死亡相关、非计划重返相关、不良事件相关 3 个大类 11 个 1 级指标和 33 个 2 级指标。主要包含 7 个大类:住院死亡类指标、重返类治疗指标、医院感染类指标、手术并发症类指标、患者安全类指标、医疗机构合理用药指标、医院运行管理类指标。

指标分类	1 级指标	2 级指标
住院死亡相关指标	1.1 住院死亡率	2.1 新生儿住院死亡率
		2.2 根据出生体重四级分类新生儿住院死亡率
		2.3 根据出生体重四级分类直接入院新生儿住院死亡率
		2.4 根据出生体重四级分类转入院新生儿住院死亡率
	1.2 手术死亡率	2.5 DRG 组手术死亡率
		2.6 关键手术死亡率
		2.7 围手术期总死亡率
		2.8 关键手术围手术期死亡率
		2.9 高死亡风险 DRG 组手术死亡率
		2.10 低死亡风险 DRG 组手术死亡率
		2.11 重返手术室总死亡率
		2.12 24 小时、48 小时、72 小时重返手术室死亡率
	1.3 DRG 组死亡率	2.13 高死亡风险 DRG 组死亡率
		2.14 低死亡风险 DRG 组死亡率
	1.4 关键病种死亡率	
	1.5 抢救失败率	2.15 DRG 组抢救失败率
		2.16 手术抢救失败率
		2.17 关键手术抢救失败率
		2.18 关键病种抢救失败率
非计划重返相关指标	1.6 非计划重返手术室率	2.19 24 小时、48 小时、72 小时重返手术室率
	1.7 非计划重返重症监护室率	2.20 24 小时、48 小时、72 小时重返监护室率
不良事件相关指标	1.8 不良事件发生率	2.21 手术患者不良事件发生率
		2.22 DRG 组不良事件发生率
		2.23 关键病种不良事件发生率
		2.24 关键手术不良事件发生率
	1.9 医院感染率	2.25 重症监护室与使用呼吸机相关的肺部感染发生率
		2.26 重症监护室与使用中心静脉导管(GVC)相关的血液感染发生率
		2.27 重症监护室与使用留置尿管相关的泌尿系统感染发生率

指标分类	1 级指标	2 级指标
不良事件相关指标	1.9 医院感染率	2.28 重症监护室与使用外周静脉导管（PICC）相关的血液感染发生率
	1.10 手术部位感染率	2.29 NNIS 风险指数 0 级、1 级、2 级、3 级手术部位感染率
		2.30 关键手术的手术部位感染率
		2.31 关键手术 NNIS 风险指数 0 级、1 级、2 级、3 级手术部位感染率
		2.32 手术医师关键手术 NNIS 风险指数 0 级、1 级、2 级、3 级手术部位感染率
	1.11 压疮率	2.33 压疮Ⅰ期、Ⅱ期、Ⅲ期、Ⅳ期发生率

医疗质量改进方法

追踪方法学是从生物学示踪研究中衍生而来的一种过程管理的新方法，是第三方评审机构对医疗机构进行评审的重要工具。 在评审中，评估者通过选定某特定患者或事件，以该患者的病历资料或事件处理过程作为路线图，并决定要审查的机构流程或项目，系统评估该医疗机构是否遵从患者安全、服务质量的标准，了解该医疗机构所提供的医疗服务内容是否达到评审标准的要求。

追踪方法学最主要的两种追踪方式为个案追踪和系统追踪。 所谓个案追踪是指评价者通过选定某特定患者，追查该患者从入院到出院后所接受的所有医疗活动。 个案追踪中常被追踪的患者类型有心脏置管患者、肿瘤化疗患者、内镜检查患者、血液透析患者、各类急诊患者、重症监护患者、各类手术患者、康复治疗患者等。

系统追踪是指通过选择医疗机构中风险相对较高的流程或功能项目进行追查，在个案追踪的基础上，关注整个医疗机构的高风险流程或项目，重点考查围绕一个共同目标的各部门单位之间的协同工作情况。 通过系统追踪，评价者可以评估医院的组织系统功能是如何实现以及实现的程度。 在医院评审标准中常用的系统追踪有四种：数据应用、药物管理、感染控制、照顾环境。

六西格玛管理是通过过程的持续改进，降低成本，减少过程中的变异，消除缺陷，不断提高质的一种质量改进方法。 它的管理理念是：坚持以顾客为中心、坚持系统观点、依据数据决策、关注管理过程。 在六西格玛管理中，西格玛用来度量产品、服务或工作过程出现不符合要求的情况或出现缺陷的可能性。 如果达到了六个西格玛的水平，那么出现不符合要求或缺陷的比例低于百万分之三点四。

精益管理是源自日本丰田汽车公司生产方式的一整套现代科学管理模式。 精益管理旨在减少浪费，降低成本，提高效率，改进质量，在国外医疗行业应用已经很普遍并取得良好效果。 如何将精益管理的先进理念和方法成功应用于我国的医院管理领域，是我国医院管理领域应该研究的。 精益管理要求识别顾客的真实需求，并通过减少生产或服务中无价值的多余活动来优化流程，降低成本，提高质量。 精益管理体现了"以顾客为中心"的人文关怀和对员工的人本管理，医院开展精益管理对提高患者满意度、为员工创造良好的工作环境、提高医院的社会声誉、增强医院核心竞争力具有重要意义。

从 20 世纪 90 年代末开始，六西格玛常与精益管理联系在一起，至今二者的界限已经非常模糊，区别只是在项目实施过程中应用的阶段和时机而已。 精益管理是从顾客的角度进行价值分析，了解流程中存在的时间、人力、物力等方面的浪费，强调更省、更快地为客户提供最优服务。 在实施六西格玛管理过程中，数据收集和分析通常需要一定的时间，对于一些显而易见并且可以马上改善的内容，管理者往往先采取精益的方法，所以现在二者合并称为精益六西格玛管理。 精益六西格玛管理包括了六西格玛管理的核心要素，即顾客满意、流程改善、团队合作和以数据为基础。

失效模式与效应分析（FMEA）是一种前瞻性的评估系统流程的方法，其主要目的是发现、评价产品或过程中潜在的失效及其后果，找到能够避免或减少潜在失效发生的措施并不断完善，是一种防患于未然的风险管理方法和持续的质量改进过程。 医疗失效模式与效应分析（HFMEA）是由美国退伍军人事务局和国家患者安全中心共同开发的用来进行医疗行业风险评估的管理方式。

根本原因分析（RCA），又称根因分析，核心理念是"持续改进"，通过对已发生事故进行分析调查，找出事故的根本原因和可能会引发该事故再次发生的潜在原因，采取有效的纠正措施，对问题永久性解决。 根因分析是一个系统化的问题处理过程，包括确定和分析问题的原因，找出解决方法，制订预防措施。

在医疗领域，根因分析主要用来对发生的不良事件进行系统的流程分析，该流程主要是对三个问题的回答：发生了什么问题？ 为什么会发生？ 可以做什么来预防问题的再次发生？ 根因分析方法的具体实施步骤：针对问题，组织专业人员成立调查小组，收集资料；找出近端原因，采取鱼骨图分析找出与问题最直接相关的原因；确定根本原因，找出与问题相关的组织及系统分类，从系统因子中筛选出根本原因，确认根本原因间的关系；制订和执行改善措施，并评价改进后的效果。

顾客满意度管理，是指医院通过调查、分析、研究，在了解医院目前顾客满意度的基础上，找出影响顾客满意度的影响因素，并进行持续改进以进一步提高患者满意度的行为。 在医疗服务领域，患者是最重要的顾客，患者满意度的提高对医疗机构的长远发展具有重要的意义。 同时，医疗机构实行顾客满意度管理也是不断改进自身医疗质量的一大抓手。 患者满意度通常是指患者的期望得到满足或者患者所接受的医疗服务超过他们的期望。

标杆管理是一种新的管理理念和管理方法，最早由美国施乐公司于 1979 年首创，是现代企业管理活动中支持企业不断改进和获得竞争优势的最重要的管理方式之一，它与企业再造、战略联盟一起并称为 20 世纪 90 年代的三大管理方法。 标杆管理是一种有目的、有目标的学习过程，通过学习，医院重新思考和设计经营模式，借鉴先进的模式和理念，再进行本土化改造，创造出适合自己的全新最佳经营模式。 我们一般将标杆管理分为四种类型：内部标杆管理、外部标杆管理、职能标杆管理和流程标杆管理。

在日益激烈的医疗服务竞争市场中，医院推行标杆管理，积极学习和应用国内外先进科学管理理念和方法，改革传统的经验管理方法，将会促进医院质量不断提高，获得更大的竞争优势。

20 世纪 80 年代中期，美国政府为了遏制医疗费用不断上涨的趋势和提高卫生资源的利用率，以法律的形式实行了以耶鲁大学研究者提出的疾病诊断相关分类为付款基础的定额预付款方式。 在这种情况下，医院为了生存，必须考虑每一项医疗服务的成本和每一种治疗方案对患者恢复健康所得到的实际效益，并且去探索和研究低于定额预付标准费用的服务方法与模式，以保证医疗质量的持续改进和成本的有效控制。在这种历史背景下，1990 年美国波士顿新格兰医疗中心医院选择了 DRGs 中的某些病种，在住院期间按照预定的诊疗计划开展诊疗工作，既可缩短平均住院天数和节约费用，又可达到预期的治疗效果，不仅有效地降低了医疗费用，而且医疗质量和医疗资源的利用率也得到了提高。

临床路径（CP）是指医生、护士和其他专业人员，针对某个 ICD 编码对应的各种疾病或某种手术，以循证医学为基础，以预期的治疗效果和成本控制为目的，多个相关学科研究制订的有一定工作顺序和时间要求的程序化、标准化的诊疗计划。 实施临床路径的目的是让患者由入院到出院都依此计划接受诊疗，通过一套标准化诊疗模式，最终起到规范医疗行为、减少变异、提高资源利用率、降低成本、提高质量的作用。 临床路径的基本内涵是遵循"过程方法原则"实施医疗服务的程序和流程。

❦ 教学科研

教学

教学是教师的教和学生的学所组成的一种人类特有的人才培养活动。 通过这种活动，教师有目的、有计划、有组织地引导学生学习和掌握文化科学知识和技能，促进学生素质提高，使他们成为社会所需要的人。

医疗服务是一个实践性较强的行业，医生、护士、医技师、药师、康复师等除了需要进行专门的理论学习之外，还需要进行较长时间的临床实践。 教学医院就承担了临床教学任务，例如实习生（包括专科、本科、研究生）、进修生、留学生等培养工作，临床与教学有着较大的区别，临床的要求是要会做，而教学的要求是既要会做，还要会教。 教学医院的绝大多数专业技术人员都是从临床各专业毕业的，很少经过专门的教学理论和技能的培训，在教学时更多的是凭借经验来对学生进行教学。

在欧美国家，学校医学教育属于基础教育，目标是为医学生毕业后接受住院医师和专科培训打下必需的知识和技能基础，即培养"准医生"。 医学生从医学院校毕业后均要求接受毕业后教育才能从事医疗实践工作，同时必须参加继续医学教育。 不少国家医学院校的起点比较高，如美国与加拿大，学生在接受了大学教育后才能报考医学院校。 英国、法国、德国等欧洲国家的医学生生源是高中毕业生，但专业培养的年限较长，一般包括三年的医学基础教育和三年的临床实践教育。

欧美国家全科医师的培训起点为医学院校的本科毕业生。 医学生毕业后需通过系统化、规范化的综合训练，掌握从事全科医师实践所必需的知识和技能，并通过全科医师执照考试后，才能独立从事全科医师的临床工作。 比如，英国医学生本科毕业后需要接受至少两年的住院医师培训、一年的社区全科医师培训，经累计评估合格后，参加全科医师学会会员资格考试取得资格，方可从事全科医师工作。

北美国家培养专科医师的途径是必须经过住院医师培训，而住院医师的准入门槛比较高。 在美国和加拿大，申请住院医师培训的条件包括：一是获得基本医疗资格认证。 美国的医学生必须通过美国医学资格考试的第三部分考试，并取得医师执照，而在加拿大申请住院医师培训的条件是毕业于被认可的医学院校，并取得临床医学博士学位。 二是完成规范化住院医师培训和一定期限的临床实践。 三是取得住院医师资格证书。

住院医师的培训非常严格，培训时间长，培训内容丰富。 以美国为例，专业培训年限由美国医学专业委员会统一规定，住院医师培训时间至少为三年，个别专业长达八年。 其中第一年的教育为实习医生教育，完成教育并通过相应考试后，才有资格拿到州政府颁发的医师执照开始行医。 住院医师的培训内容包括医疗、教学和科研三个部分。 住院医师在培训期间需要参与大量的临床实践工作，除在本专业科室轮转外，还需要在其他相关科室进行轮转。 教学培训分为修课和授课两部分，培训期间都必须选修指定的课程，并完成一定量的授课任务。 科研培训方面，每一位住院医师都需合作或独立地完成一项科研项目以及汇报工作。

我国的医学教育模式沿袭了苏联模式，学生从医学院校毕业后，可以直接到医院找工作、分科室。 相当于毕业后，医学生就直接变成了专科医生。 随着学科细分，每个科室的治疗领域也越分越细，由此导致的问题越来越凸显。 骨科医生只会看骨科类疾病，再细分，甚至仅仅会看颈椎或者腰椎等某方面的疾病。 而人是个综合体，不是只会得一种病，我们看到，很多患者整天穿梭在各个科室之间看病。 但医生掌握的综合治疗知识越来越少，也给患者治疗带来很大不便与风险。

以往的住院医师培训，"虽有培训，但欠规范"。 由于单位的差异，培训内容、水平不同，缺乏严格的培训制度和管理，更重要的是缺乏政策和经费保障，缺乏统一考核认证制度。 因此，培训内容和水平参差不齐，结果缺乏同质性。

医学教育具有其自身的特殊规律性，国内外公认其是由院校教育、毕业后教育和继续教育组成的连续统一体，而毕业后医学教育又分为住院医师规范化培训和专科医师规范化培训两个阶段。 2013 年 12 月，七部委联合印发《关于建立住院医师规范化培训制度的指导意见》(国卫科教发〔2013〕56 号)，对建立住院医师规范化培训制度做出了总体部署，并于 2014 年在全国各地全面实施。 在此基础上，尽快启动建立专科医师规范化培训制度，形成较为完整的毕业后医学教育体系，贯通高素质临床医师成长渠道，是深化医改、改善民生、打造健康中国的重要举措，也是全面建成小康社会进而基本实现现代化的必然要求，成为一项重要而紧迫的战略任务。

住院医师规范培训是医学生毕业后教育的重要组成部分，对于培训临床高层次医师，提高医疗质量极为重要。 它占据了医学终身教育的承前(医学院校基本教育)启后(继续医学教育)的重要地位，是医学临床专家形成过程的关键所在。

长期以来，我国无规范化住院医师培训制度，学生从医学院校毕业，未经二级学科培养，就直接分配到医院从事临床工作，以后的能力和水平相当程度上取决于所在医院的条件，严重影响了医疗队伍整体素质的提高。 20 世纪 80 年代开始，许多地方恢复了住院医师培训的试点工作。 经十余年的实践，一套较为完整的住院医师规范培训制度和模式已经得到了确定和完善。

据统计，我国自 2014 年全面启动住院医师规范化培训制度建设工作以来，已累计招收住院医师 19 万名。 2016 年近 80％本科临床医学毕业生已进入住院医师规范化培训渠道，与制度实施前的 20％相比大幅提升。

2016 年，中国医师协会组织了 4 万多份在培住院医师问卷调查，其中 71％认为自身临床技能得到明显提升，96％对医师带教表示满意或基本满意。 先行地区上海市对 6 年来的住院医师规培实施成效进行评估发现，培训后就业率接近 100％，其中 90％的全科医生到社区卫生服务机构工作，住院医师规培结业人员以其良好过硬的临床能力，受到患者和用人单位普遍欢迎。

我国住院医师规培制度全面实施 3 年后，成效逐渐显现，住院医师临床能力显著提升。 国家医学考试中心数据显示，2016 年全国临床执业医师考试中，参加过住院医师规范化培训的人员考试通过率为 82.73％，未参加过培训者通过率则为 72.24％。

由此可见，住院医师规培制度是医学再教育中不可缺少的一环。

2016 年 1 月 11 日，国家卫计委官方网站发布《关于开展专科医师规范化培训制度试点的指导意见》（国卫科教发〔2015〕97 号）：专科医师规范化培训是毕业后医学教育的重要组成部分，是在住院医师规范化培训基础上，继续培养能够独立、规范地从事疾病专科诊疗工作临床医师的必经途径，在国际医学界有广泛共识和长期实践。 我国部分地区和医院对此也进行了有益的探索。

专科医师规范化培训是毕业后医学教育的重要组成部分，是在住院医师规范化培训基础上，培养能够独立、规范地从事疾病专科诊疗工作临床医师的可靠途径，主要培训模式是"5＋3＋X"，即在 5 年医学类专业本科教育和进行了 3 年住院医师规范化培训后，再依据各专科培训标准与要求进行 2～4 年的专科医师规范化培训，成为有良好的医疗保健通识素养、扎实的专业素质能力、基本的专科特长和相应科研教学能力的临床医师。 培训应在经过认定的培训基地进行，以参加本专科的临床实践能力培训为主，同时接受相关科室的轮转培训和有关临床科研与教学训练。 完成培训并通过全国统一的结业理论考试和临床实践能力考核者，可获得全国统一制式的《专科医师规范化培训合格证书》。

继续教育是面向学校教育之后所有社会成员特别是成人的教育活动，是终身学习体系的重要组成部分。 由于经济、社会发展对继续教育提出了更高的要求，继续教育实践领域不断发展，研究范畴也在不断地扩大和深入，特别是终身教育思想已经为越来越多的人所接受，人们对继续教育在经济、社会中的地位、作用、方法等都有了初步认识和实践，继续教育科学研究也有了重大发展。

继续教育是指已经脱离正规教育，已参加工作和负有成人责任的人所接受的各种各样的教育，是对专业技术人员进行知识更新、补充、拓展和能力提高的一种高层次的追加教育。 继续教育是人类社会发展到一定历史阶段出现的教育形态，是教育现代化的重要组成部分。 在科学技术突飞猛进、知识经济已见端倪的今天，继续教育越来越受到人们的高度重视，它在社会发展过程中所起到的推动作用，特别是在形成全民学习、终身学习的学习型社会方面所起到的推动作用，越来越显现出来。

继续教育是一种特殊形式的教育，主要是对专业技术人员的知识和技能进行更新、补充、拓展和提高，进一步完善知识结构，提高创造力和专业技术水平。 知识经济时代继续教育又是人才资源开发的主要途径和基本手段，着重点是开发人才的潜在能力，提高队伍整体素质，是专业技术队伍建设的重要内容。 从近些年来继续教育的实践来看，继续教育已得到越来越多的人重视与参与，继续教育的概念在不断深化和拓展。

继续教育是在 20 世纪 30 年代从美国发展起来的一个新的教育工程，称之为 CEE（Continuing Education Engineering）。 目的是让一些工程技术人员再次进行必要的培训，以便更快更好地适应迅速发展的生产需要，完成越来越难以掌握的新技术、新产业规定的任务。当时美国许多大学都设置了工程技术革命专题讲座和培训班。

第二次世界大战后，特别是20世纪60年代以后，随着新技术革命的深入发展和终身学习教育思想的广泛传播，人们普遍地认识到继续教育工程的重要性，甚至有些国家开始利用政府的行政手段强有力地推动这一工程。英国政府多次提出要重新考虑教育和培训的作用。德国已经用法律的形式规定了继续教育工程的范围、对象、要求和方式。日本政府也提出：企业应该重视科技人员的知识更新，人才战略需要跨出几个误区：人才老化、人才知识陈旧、人才专业领域无发展、人才培训基地故步自封、人才继续教育工程盲目性和无效性。

1962年，联合国教科文组织专门邀请了各国专家成立了"继续教育工程国际专家工作组"，对各国继续教育工程的情况进行调查、分析、研讨和论证，并介绍和推广了先进经验。此后各国继续教育工程如日中天，所设置的继续教育组织和机构也如雨后春笋。

终身教育思想的传播对继续教育研究的深入开展起着重大的推动作用。1970年法国教育学家保罗·郎格朗发表的《终身教育引论》一书和1972年国际教育发展委员会向联合国教科文组织提交的关于国际教育策略的研究报告（题目为"学会生存：教育世界的今天和明天"）都提出了：传统的学校教育体制必然为终身教育体制所代替，最终走向"学习化社会"的发展方向。这对继续教育、成人教育研究持久地发展具有极为重要的意义。

医疗科研

科研一般是指利用科研手段和装备，为了认识客观事物的内在本质和运动规律而进行的调查研究、实验、试制等一系列的活动，为创造发明新产品和新技术提供理论依据。科学研究的基本任务就是探索、认识未知。我国教育部对其的定义是：科学研究是指为了增进知识包括关于人类文化和社会的知识以及利用这些知识去发明新的技术而进行的系统的创造性工作。美国资源委员会对科学研究的定义是：科学研究工作是科学领域中的检索和应用，包括对已有知识的整理、统计以及对数据的搜集、编辑和分析研究工作。根据研究工作的目的、任务和方法不同，科学研究通常被划分为以下几种类型：

基础研究是对新理论、新原理的探讨，目的在于发现新的科学领域，为新的技术发明和创造提供理论前提。

应用研究是把基础研究发现的新的理论应用于特定的目标的研究，它是基础研究的继续，目的在于为基础研究的成果开辟具体的应用途径，使之转化为实用技术。

开发研究又称发展研究，是把基础研究、应用研究应用于生产实践的研究，是科学转化为生产力的中心环节。

基础研究、应用研究、开发研究是整个科学研究系统三个互相联系的环节，它们在一个国家、一个专业领域的科学研究体系中协调一致地发展。科学研究应具备一定的条件，如需有一支合理的科技队伍，必要的科研经费、完善的科研技术装备，以及科技试验场所等。

所谓科技成果是指人们在科学技术活动中通过复杂的智力劳动所得出的具有某种被公认的学术或经济价值的知识产品。中国科学院在《中国科学院科学技术研究成果管理办法》中把科技成果的含义界定为：对某一科学技术研究课题，通过观察实验、研究试制或辩证思维活动取得的具有一定学术意义或实用价值的创造性的结果。

科技成果是指由法定机关(一般指科技行政部门)认可，在一定范围内经实践证明先进、成熟、适用，能取得良好经济、社会或生态环境效益的科学技术成果，其内涵与知识产权和专有技术基本相一致，是无形资产中不可缺少的重要组成部分。以前，科技成果根据其性质可分为三大类型：

基础理论成果，是指在基础研究和应用研究领域取得的新发现、新学说，其成果的主要形式为科学论文、科学著作、原理性模型或发明专利等。

应用技术成果，是指在科学研究、技术开发和应用中取得的新技术、新工艺、新产品、新材料、新设备，以及农业、生物新品种，矿产新品种和计算机软件等。

软科学成果，是指对科技政策、科技管理和科技活动的研究所取得的理论、方法和观点，其成果的主要形式为研究报告。

"科技成果"一词频繁地被人们使用，并且也出现在有关科技成果管理方面的政策法规上，然而人们对该词却没有明晰统一的认识，从而造成了很多问题。"科技成果"一词是具有中国特色的一个词，它是从"科学"一词演化来的，在计划经济时期、市场经济初期、市场经济成熟期以及加入 WTO 后，它的内涵均有所不同。在新的时期，为了明确认识，人们把"科技成果"分解为"科学成果"和"技术成果"两部分，并把"软科学成果"排除在"科技成果"的范围之外。

转化医学是将基础医学研究和临床治疗连接起来的一种新的思维方式，是建立在基因组遗传学、组学芯片等基础上的生物信息学，同系统医学理论与自动化通信技术之间的互动密切，加快了科学研究向工程应用转变的产业化过程，将之应用于医药学也将导致基础研究与临床之间的距离迅速缩短。

转化医学是医学研究的一个分支，试图在基础研究与临床医疗之间建立更直接的联系。转化医学在健康产业中的重要性不断提升，而它的精确定义也不断变化。在药物的研发过程中，转化医学的典型含义是将基础研究的成果转化成为实际患者提供的真正治疗手段，强调的是从实验室到病床旁的连接，这通常被称为"从实验台到病床旁"。

现代医学发展历史表明，未来医学突破性的进展有赖于与其他学科的交叉与结合；21世纪的医学将更加重视"环境－社会－心理－工程－生物"医学模式，更加重视整体医学观和有关复杂系统的研究。转化医学就是在这样的背景下产生的，转化医学符合医学科学发展的内在客观规律。在2003年美国国立卫生研究院（NIH）正式提出后，转化医学日益受到各国医学界的广泛关注。

在中国转化医学已成为国家在生物医学领域里一个重大的政策。《中共中央关于制定国民经济和社会发展第十二个五年规划的建议》指出："以转化医学为核心，大力提升医学科技水平，强化医药卫生重点学科建设。"由韩启德教授和桑国卫教授领衔两百多位专家、历时两年完成的"健康中国2020"战略研究中也提出："推动有利于国民健康的医学模式的转化；依靠科技进步，促进卫生事业的发展。"

医院除了预防、保健、临床和康复等手段来治疗疾病和健康促进，同时还需要重视医学教育和医疗科研，来保证医疗技术水平的不断提升。2011年三级综合医院评审标准第二部分第一章坚持医院公益性中的第六条标准是科研及其成果推广。

医院要有鼓励医务人员参与科研工作的制度和办法，并提供适当的经费、条件与设施。医院要有专门的部门和人员对医务人员参与科研工作进行管理，医院设立科研支持基金，鼓励性科研的经费支出要与医院总体支出保持一定的比例。医院要承担各级各类科研项目，获得院内外研究经费，并取得研究成果。特别强调医院应当按照一定比例配套科研经费，并且要保证经费落实到位。医院要有将研究成果转化实践应用的激励政策，并取得效果。医院要依法取得相关资质，并按药物临床试验管理规范（GCP）要求开展临床试验。

✣ 医疗风险控制

风险是指人类无法把握与不能确定的事故发生所导致的不确定性，也可以理解为实际情况与预期结果的偏离。风险具有客观性、永恒性、不确定性和危害性等特征。

医疗风险则指存在医疗机构内部的，可能会导致医院和病人各种损失和伤害的不确定性。除了具有一般风险的特征外，由于医疗服务对象的特殊性，还具有风险性高、类型复杂、危害严重等特点。

医疗风险管理是指医院通过对现有和潜在医疗风险的识别、评价和处理，有组织地、有系统地减少医疗风险事件的发生，以及评估风险事件对患者和医院的危害及经济损失，不断提高医疗质量，提高医疗工作的社会效益和经济效益的管理活动。

美国哈佛大学于1991年在纽约州进行的一项医疗风险的调查表明，有差不多

4%的病人在住院期间受到伤害,从而导致病人延长住院时间和伤残,在这些受伤害的病人中,有14%因此而死亡。1995年的一份"澳洲医疗研究的素质"的文献中显示,澳大利亚28家医院的住院病人,有16.6%遭受严重医疗事故,而这些事故的51%均是可以避免的。无论医学技术怎样发展,医疗风险总是存在的,这与医疗风险的性质和诸多原因有着密切关系。

目前,风险管理的模式已广泛应用于工业企业和商业的管理活动中,目的是通过风险的预防、控制和规避,降低风险成本,实现企业价值和商业利润的最大化。 医疗服务行业具有明显的社会性,其根本任务是保障广大人民的健康,因此医院实施风险管理的首要目的是尽可能地减少医疗服务过程中的各类风险因素,确保诊疗服务的安全性和治疗的有效性。 为了医院自身的生存和发展,医疗风险管理者也必须尽可能地降低风险事件对医院造成的经济损失,减少医院经营管理中的风险成本。 同时,医疗风险管理还应该充分考虑到不必要的医疗纠纷对医院造成的间接损失,要通过不断提高医疗质量和积极改善服务态度,加强风险防范,减少纠纷的发生。

在国外,医疗风险管理已经受到医疗界和社会各界的重视。 众多实施风险管理的医院中,风险管理计划常结合医疗质量保证计划同步实施。 美国的医疗机构联合评审委员会(JCAHO)在1995年的医院评审指标中,强调风险管理活动是医疗质量改进工作的一部分。 在我国,医疗风险管理的观念、意识刚刚被认识和接纳,强化风险意识,提高医疗风险的识别、防范、管理能力是我国现代医院面临的主要课题。

风险识别是指风险管理的第一步,也是风险管理的基础。 只有在正确识别出自身所面临的风险的基础上,人们才能够主动选择适当有效的方法进行处理。

风险识别是指在风险事故发生之前,人们运用各种方法系统地、连续地认识所面临的各种风险以及分析风险事故发生的潜在原因。 风险识别过程包含感知风险和分析风险两个环节。 感知风险,即了解客观存在的各种风险,是风险识别的基础,只有通过感知风险,才能进一步在此基础上进行分析,寻找导致风险事故发生的条件因素,为拟订风险处理方案,进行风险管理决策服务。 分析风险即分析引起风险事故的各种因素,它是风险识别的关键。

患者直接诊疗风险包括医疗不良事件(警讯事件、医疗差错、临界差错)和医疗投诉与纠纷。 医院为具有不同医疗需求的患者提供医疗服务。 有些患者因年龄、病情或其需求的危急性而被视为高危患者。 儿童和老人通常被归入这一群体,因为他们通常不能自述病情,无法理解医疗服务过程,并且无法参与医疗服务相关的决策。 同样,当需要接受快速有效地医疗服务时,受惊吓、神志不清、处于昏迷状态或急诊(需急救)的患者也无法理解医疗服务过程。

同时,医院还提供多种服务,其中一些因为仪器设备或治疗手段具有较高风险被视为高风险服务。例如，需要通过复杂的医疗设备来处理威胁生命的情况（透析）、疾病病情严重（依赖生命支持）、可能对患者造成伤害（约束带）或某些高危药物的毒副作用（化疗副作用）等。

所谓的高风险服务是针对下列患者的服务：急诊患者；昏迷患者；生命支持患者；有传染性疾病的患者；血液透析患者；使用约束带患者；接受化疗患者；弱势患者群体，包括年老体弱的患者、非独立的儿童，以及存在被虐待或疏于照顾风险的患者；存在自杀风险患者。

患者间接诊疗风险是从四大类风险考虑的，即自然风险、人员风险、技术灾害风险和危险品灾害危险。主要包括：安全保卫、消防安全、危险品管理、医疗突发公共卫生事件、生命支持类医疗设备的应急管理、公共设施管理等。

医院应致力于为患者、家属、员工及探视者提供安全、功能齐备、支持性的设施。为了实现这一目标，医院必须有效地管理医院物理设施、医疗和其他设备以及人员。尤其应管理好以下几个方面工作：降低、控制危害和风险；防范事故和伤害；保持安全环境。有效地管理包括以下跨部门的计划、教育和监控：医院领导应有计划地安排所需空间、设备和资源，确保其安全、有效地支持临床服务；教育员工，包括医院设施、如何降低风险、如何监控，以及报告存在的风险情况；应用绩效标准来评价医院内重要的系统，明确需要改进的地方。

医院根据设施和活动情况，制订书面计划，包括六个方面：一是安全与保卫。安全包括医院内建筑物（大楼）、建筑区域、地面和设备对患者、员工和探视者不会造成危害或带来风险的程度。安保包括保护财产免受丢失、破坏、篡改，以及未经许可不得进入或使用。二是有害物质。严格控制放射性物质和其他有害物质的处理、存储和使用，并安全处置有害废弃物。三是紧急事件。确定流行病、各种灾害和其他紧急事件的风险，并制订切实可行的应急预案，包括患者医疗服务环境的结构完整性评价。四是消防安全。进行持续性的风险评估，以加强保护，使财产和人员免受烟、火危害。五是医疗设备。正确地选择、维护和使用设备，降低有关风险。六是公用设施。维护水、电和其他公用系统，使运行失效的风险最小化。

风险评估是指在风险事件发生之前或之后（但还没有结束），对该事件给人们的生活、生命、财产等各个方面造成的影响和损失的可能性进行量化评估的工作，即风险评估就是量化测评某一事件或事物带来的影响或损失的可能程度。

根据医院年度质量管理工作重点和风险评估、分析结果，医院对国际患者安全目标及容易出现问题、工作量大、风险高的环节实施风险管理与控制。医院的不良事件采取严重程度评估分级法则（SAC），患者间接诊疗风险采取脆弱性分析法（HVA）评估风险优先管理等级。

严重性 可能性	无关紧要（1）	较小（2）	中等（3）	较大（4）	空难（5）
几乎肯定（5）	5	10	15	20	25
很可能（4）	4	8	12	16	20
可能（3）	3	6	9	12	15
不太可能（2）	2	4	6	8	10
罕见（1）	1	2	3	4	5

风险管理项目是质量保证项目的重要组成部分，要明确风险关注点，以提高诊疗质量，把医疗事故的风险降到最小，并使成本可靠可控，达到保护医院和患者经济效益的目的。 在参与风险管理的过程中提高员工的风险管理意识与行为，使医院的制度、功能、诊疗项目等在风险管理过程中相互融合，通过风险控制实现医疗质量和安全管理的规范和有效。

任何失误都可能导致警讯事件的发生。 失效模式与影响分析（FMEA）是一种工具，可以对关键的高风险流程进行前瞻性的后果分析。 可以运用类似工具来识别和降低风险。 管理部门按各自责任收集并分析证据，根据风险分析结果，重新设计流程，实施持续质量改进，降低流程中的风险。

医院每年要确定一项以上持续性风险管理项目，通过风险管理降低危及患者和员工安全的非预期不安全事件和其他安全风险的发生。 医院至少每年对风险控制项目执行与监督情况进行年度性回顾，并写出年度回顾报告，以保证其有效性及可持续性，通过风险控制，减少其发生的可能性，降低后果的严重性。

第11章
员工职业发展

YUANGONG ZHIYE

FAZHAN

人力资源是第一资源。医院作为诊疗疾病、保障和提升人类健康水平的专业组织，其人力资源的状况，尤其是专业技术人员、管理人员在数量、质量、结构、状态上，能否满足医院所需，将直接决定着医院的诊疗水平、服务能力、医院声誉以及医院可持续发展的能力。医疗市场的竞争，归根结底是技术人才和管理人才的竞争，因此，医院如何根据战略目标的要求选人、用人、激励人，也就是如何对人力资源进行最有效的管理，将对医院获取与提升其核心竞争力具有重大的战略意义。

❧ 管理沟通

哈佛商学院教授约翰·科特花了5年的时间对许多成功的总经理进行研究，发现他们大部分时间都是同他人在一起，包括下属、上司及众多的组织外人员。科特的研究表明平均每位管理者只有25％的时间用于进行单独的工作，而且这些时间大部分是在家、机场或是上下班的车上。几乎所有的管理者超出70％的工作时间与他人在一起，其中一些甚至高达90％。

科特还发现管理者与其他人讨论的话题范围极其广泛，而且花在那些不重要的问题和重要的商业问题上的时间一样多。他的研究还显示，管理者很少在这些谈话中做出"重大决策"，很少下达传统意义上的命令。他们经常会对其他人的倡议做出反应，花大量的时间在计划外的、没有列在日程上的活动上。科特发现管理者把他们绝大部分时间用在与他人简短的、不连贯的谈话上。"讨论一个单独的问题的时间很少超过10分钟，"他注意到，"对一位总经理来说，在5分钟的谈话中涉及10个不相关的话题一点也不意外。"

受到打扰也是工作本质的一部分，实际上管理者留给自己极少的时间。与管理教材所描述的情形不同，他们很少独自拟订计划或为做出重大决策而独自苦思冥想。相反，他们花费绝大部分时间与人沟通，不论组织内还是组织外。 例如走廊上的非正式沟通、电话交流、一对一会议和大型会议，管理者有 2/3 的时间是与他人在一起。 正如明茨伯格所指出的："与其他员工不同，管理者不能丢下电话或离开会议而回去工作。 恰恰相反，这些交流就是他的工作。"

管理的互动本质意味着绝大多数管理工作均是会话式的。 当管理者在工作时，他们就是在交谈和倾听。 对管理工作本质的研究表明，管理者 2/3～3/4 的时间用于语言交流活动。 这些活动，就是管理者收集信息、通晓一切、识别问题、达成共识、制订计划、开展工作、下达命令、维护权威、发展关系和传播非正式信息的一种手段。 简言之，它们就是管理者日常工作的全部。

自古以来，管理者就发现他们从来不可能有足够的时间来完成需要完成的工作，而 20 世纪后期的几年出现了一种现象：领导者角色所需要的时间在不断增加，而一天的时间却仍然不变。 增加工作时间是对这种需求的一种回应，但是管理者很快发现一天只有 24 小时，用更多的时间来工作并不增加收益。 根据一位研究人员的观点："由于管理者责任重大，因而无法进行有效授权。 结果，他们被迫过度工作，不得不草率地完成许多面上的任务。 简洁、零碎及口头沟通乃是他们工作的特征所在。"

管理者显然不能使每个人都感到满意。 员工希望有更多的时间来完成工作；顾客希望快捷地获得高质量的产品和服务；主管希望拥有更多的资金购买设备、培训员工、开发产品；股东希望投资收益最大化。 管理者被夹在中间，不可能每个人都得到他们最想要的东西，管理者通常只能依据需求的紧迫性和问题的邻近性来做出决策。

最近这些年，许多北美和全球企业通过重组变得更高效、反应更迅速，也更具有竞争力。 这些重组在很大程度上意味着下放管理程序，同时大规模地精简中层管理。 许多在这样的裁员中幸存下来的管理者发现他们的直接下属猛增为之前的两倍。 古典管理理论建议一名管理者有效指挥的最多直接下属人数为 7 人。 但今天，快速发展的信息技术和十分高效的远程通信系统使得许多管理者的直接下属人数达到 20 人或 30 人。

随着管理者的时间比他们需要的少，随着时间被零碎地分散到工作日内不断增加的更小工作单元，随着工作场所延伸到医院外，甚至是管理者的休假场所，以及所在简化的扁平化组织中管理者需要承担更多的责任，高效已经成为 21 世纪的一项重要管理技能。

正式沟通与非正式沟通：从组织系统来看，正式沟通就是通过组织明文规定的渠道进行信息传递和交流。 非正式沟通是在正式沟通外进行的信息传递或交流。 它起着补充正式沟通的作用，因为人们的真实思想和动机都是在非正式的沟通中表露出来的，且信息传递快、不受限制。

上行沟通、下行沟通和平行沟通：上行沟通是指下级的意见、信息向上级反映。

下行沟通是组织中的上层领导按指挥系统从上而下的情报沟通。 平行沟通是指组织中各平行部门人员之间的信息交流，这包括一个部门的人员与其他部门的上级、下级或同级人员之间的直接沟通。

单向沟通和双向沟通：做报告、发指示、做讲演等是单向沟通；交谈、协商、会谈等是双向沟通。 如果需要迅速地传达信息，单向沟通的效果好，但准确性较差；如果需要准确地传递信息，双向沟通较好，但速度较慢。

口头沟通和书面沟通：口头沟通就是指人们之间的言谈，或通过别人打听、询问其他人的情况，也可以是委托他人向第三者传达自己的意见等。 书面沟通则是用图、文的表现形式来联络沟通。 前者的优点是具有迅速和充分交换意见的潜力，能够当面提出或回答问题。 后者使传递的情报作为档案或参考资料保存下来，往往比口头情报更仔细、更正式。

公众演讲

根据一项经常被引用的市场研究人员所做的研究，面对某个群体进行演讲在"人类恐惧"中排在首位，而死亡排第六位，乘坐电梯排第十二位。 研究表明，原因是我们都怕出洋相。 演讲越重要，我们就越害怕。

2300多年前，亚里士多德告诉他的学生，准备演讲时，如果他们能够首先考虑三个基本要素：听众、目的和场合，他们成功的希望就会更大。

他们是些什么人？ 你了解他们多少？ 他们对你及你要演讲的主题了解多少？ 他们的感受是什么？ 在真正开始准备之前，不妨先做个简单的听众分析，其中包括两个步骤：一是了解这些听众的相关信息；二是了解听众来听演讲的目的。

首先，要了解听众的有关信息。 他们的年龄有多大？ 他们受教育程度如何？ 他们的个人信仰是什么？ 他们从事什么职业？ 他们的社会地位和经济地位怎样？ 其次，要了解听众来听演讲的目的。 他们对主题的了解程度如何？ 他们对主题的态度怎样？

明确为何演讲与了解听众几乎同样重要。 亚里士多德告诉其学生，人们演讲出于三个基本目的：告知、劝说或激励。

一些作者认为所有的演讲都是劝说性的：选择这个话题而不是其他；选择这个证据而非其他所有的证据。 我也认可这一点。 然而，关键在于应该了解听众是否希望你就你演讲的主题表明立场。

所有公众演讲都应是告知性的。 同时根据实际情况，也应该是激励性的。 此外，管理人员，尤其是年轻的管理人员应该在他们开始演讲前明确听众对其的希望。经常是，年轻管理人员与组织内年长的成员会发生摩擦，因为这些年轻的管理人员所提供的观点往往不是他们所渴望的。

除了了解听众及演讲的目的外，了解一下演讲的场合也将大有益处。 在许多场合只需要进行礼节性的告知性演讲。 然而，在其他场合，则需要结合当时的情形，进行主题演讲。 演讲方式的选择对于演讲的效果来讲也比较重要，主要有四种方式可以进行选择。

背诵式演讲就是像撰写演讲稿那样逐字逐句的。 背诵式演讲的问题是，除非训练有素，不然很难使演讲具有说服力，因为背诵式演讲听起来味同嚼蜡，缺乏真实感。更糟糕的是，你可能忘记自己讲到哪里了只好从头开始。 除非是表演莎士比亚舞台剧，不然就不要选择背诵式演讲。

照稿式演讲在管理演讲中比较通用。 照稿式演讲的问题是，听起来像是在读稿，给听众的印象往往是负面的："我来干吗呢？ 他完全可以发邮件给我。"完全照着稿子读有助于确保你包含所有重点而避免临时增加内容。 但是，没有电子提词机，你与听众缺乏眼神交流，会让听众觉得与你有种距离感和陌生感。 除非别无选择，不然不要选择照稿式演讲。 如果必须选择照稿式演讲，那么认真排练，并尽量经常抬头与听众保持互动交流。

腹稿式演讲也许是所有演讲方式中最佳的选择。 这些演讲是经过精心设计的，结构完整、条理清晰，并且经过充分的排练。 演讲时，或者完全脱稿，或者运用视觉辅助以做必要的提示。 这种演讲颇具说服力，因为你经常与听众保持眼神交流，你看着他们而不是讲稿，你看上去是在进行发自内心的演讲而不是照着准备好的稿子念。 这才是期望的效果。

即兴式演讲是没有任何准备的演讲。 会议主持者通常会请你当场发表一些看法。对于公众演讲来说，这不是最佳选择，因为既没有准备也没有排练过；没有值得一听的主题或想法，但好在对于这类演讲的听众，只要言简意赅并不令人反感，那么他们都会鼓掌。

在准备演讲时，管理人员经常会问及是否需要视觉支持。 正确的回答是你应该考虑视觉支持能否帮助解释、强调或阐明你的立场或你所提供的证据。 如果对此内容你说不清楚，那么你就需要视觉支持。

有些人是视觉型的，而有些人则是听觉型的，应该给每个群体以听见或看见重点的机会，听和看两者应该有效互补。 不要展示那些并未计划要讲的东西。 同样，如果选择视觉支持，那么不要对那些无法通过视觉展示或强调的东西滔滔不绝。

有研究显示，30％～40％的人都是视觉型学习者，20％～30％的人是听觉型学习者，而相当一部分人则是通过体力活动进行学习的。这一群体，有时也被称为动觉学习者，在商业演讲中经常被忽视。根据哈佛大学尼克·摩根的观点，关键是要让听众行动起来。他说："结合你希望他们掌握的内容，通过角色扮演、游戏、制作模型,甚至创建图表和体力活动,让他们早早地并经常地参与进来。"

管理人员经常会问道,演讲需要排练吗? 当然! 为什么需要排练? 排练至少能够为演讲做好三件事情。 第一,可以控制时间。 在一两遍演讲排练后,就能知道演讲的内容是多了、少了,还是刚好。 第二,排练能够提高演讲过程中过渡时的平稳性。 当在练习演讲时,会发现讲稿中衔接不够的部分,从而改进从一个重点到另一重点,从一部分到另一部分的过渡。 第三,排练能够完善演讲,建立自信。 当真正演讲的日子来临时,你就能胸有成竹地走向讲台。 一个充分排练过的演讲就能做到有备无患。

成功的演讲者看似都进行腹稿式或发自内心的演讲。 这些演讲并不是逐字逐句背下来的,却是通过精心设计、充分排练和专业支持的。 许多腹稿式演讲者都会使用视觉支持以作为必要的提示,就像将巨大的演讲提纲卡片挂在墙上以使他们自己和听众能够一目了然。

面谈交流

面谈,是指任何有计划的和受控制的、在两个人(或更多人)之间进行的、参与者中至少有一人是有目的的并且在进行过程中互有听和说的谈话。 卡耐基认为面谈是指面对面的正式会晤,不受场地的控制。 面谈的双方必定是一方处于优势,而另一方处于劣势。 如果双方力量对等那就变成了谈判。

我们越来越认识到有价值的沟通对于任何医院而言都是至关重要的。 很少有人会怀疑沟通技能对于个人的价值。 研究发现,平均每个人每天花费约70％的时间参与各种形式的沟通活动。 更具体地说,我们每天花费在沟通上的时间,其中45％用于倾听,30％用来说,16％用来阅读,只有9％用来写作。

最近的研究显示,成人在每天的沟通中一半以上的时间用于倾听他人讲话。 尽管倾听是一种关键的技巧,但是有人研究发现,鲜有人知道如何做更有效。 听与倾听之间的区别是非常大的。 听,只是一种对环境做出被动的物理反应的行为;而倾听,则是包括听、接受、理解、评价以及应答的信息接收过程。 它是一种复杂的沟通技能,是只有通过大量的实践才能被真正掌握的技能。 然而,从公平的角度而言,尽管提高一个人的倾听技能是困难的、严格的、具有挑战性的,但是其回报是相当惊人的。

倾听乃是建立和保持人际关系的重要技能,良好的倾听有四大好处:增长知识、工作成功、人际关系改善和自我保护。 倾听他人这个行为表明了你尊重他,并且关心他所说的话。 如果你表现出对他人说话漠不关心,他们就不愿与你交谈。 这在短期内也许是好的,但从长远来看,对你非常不利的。

出色的管理者常常需要做一些调酒师、出租车司机和辅导员多年来所做的事:花时间专注听某人滔滔不绝地讲问题。 大多数成功管理者往往不是急于给出解决问题的建议或方案，而是鼓励员工自己解决问题。通过认真、仔细地倾听，主管可以就解决方案给予下属一定的指导，从而增加其获得成功的机会，并且大大提高员工解决问题的信心和能力。

最好的想法不总是出自你自己或你的直接下属以及你的同事。通常，你会在你意想不到的地方获得锦囊妙计。它们可能来自你的顾客、你的员工、你的供应商和商业伙伴，有趣的是，还可能来自那些拒绝与你合作的人。如果你真愿意花时间倾听你竞争对手的顾客是怎么讨论你的，你可能会感到十分意外。

人际沟通的一个重要组成部分是非语言沟通，即不经由言语来进行沟通。有些最有意义的沟通既非口头形式也非书面形式。一位大学授课教师正在上课，当他看到学生们在课堂上开始阅读报纸时，无须这些学生的言语就可以判断出他们已经心不在焉。与此类似，当学生们开始收拾自己的书本、纸张和笔记本时，所传达的信息非常明显：下课时间就要到了。一个人的办公室大小或者他的穿着打扮也会向他人传递信息。在各种各样非语言沟通中，我们最为熟知的是肢体语言和语调。

肢体语言指的是传递意义的手势、面部表情和其他肢体动作。当一个人皱眉时，其"所说"的意思不同于微笑所表达的意思。手势、面部表情以及其他姿势能够表达各种情绪或性情，例如攻击性、恐惧、害羞、愉悦以及愤怒等。了解别人肢体动作背后的意思以及学会如何最好地表达你的肢体语言，可以对自身职业提供帮助。

语调指的是个体为表达特定的意思而对某些单词或短语的强调。为了举例说明语调如何改变某个信息的意思，可以假设一名学生向授课教师提出一个问题。这位教师回答："你这是什么意思？"根据该教师回答时的语调，这名学生的反应会有所不同。轻柔、平稳的语调传递出的意思是该教师对这个问题感兴趣，而完全不同于刺耳尖锐、重音放在最后一个单词时的语调所表达的意思。我们绝大多数人认为，第一种语调表明该教师在真诚、饶有兴趣地询问该学生想要表达什么意思，而第二种语调则暗示该教师对这个问题感到愤怒。

要想成为一个有效的、具有同理心的、懂技巧的倾听者，必须参与到对话中，这个过程比听讲座、报告或参加会议时更有效。这个对话过程让你与其他一两个人进行直接对话。为了增加成功的概率，以下是必须不断实践并掌握的五个技巧。

一是重复演讲者所言。在会谈过程中，不断地对演讲者所讲内容进行概述是很有益的。最好用自己的话进行复述。但是为了使他们相信你的确在倾听，你的复述应令他们满意。这样的概述通常以类似这样的语句开始："如果我理解正确，你说的意思是……"或者"换句话说，你是在告诉我……"

二是表明感受。一些管理者会非常关注所说句子的含义，而不是关心赋予该句话的情感。应该尽力去领悟演讲者的情感意图。反映感受的概述可以像这样："你对这件事不是很自信，对吗？"或者"你看上去下了决心要解决这件事情。"

三是表明意思。 对于管理者而言，关注讨论的认知性和逻辑性是非常有益的。目前情况如何，它们是如何组织的，以及它们与正在讨论的主题之间关系如何？ 为表明你对会谈意思的理解，你可以这样说："你说为完成这个项目你需要帮助，我是否可正确理解为你需要额外的支持性人员，特别是在初级阶段？"

四是表明结论。 讨论往往会演变成漫无边际的闲谈，并且还会包含大量与所讨论内容不直接相关的信息。 回顾一下你所同意或归纳过的事情，特别是在会话临近结束时是非常有用的。 反映会话结论的概述可以这样说："因此，考虑到增加的成本和我们其他的需要，我是否可正确理解为你不同意这桩买卖？"

第五是有始有终。 倾听固然重要，有始有终更为重要。 曾经有社会学专家告诫道："一旦你要求反馈，除非你采取措施向你的员工表明你已经仔细听取了他们的意见并且计划采取行动，否则他们将永远不再发言。 如果管理者做不到，那他还不如不要求反馈。"

会议管理

一条被广泛默认的会议规则：永远不要主动召开会议，特别是如果这个会议会兴师动众，耗费大量时间、精力和财力，除非别无选择。 一次正式的会议是当无法通过其他途径完成目标或任务时的沟通备选方法。 换句话说，会议就是在充分考虑并摒弃了其他形式的信息交流后最后一种沟通工具。 专业的会议咨询师提出了人们花费时间、金钱以及精力来筹备会议的六个方面的理由：

为了激励。 例如，一支销售队伍需要在一个高度竞争的销售季节来临之前通过会议的形式获得激励或聆听有关成功销售的经验和方法。

为了教育。 一位投资关系经理可能会与分析师或基金经理会晤以介绍新的增长点、公司战略规划的更新，抑或提出一个新产品系列。

为了消遣。 团队拓展训练经常被安排在某个酒店或会议中心，或者是户外环境中以建立信心和加强团结。

为了倡导。 在新产品上市或品牌延伸之前，将员工召集在一起可能会有助于解释产品特点以及管理者对产品的市场定位。

为了联络。 专业社团和贸易协会的成员经常聚在一起举办研讨会来相互交流、增加共识、获取信息。

为了奖励。 管理层可以通过向员工提供差旅的机会来表达他们的真诚关怀，这些差旅机会通常都会有家人陪伴，并且会在一个令人向往的会议地点（冬天到温暖的地方，夏天到凉爽的地方）。 可以将会议地点选在度假胜地的酒店或主题公园，这样可以将会议的专业目的和社交目的融为一体，只要成本预算合理，可以将娱乐目的也纳入会议议程中。

会议是具有共同兴趣、目的或问题的两个人或多人之间进行有目的的交流互动的集会。当然，许多会议最后既没有目的性也缺乏有效性。尽管如此，还是有一些会议还是有助于解决问题、达成一致意见、提供培训机会、集思广益以及推动医院进步。实际上，许多会议不仅高效，还十分有趣。

人们会为了各种各样的理由举行会议。一般情况下，他们聚集在一起是为了小组的工作，通常称为"任务导向"。为了达到这个目标，与会者通常在会议期间会做两件事：一是向其他人提供情报或信息；二是彼此之间通力合作。也就是说，他们共同回顾、评估、讨论和解决问题，并且对下一步的工作做出决策。如果这些方面对医院至关重要，那么就应该考虑召开一次会议。

大量的研究显示，人们聚集在一起是出于他们寻求归属感的需要，为了自我实现的需要或为了做出某种改变的需要，或者是对沟通、构建关系或分享共同所追求的目标的渴望。除了会议是最佳沟通方式，以下列出了举办会议的另外十个理由：探讨目标、听取汇报、培训人员、解释计划和项目、明确任务及完成任务的方式、提振士气、达成共识、发现或解决问题、集思广益、保持事物的连续性。

无论会议的规模、会期和目的如何，成功的会议取决于以下几个方面：会议目标、会议议程、参会对象、会议安排、会议现场等。

首先，医院会议组织者要考虑的就是将大家召集在一起的目的。会议目标是什么？为什么如此重要？通过面对面的方式（或者通过电话会议）可以达到什么目的，而这些目的是否是通过别的方式不可能达到的？召开会议是为了分享信息、建立关系、做出决策，还是为了解决某个问题？当了解会议目标之后，想想希望产生什么样的结果，并且记录下至少两项：这次会议最理想的结果是什么？你能够接受的最低限度的结果是什么？

其次，尽最大努力以确保会议目标顺利实现。该小组能在规定时间内产生所期望的结果吗？需要做些什么准备？邀请能够帮助阐明目标的人参与进来。

最后，在会议开始时阐述会议的目标和预期结果，确保所有的与会者都理解会议目标，并且愿意为之努力。

制订一份有效的会议议程。它就是议题提纲和每项议题的时间预算。为了制订一份高效的会议议程，你得问自己三个问题：为了实现会议目标，需要在会上做些什么？什么样的交流对与会者来说是重要的？会议一开始需要什么样的信息？

除非出于保密性考虑，否则要想会议成功最好能提前公布会议议程，以便于每个人在会前进行阅读和思考。确保会议通知中涵盖所有相关信息，包括会议主题、议题、发言者、时间、日期、地点以及与会者的具体责任等。如果通过电子邮件发送会议议程，最好要求能够发送回执。如果担心名单上的人是否均能收到电子邮件，可以随后发送纸质通知，如果会议比较重要，打电话确认。

根据与会者出席会议的方便程度来确定会议的时间和日期。 如果会议安排得不够便利，人们怎么可能到会呢？ 虽然不能满足每个人的实际情况，但是应尽可能确保大多数人能够出席会议。 用餐时间通常是能够让大家聚集在一起的好机会，如果主办方提供餐食，很多人还是比较乐意出席的。

选择会议地点与制订会议目标和确定与会者一样重要。 如果人们是为了某种娱乐性的目的或者参加医院的嘉奖会，那么就要仔细斟酌会议地点。 一些小小的细节经常会给你造成麻烦，一定要注意房间的大小、座位的质量和舒适程度、会议桌、投影设备、灯光、温度控制、通风性以及任何会对与会者产生影响的其他方面。 每一件小事，不论是停车安排，还是记录用的铅笔和纸，都会直接影响与会者的感受。 因此，所有这些都值得仔细考虑。

同时，还要考虑诸如交通、地理位置和成本等问题。 与会者通常会询问一些问题，那么需要向与会者提供一个电话号码以便他们遇到问题时可以及时询问。 对于忙碌的管理者来说，在重要会议开始之前能够得到及时的帮助会感到非常欣慰。

公文写作

优秀的公文写作是简单、明了、精炼的。 优秀的写作本身就会让读者把注意力集中在你试图与他们交流的观点和思想上，而不是措辞和表达上。 优秀的写作读起来是一种享受，观点明确，作者的意图不被误解，用来支持观点的证据简单易懂。

写作对绝大多数人来讲，都是一件不容易的事情。 优秀的作品，需要经过仔细思考和反复修改，通常需要经过多年的训练和实践才能完成。 当然，我们在写作时所使用的语言也都是经过认真思考才得出的。 即使对于一些人来说，写作是件难事，但要相信通过努力一定也能做好。

公文写作不太要求原创性思维。 我们可以从那些优秀的公文中吸取好的思想和观点。 优秀写作的原则，是对在学校所学的语法、句法和标点符号规则的补充。 这些原则有助于使写作简洁明了，使观点更具有说服力。

在开始写作前应明确方向，把想要写的重点列一个清单，然后形成一个写作大纲。 如果是写备忘录，那么首先应写概述部分，包括写作目的及内容提要。 然后，在详细叙述和补充资料之前撰写最重要的段落。

避免文字和语句错误。 当读者发现文字错误或者语句错误时就会认为作者是个粗心的或没有受过良好教育的人，这样他们就不会认真关注作者的观点。

对读者的需求做出反应。 在写作之前，要知道读者期望什么、想要什么、需要什么。 如果必须偏离这些原则，那你必须在备忘录中提前说明原因。

确保明确具体。 使用简单、通俗的措辞，避免不必要的表述，避免使用类似"非常""轻微"这样含糊不清的修饰词。 简单的语言和清晰的表述便于理解，有利于增强观点的可信性和说服力。

使用现在时态。 不要从现在时转变为过去时，然后又转到现在时。 选择一种时态，一直坚持用到最后。 尽可能使用现在时以增加写作的即时性。

确保文章是积极的、直截了当的。 使用主动语态，避免被动语态。 通常限制使用"不"等表示否定含义的词语，使文章更具积极性，更加明确。 此外，还应避免较长的修饰词。

使用短句和短段落。 变换句子的长度，以避免整个页面看起来单调乏味。 但是记住，短句子和短段落更容易吸引读者，也更便于理解。

使用人称代词。 多用"我""我们""你"和"你们"，即便是在正式的写作中。 制度性的文件资料可能是无趣的、枯燥乏味的，但是使用人称代词，就能够使文章显得更加热情、有吸引力，更加自然。

区分事件和观点。 不让读者对什么是事件，什么是观点感到迷惑。 在开始写作之前，要确定什么是事件，什么是观点。 要确保全文事件和观点的连贯性。

限制数字的使用，充斥数据的文章是难以读懂的，也很难写。 选择少量的有代表性的数据支持观点，其他的以图表的方式呈现。

要写出好的文章，修改和编辑是至关重要的。 多花时间编辑会使文章更具有客观性，找出和删除与事实不相符的错误、排版错误、文字错误、语句错误以及标点符号错误。

在文章开头，开门见山地阐明主要观点，而后可以以单独段落对观点做进一步的阐述。 先写指导后写理由；先写答案后写解释；先写结论后写细节；先写解决方案后写问题。

大多数公文的结尾都比较简单。 但是如果是为了劝说他人，那么可以以预测、呼吁或暗示等方式来构建强有力的结尾。 当涉及情感时，可以表达良好祝愿来优雅结尾。 如果读者有任何疑问，你可以给予帮助，并鼓励他打电话或回信。

以下三条建议有助于更加有效地组织写作内容：

第一，使用主标题和副标题。 文章以多种形式呈现有助于读者对大致内容快速了解，你可以在日常报告、建议书甚至是公文写作中使用主标题和副标题，以吸引读者或起到拆分较长复杂段落的作用。

第二，保持短小精悍。 每个段落保持在四五个句子。 针对列表和指令，尝试使用短段落，通过增加空白使阅读更加容易。

第三，避免在第一段的表述中就给人以堆砌感。 第一段是公文写作中最重要的段落，不要在这一段中无休止地提及以前的通信、报告、管理性文件或其他文件，从而浪费这一段的影响力。 将最重要的观点放在文章开头表达。

电子沟通

信息技术的发展似乎是把双刃剑，一方面使我们更有效率，另一方面却侵蚀了我们的时间。根据电脑使用习惯调查，一个信息处理员整天坐在电脑前，查看电子邮件超过 50 次。在美国，每年超过 6500 亿美元的损失来自员工受到干扰和注意力分散。

管理者现在必须依赖越来越多的非语言和视觉信息来做出判断。他们跨越时区并与分布在各地的群体和团队一起工作。有位员工说："如果你每天收到 35 份电子邮件，那么这意味着在你放完 3 天假回来，将有超过 100 份电子邮件需要处理。"为了有效处理电子邮件，以下列出一些建议。

承认问题的存在。据统计，白领每个星期平均花费 3 小时用于清理垃圾邮件。如果你花费更多的时间，说明需要改进。

少发少收。如果少发邮件，就会减少收件箱回复邮件的总量。仔细考虑是否真的需要起草一份或回复所有收到的邮件。

不要随意抄送。想清楚抄送名单，如果它们全部被回应，邮箱会积压成什么样子？当使用邮件名单回复信息时，确保只回复给发送者，而不是整个名单。

选择主题，任何主题都行。一些人总喜欢让主题栏空着，这令接收人很为难，因为接收者不仅仅是出于好奇心去打开陌生人的邮件。选择一个与内容相关的主题可以促使人们打开邮件并快速做出回应。

回复前考虑清楚。如果及时回复邮件，会让读者留下你会快速答复的印象，从而他们每次都会有这样期望。关于回复的古老法则很简单：当天回复电话；三天内回复邮局邮件。如果人们期望快速得到回应，而你却拖拖拉拉，那么他们就会很不高兴，所以如果事情紧急，那就打电话告诉他们。如果对于刚刚收到的邮件内容感到非常难过、生气或愤怒，那么等一天或至少几个小时再进行回复。这样可能避免说出令自己后悔的话。

对每封邮件进行处理。如果邮件不重要或不相关，那么删除它；如果需要对有些邮件做出回复，那么应决定是当时回复还是等有时间或获得相关信息之后再回复。如果养成建立邮件夹的习惯，就能把每一封邮件放入邮件夹，以及时清空收件箱。养成定时查看邮件的习惯，比如，早晨的第一件事就是查看邮件，然后午饭后查看一次，以及回家前再看一次。

重视写作规范。虽然电子邮件比起信函更像是聊天，但是不要在写给别人的邮件中犯低级的错误，如别字、漏掉标点符号或是不规范的书写。邮件越具有条理性且意思越清晰，读者就越清楚你的意图。

媒体应对

与那些报道医疗行业以及自己医院的新闻媒体保持一个积极、坦诚的关系绝非易事，但非常重要。无论在顺境还是逆境中，几乎很少有管理人员能够不需要应对媒体而获得成功的职业生涯。

记者，无论他们是受雇于电视台、报社、杂志社、广播电台，还是互联网门户网站，都被培养为具有与他人交谈及挖掘具有新闻价值的故事的能力，这些故事会激发观众和读者的兴趣和好奇心。这是他们超出别人的能力，也是医院管理者们在面对媒体时所感到压力的原因。媒体关系应对专家发现，记者在其专业领域训练有素，大多数都相当擅长在提问过程中循循善诱以寻求具有新闻价值的故事。然而，鲜为人知的是医院院长和管理人员往往还面对其他的人，那些他们尊重但并不惧怕的人，其中许多人掌握更多的信息，并且为提出那些棘手的问题而做了充分的准备。

在信息和媒体高度发达的今天，危机无时无刻不伴随着医院。清华大学公共管理学院危机管理课题组、零点调查和中国惠普有限公司共同对企业危机管理现状进行调查，结果显示：内地45.2％的企业处于一般危机状态，40.4％的企业处于中度危机状态，14.4％的企业处于高度危机状态，这就意味着有一半以上的企业处于"十面埋伏"之中。

企业事故、意外、灾难，如食品中毒、化学成分超标、保健品闹出人命案、爆炸等等都会有大量媒体关注和炒作。一则负面报道往往就会使企业成为社会舆论注目的焦点。一个负面消息的传播往往足以抵消上万次正面的报道和广告。媒体现在已成为一种巨大的、医院必须认真面对的力量。

很遗憾的是，现在许多医院危机来临时采取的应对措施大部分都不太妥当：第一是对有关负面舆论不屑一顾，懒得回应，认为身正不怕影子斜。第二是简单否认。第三是封堵、遮掩，通过各种手段阻止媒体报道。第四是"鸵鸟政策"，遇事躲起来，心存侥幸，蒙混过关。第五是推卸责任，指责他人和消费者，使本来可能化解的危机不断地升温。第六是与媒体对抗。这些都是由于不懂媒体规则、不了解患者心理而采取的错误的不明智的举动，无助于解决问题。

在现在媒体高度发达的背景下，医院过去的宣传模式、宣传策略已不能适应发展的需要，医院应有更为有效的应对手段和系统。经验和教训告诉我们，新闻发言人机制是避免媒体炒作、消除谣言、引导舆论、树立医院正面形象的一个非常有效的手段。

建立新闻发言人机制的几大优点：可以为媒体的报道定调，防止不必要的猜测甚至谣言；确保新闻和信息的权威性和一致性；以面对面的方式，对待公众和传媒，更易建立公信力；在一个集中的时间内向媒体说明情况，可以缓解新闻媒体、公众咨询的压力；由新闻发言人第一时间出来说话，可避免把医院院长首先直接推到前台，保留更大的回旋余地。

在决定是回应记者的采访要求还是召开一个新闻发布会时，以下是一些基本的建议。

如果一名记者找到你并要求你回答一系列问题，包括有关医院、医院服务或者医疗行业等，那你首先应该尽量收集一些基本的信息，如记者身份，他的服务单位，该记者发稿截止日期。然后要求给予一定的时间以收集信息、征求他人意见，并制订接受采访的决策方案。

如果存在以下情况，就不要接受采访：你不相信记者；不清楚这个新闻故事的发展方向或意图；记者试图通过高压或讹诈等手段强迫你与其合作；新闻故事存在很大的负面性，而你不希望你或医院的名字与有关该故事的报道牵扯在一起。

记住，如果不参加采访，就失去用自己的视角阐述故事的机会，或者失去为医院澄清事实的机会。当然，如果真切地认为不会受到记者或新闻机构的公平对待，那么完全可以以一个公民或员工的权利不接受采访。这样做的优点在于可以避免自己的言论会被错误引用或断章取义，避免自己成为该不适宜的故事的一部分。

✤ 人力资源

人力资源是医院重要的资源，是保证所有医疗服务项目开展的前提，是保障医疗服务质量的核心。拥有了优秀的、高素质的人才队伍，也就意味着拥有了高水准的医疗服务水平和更强的行业竞争能力。

人力资源的概念是由管理学大师彼得·德鲁克在1954年出版的《管理的实践》一书中首次提出的。他认为人力资源是一种可以通过激励机制开发利用的特殊资源，能够为企业带来更好的经济效益。

医院人力资源指在医院中拥有一定知识、技术的人员的总和，他们运用智力、体力劳动为医院目标的实现贡献自己的价值。

医院人力资源包括如下三层含义：第一是医院人力资源是医院存在的前提和基础，是拥有一定数量具有智力和体力的劳动人口，即医院的员工。第二是医院人力资源包含了医院所有的劳动人口的智力和体力，即医院全体员工的各种劳动能力。第三是医院人力资源所拥有的劳动能力能够为组织创造出价值，即医院员工可以为医院目标的实现做出贡献。

医院人力资源除了具有一般人力资源的特点外，还具有鲜明的行业特征。医疗服务的专业性和复杂性，决定了从事医疗服务的人员必须具备临床专业知识与技能，除此之外，还要拥有人际沟通、协调、应急等能力，以及心理、法律等学科的知识与技能。

从事医疗服务的人员不但需要系统的专业知识与技能，更需要丰富的临床经验，而这些能力的取得是需要一定的时间的，因此，相对其他行业的人力资源，医务人员的培养时间更长。除了医学生在校学习时间普遍长于其他专业外，在岗医务人员还需要不断进行知识更新，临床经验的积累也需要漫长的时间。只有经过长期、持续的专业知识、技能的学习与经验积累的医务人员才能胜任这种高度专业的工作。漫长的培养周期也决定了医院人力资源的高培养费用及高时间成本。

疾病本身具有种类繁多、复杂的特点，加之服务对象个体状况的多样性，医学对许多疾病的认识还很有限，这使得医务人员在提供医疗服务时面临许多不确定因素，以及许多已知或未知的风险。而在面对重大疫情、自然灾害等突发公共卫生事件时，医务人员的责任、工作强度和压力也是巨大的。

医疗服务的复杂性与连续性，决定了医疗服务的提供者必须通过明确分工与有效协作才能够完成，如患者手术要通过医生、护士、麻醉师、药剂师等不同岗位专业人员的共同协作才能完成。

医院人力资源服务的对象是人，所提供的医疗服务关系人的生命与健康，医务人员的责任心、知识与技能水平与患者的安全和诊疗效果息息相关，因此，医务人员承担着巨大的社会责任和对公众救死扶伤的义务。

医务人员属于高知群体，他们接受过良好的专业教育，拥有明确的职业理想，对人生价值的实现具有很高的追求，因此，他们对自己所从事的专业具有很高的忠诚度，也更加注重个人成长与发展。

医院人力资源管理未来发展趋势：医院人力资源管理逐步从行政事务性管理、现代人力资源管理转变为真正意义上的战略性人力资源管理；随着医院人力资源管理职能的扩大化与丰富化，医院对人力资源管理者的专业素质要求也越来越高；医院人力资源管理系统信息化水平将不断提升，以满足医院复杂的人力资源管理系统高效运行的要求；创建高绩效工作体系将成为医院人力资源管理实践最具价值的探索；医院将越来越关注医务人员的压力管理，并逐步实施员工心理援助计划。

目前，新生代员工是指出生于 20 世纪 90 年代和 21 世纪初的年轻人。他们大部分都是独生子女，个性自我、张扬、不安于目前状况是他们的标签。如今他们已经登上了职业的舞台，成为中国医院不可或缺的一份子，已经或正在成为医院发展的中坚力量。怎样更好地实现新生代员工与医院的匹配，最大限度地发挥其潜能，已经成为医院管理者不得不面对的新课题。在工作场所中，新生代员工的特点主要表现在以下方面。

多数员工更乐于投身于创新活动，同时相信自己的领导能清晰地描绘出组织的发展前景。但是，与年长员工相比较，新生代员工无论对工作的满意度，还是对医院的满意度和忠诚度都显著较低。在调查中，约一半的新生代员工说，只要其他医院提供更好的福利待遇和发展机会，他们就会选择跳槽。

传统的职业观念认为员工应对医院忠诚，医院应为员工提供工作保障。而新生代员工持有多变的职业观念，他们渴望尝试不同的职业领域，同时认为医院的责任是为员工提供职业发展机会，他们更看重医院是否能培育员工具有"可转移"的竞争能力。

他们渴望有所成就，强烈期望得到社会的认可，更热衷于具有挑战性的工作，把攻克难关看作一种乐趣、一种体现自我价值的方式。他们期望得到更好的发展机会、更高的待遇、弹性化的工作岗位、持续的学习机会，重视医院是否公平地对待自己，而且希望自己对时间和精力的投入马上见到成效。也许新生代员工与年长员工在某些需求上是相似的，但不同的是，他们会更主动、更直接地向组织提出自己的要求。

他们不会因为职务级别而尊重自己的上司或公司前辈，甚至有时会藐视权威。他们看重上司是否具有良好的个人修养与领导能力，更看重上司能否帮助自己获得职业发展的机会。此外，他们厌烦烦琐的决策过程，喜欢公司领导能快速、明确地做出决策。

他们乐意在工作中利用高科技设施带来的便利，而且通常对自己的工作表现和技能比较自信。但是，他们在工作中通常缺乏耐心，缺乏与不同背景员工打交道的能力，缺乏沟通、倾听、时间管理等方面的技巧。

他们讨厌重复性的工作，希望从事有挑战性、有趣味性的工作。如果管理人员希望年轻员工严格按照职务描述书履行职责，那通常是不切实际的，因为这些年轻员工可能每隔一段时间就希望改写自己的职务描述书。在很大程度上，他们是任务导向的，但前提是他们认同医院所分配的任务，并认为这些任务是重要的、有价值的。

他们不希望因为繁忙的工作，牺牲自己与亲友相聚的机会，以及自己在休闲、爱好、社交、教育等方面的享受与追求。他们有时会表现出与年龄不符的成熟一面，有时又会在工作和生活中过度依赖自己的父母或朋友。此外，他们无意关心职场"政治"，例如，不太关心医院高层的人员变动，不会主动留在办公室加班，也不会特意与上司的家属搞好关系等。

智联招聘发布的一份调查报告称，90后已经不再仅仅追求高薪酬、高职位，在理想雇主的构成要素中，排在大学生最看重的前三位依次是："对员工的尊重""和谐的内部人际关系""公平公正的用人原则"。

企业单纯依靠薪水留住人才的时代已经一去不返。报告显示，在过去十年间，员工对于好雇主的要求发生了巨大变化。2011—2012年，"对员工的尊重"这一项没有进入前五位，而2013—2014年提升到第二位，2015年更是跃居榜首。

虽然调查结果显示"90后"员工爱尊重胜过爱薪酬，但并不表示他们不看重薪酬，而是在有好薪酬的基础上还要求一种平等的关系，这种要求平等的诉求对企业既有的有主次上下的管理模式造成了巨大冲击。

员工招聘

医院员工招聘是指医院根据工作的需要，通过一定的程序和方法，寻找、选拔符合要求的人员到医院工作的过程。

医院员工招聘是医院获取所需人才的途径。通过招聘活动，医院可以宣传组织文化，提升医院形象；可以广开"才"源，吸纳优秀人才的加盟，为组织增加新生力量，提高医院核心竞争力。员工招聘工作是医院人力资源管理的重要内容，招聘过程的科学性与规范性，直接关系到人才甄选的准确性、招聘成本及招聘效率。医院员工招聘工作必须科学化、规范化。招聘程序主要包括如下五个步骤：

第一步，制订招聘计划。招聘计划要根据医院人力资源规划及未来人力资源在数量上、质量上、结构上的供需状况来制订。招聘计划的主要内容有：部门、职位、数量、时间、条件、薪资标准等。

第二步，选择招聘的渠道和方式。招聘渠道包括内部招聘和外部招聘两种。内部招聘是指通过医院内部员工的工作调整来补充岗位所需人员的过程，主要通过工作调换、轮岗和职位提升等形式来实现；外部招聘是医院通过报纸、电视等传统媒体，以及网络电子等新媒体发布广告的形式进行招聘，近年来，校园招聘、引荐招聘已成为外部招聘的重要渠道。

第三步，人员招募。各种招聘方式和渠道都有自己的优缺点，因此，医院要根据职位对人才的需求特点，对招聘渠道进行准确的定位，可以选择一种或多种招聘渠道和方式来实施人员的招募过程。

第四步，甄选和录用。甄选和录用的过程包括如下程序：根据招聘标准，审核应聘者的材料，对符合条件的应聘者进行初选；对符合条件的人员进行专业素质测试，包括笔试、面试、心理测试等；确定录用者名单；办理相关录用手续。

第五步，招聘评估。人员招聘结束后，医院人力资源管理部门要对整个招聘过程进行评估，以总结经验与教训；对录用的人员也要进行跟踪评估考核，以考查其工作绩效，检验招聘工作的有效性，也可以根据新员工的工作情况进行职位的进一步调整。

培训辅导

医院员工培训对医院的发展具有重要的意义。 通过培训可以提高医院自身的竞争力；提高医院对内外部环境变化的适应性；满足员工自身发展的需求；有利于培养与传播医院文化，提升医院的凝聚力。 因此，员工培训越来越受到各级医院领导者的高度重视，通过员工培训来提升医院的核心竞争力已成为各级医院的主流做法。

医院员工培训是指医院通过对员工进行一系列有计划、有组织的学习活动，让员工获得完成其岗位工作所需要的专业知识与技能，进而提高员工现在或将来的工作绩效的过程。 医院员工培训具有战略性、全员性、专业性、层次性、实用性、长期性、实践性等特点。 在医院培训中，培训需求、培训计划、培训实施、培训评估构成了培训工作的全过程。

按照培训对象来划分，医院员工培训可分为管理人员培训、技术人员培训、辅助人员培训和全员培训。 管理人员培训的主要内容有：先进的管理理念、管理方法、管理技术、国家相关法律法规、国家卫生方针政策、卫生发展战略、方案解读等；技术人员培训的主要内容有：专业基础理论与技能、新技术、新进展等；全员培训的主要内容有：医院文化、规章制度、医疗相关法律法规、医疗风险管理、医患沟通艺术等。

按照在职时间来划分，医院员工培训可分为岗前培训、在职培训、离职培训。 岗前培训是指对新员工所进行的培训，培训内容一般包括对医院概况的介绍、医院相关的规章制度介绍等；在职培训的内容要依据实际工作的需要来确定；离职培训是医院为了帮助即将离职（包括退休）的员工获取再就业能力或适应未来退休生活的一种培训。

按照培训地点来划分，医院员工培训可分为医院内部培训和医院外部培训两种。医院内部培训主要是通过工作轮转（如新员工轮岗）、工作带教（以老带新）等方式进行；外部培训是员工脱离工作岗位外出进修、短期培训或学术交流等。

医院员工培训流程包括：培训需求分析；培训计划制订；培训方案实施；培训效果评价等。

培训需求分析也称为确定培训需求点，它是确定培训目标、培训内容、培训方式的重要依据。 培训效果在很大程度上取决于培训需求分析是否准确。 培训需求分析可以从岗位任职者个体层次、工作层次、组织层次三个层面进行。

在培训需求分析中要明确的问题有：为什么要培训？ 谁（人员或岗位）需要培训？ 需要培训什么？ 如何培训？ 什么时间培训？ 在哪儿培训？ 培训的成本是多少？

医院在培训需求确定之后，接下来就要根据培训需求制订培训计划。 培训计划包括的主要内容有：培训目标、培训原则、培训对象、培训地点、培训时间、培训形式、培训师资、培训组织人、考评方式、培训经费预算等。

培训方案实施是对培训计划的具体落实。培训实施由准备阶段、实施阶段、总结阶段三个部分构成。医院相关部门要按照实施工作的日程安排，组织、协调、安排培训前、培训中、培训后的各项工作，并在资源保障、人员调配、培训现场控制等方面做好应急准备工作。

培训评估是对培训有效性进行系统、全面的评价过程。评估培训的方法有很多，最为经典的是柯氏四级培训评估模型。柯氏四级培训评估模型是从"反应""学习""行为"和"结果"四个层次对培训效果进行评估。反应评估主要是考核学员对培训项目的反应，即学员对培训内容、培训方法、培训条件、培训师资的看法，通过对这个层面的评估，了解学员对本次培训的总体反应和感受；学习评估主要是评估受训人员对原理、技能、态度等培训内容的理解和掌握程度；行为评估主要考查受训人员培训后在实际岗位工作中行为变化情况，以判断所学知识、技能对实际工作的影响；结果评估是上升到了组织的高度，即判断培训是否对组织有具体而直接的贡献，该层面的评估内容是一个组织培训的最终目的。

职业生涯

现代人力资源管理的目标是最大限度地满足员工与组织发展的双向需求。医院作为知识密集型组织，绝大多数员工接受过良好的教育，拥有自己的职业理想，以及实现自我价值的强烈愿望，因此，医院要根据员工的职业愿望与组织发展的需要，针对员工的专长、个性特征，以及医院实际工作的需要，和员工一起制订职业生涯规划。在实施职业生涯规划的过程中，医院要尽量为员工提供其成长所需的各种条件，使员工能够在组织为其搭建的职业平台上努力工作，逐步实现员工与医院的共同发展。

职业生涯是指人的一生中与工作相关的活动、行为、态度、价值观、愿望等的有机整体，是一个完整的职业发展过程。职业生涯包括五个阶段，分别是职业准备阶段、职业探索阶段、职业确立阶段、职业中期阶段、职业后期阶段。

职业生涯规划是指从满足员工个人需求与组织发展需求出发，对员工工作及职业发展道路进行科学的设计与实施，最终实现员工与组织共同发展的目标。

职业生涯管理是从个人角度出发，是指个人对自己想要从事的职业所做的规划，并为这个目标积累学识、经验、资源的过程；从组织角度出发，是指组织帮助员工设计适宜的职业发展道路，并对其进行指导、督促、支持的过程。

医院人员职业生涯管理的主要内容包括：对员工个人进行职业生涯规划方面的教育与辅导；帮助员工（主要是技术人员和管理人员）制订职业生涯发展规划；在员工实施职业生涯规划的过程中提供资源上、工作平台上的支持；对照员工职业发展规划中每个阶段性目标的实现情况进行评估、修正与指导。

员工激励

人的潜能是巨大的，但是能够被利用和发掘出来的潜能总是冰山一角。因此，医院应该在全面了解组织与员工的基础上，努力为人才的成长创造一个良好的制度、资源环境，并为他们提供多种发展机会，使医院中的每一个人都能够拥有施展才华的舞台；人力资源管理部门及各层管理人员应综合运用科学、适宜的方法不断激发员工的工作热情，使全体员工都能够自觉地为实现医院发展目标而不懈努力。

医院人员激励是指医院通过文化、经济、管理等方法，来满足员工工作、生活需要，最大限度地激发员工的工作热情与创造性，发掘其潜能，为更好地实现医院目标而采取的管理活动。

医院只有通过建立合理的激励机制，采取有效的激励措施，才能起到吸引人才、凝聚人心、激发潜能、提高组织绩效的作用。医院人员激励应该遵守公平公正性、适宜性、时效性、多样性、连续性的原则。

医院绝大多数为知识型员工，因此，医院应该根据知识型员工的特点来制订适宜的激励策略。医院员工激励的方式一般包括文化激励（价值观、社会责任感）、工作激励（工作挑战性、成就感）、薪酬激励（绩效工资、奖励工资）、组织激励（成长的机会、参与管理决策）等，在工作实践中，经常将各种不同的激励方式联合起来综合运用。

在医院中，即便同为知识型员工，也会由于家庭背景、受教育程度、经济条件、价值取向、个性特征等方面的差异，在工作生活方面对组织有着不同的需求。因此，人力资源管理部门在制订人力资源相关政策时，应该充分考虑到不同层次（高、中、低）、不同类型（技术人员、管理人员、工勤人员）人员对组织的期望，并以此为依据，制订适宜的激励策略。

心理援助

员工心理援助又称员工帮助计划（简称 EAP）。它是由医院为员工设置的一套系统的、长期的福利与支持项目。通过专业人员对组织的诊断、建议和对员工及其直系亲属提供专业指导、培训和咨询，旨在帮助解决员工及其家庭成员的各种心理和行为问题，提高员工在医院中的工作绩效。员工心理援助起始于 20 世纪 50 年代，最初的对象是"二战"老兵。直到 20 世纪 70 年代，它才被应用于企业。1971 年，在美国洛杉矶成立了一个员工心理援助的专业组织，即国际员工心理援助协会的前身。这一机构的最初目标是为了帮助员工解决酗酒等不良行为问题。

员工所关注的主要问题通常包括以下内容：一是个人生活，包括健康问题、人际关系、家庭关系、经济问题、情感困扰、法律问题、焦虑、酗酒、药物成瘾及其他相关问题；二是工作问题，包括工作要求、工作中的公平感、工作中的人际关系、欺负与威吓、家庭与工作平衡、工作压力及其他相关问题。

截至 1994 年，世界财富 500 强中，有 80％以上的企业建立了员工心理援助项目。日本企业在应用员工心理援助时创造了一种被称为"爱抚管理"的模式。一些企业设置了放松室、发泄室、茶室等，来缓解员工的紧张情绪；或者制订员工健康修改计划和增进健康的方案，帮助员工克服身心疾病，提高健康程度；还有的是设置一系列课程进行例行健康检查，进行心理卫生的自律训练、性格分析和心理检查等。

在过去的十年中，社会经济环境发生了翻天覆地的变化。同样，医疗机构也面临了空前绝后的压力和需求，更加沉重的工作量、更长的工作时间，所有的这一切都需要员工亲自来处理。不可避免的，这些持续的压力对每一个组织和个人都会带来一定的影响。

湖北省首家医务人员心理咨询室——"阳光屋"，在武汉大学人民医院建立。医务人员遇到困难、有所困惑或心灵遭受创伤时，可在此接受心理疏导。

一张做工精致的桌子，两把柔软的沙发，几幅漂亮的油画，让这间不大的房间显得温馨宁静，医务人员置身其中，可放松心情、诉说烦恼，这就是"阳光屋"。"医务工作者是一个特殊群体，除了每天面临高强度、压力大的工作，还要长期面对疾病、痛苦甚至死亡等负能量，较易出现心理问题。但很多医务人员在遇到烦恼、受到委屈时无处倾诉，告诉家人怕家人担心，告诉外人又恐泄露隐私，这就造成他们心理长期压抑，如果得不到有效缓解和释放，不仅会危害医务人员自身健康，更影响对患者的态度甚至治疗。所以，我们产生了这样一个想法：为医务人员提供一个说说话的地方，让他们苦有地方诉、泪有地方流。"

员工心理援助咨询在分析和寻求问题的解决方案上给予帮助，同时也对由此产生的个案管理起到了辅助作用，但并不包括长期的心理治疗。此外，一位单独的员工心理援助咨询师并不擅长对众多专业问题的解决。考虑到这一点，员工心理援助服务也包括了转介给其他专业服务机构或专业人员（如精神科医师、诊所心理学家、律师和其他健康管理人员等）。

完整的员工心理援助包括：压力评估、组织改变、宣传推广、教育培训、压力咨询等几项内容。具体地说，可以分成三个部分：第一是针对造成问题的外部压力源处理，即减少或消除不适当的管理和环境因素；第二是处理压力所造成的反应，即情绪、行为及生理等方面症状的缓解和疏导；第三，改变个体自身的弱点，即改变不合理的信念、行为模式和生活方式等。

如今，员工心理援助已经发展成一种综合性的服务，其内容包括压力管理、职业心理健康、裁员心理危机、灾难性事件、职业生涯发展、健康生活方式、法律纠纷、理财问题、饮食习惯、减肥等各个方面，全面帮助员工解决个人问题。 解决这些问题的核心目的在于使员工从纷繁复杂的个人问题中得到解脱，管理和减轻员工的压力，维护其心理健康。

安全健康

医院工作人员面临着大量潜在的健康与安全威胁因素，包括但不限于：

生物危险因素，通过接触病人或病人体液，医院工作人员可能感染细菌、病毒、霉菌或寄生虫等生物性致病因子，例如人类免疫缺陷病毒、万古霉素耐药肠球菌、耐甲氧西林金黄色葡萄球菌、乙型肝炎病毒、丙型肝炎病毒、结核分枝杆菌等等。

化学危险因素，医院内的药物、溶液和气体等不同形式的化学物质，可以导致人体系统的毒性损害或刺激性损伤，例如环氧乙烷、甲醛、戊二醛、麻醉废气，以及细胞毒性药物，包括氨基甲基叶酸、5－氟尿嘧啶、6－巯基嘌呤、环磷酰胺、氮芥、喷他脒和利巴韦林等。

心理危险因素，医院内很多与工作或工作环境相关的因素或情况可以造成或加重医护人员的精神紧张、情感焦虑和（或）其他各种人际冲突，例如压力、工作场所暴力、倒班、人员编制不足、工作负荷过重、病人敏感度增加等。

物理危险因素是指能够引起人体组织创伤的工作环境因子，例如放射线、激光、噪音、电流、极端温度、工作场所暴力等。

环境与设备危险因素是指在工作环境中遇到的可以引起或加重医护人员的事故性损伤、工作性劳损或不舒适的种种因素，例如羁绊物、不安全的设备、污染的空气、湿滑的地板、狭窄的空间、零乱拥堵的工作场地或通道、强行的用力、笨重的姿势、局部的接触应力、震动、极端温度、重复而单调的动作、抬运病人等。

所以，医院的各类工作人员，尤其是工作在临床第一线的医护人员，必须高度重视自我安全防护，在工作过程中警觉地识别各种危险因素，排除环境中的不安全行为和不安全条件，为病人及其亲属，同时也为自己创建一个安全的工作环境。

⚜ 绩效管理

有效的绩效管理能够引导医院员工改进自己的行为，发挥主观能动性，提高工作绩效，全面提高医院的运行效率和服务水平。 适当地评价医院工作绩效，可以了解医院面临的机遇和挑战，促进医院构建内部有效的管理制度，提高医院工作效率，增强医院综合竞争力。

绩效是一个含义相当宽泛的名词。一般认为是成绩和效果的综合，成绩强调工作与学习的主观评价，效果则是工作与学习所造成的客观后果及影响。

医院是运用医学科学和技术，对患者、特定人群或健康人群提供医疗、预防、保健和康复等服务，以诊疗疾病、救治患者、保证人民群众健康为主要目标的医疗机构。世界卫生组织将此类机构定义为"致力于医疗行动的组织、机构和资源"。明确将绝大多数人获得良好健康，对人们健康期望的反应性和筹资公平性作为医院绩效目标，并希望通过管理，提高公平和效率、资源筹措，达到提高绩效、降低死亡率、减少危险因素、以健康发展为中心的战略目标。还明确将健康期望寿命、反应指数、卫生筹资公平性指数、目标完成率和总绩效作为整个医疗系统绩效评价的五大技术指标。

医院作为一个非营利组织，其绩效评价与企业有很大的不同，主要表现为缺乏个人利益存在、缺乏提高效率的竞争机制、缺乏利润这样显示最终业绩的敏感指标。对医院绩效评价，国内外学者多强调相关要素的定性描述、运作效率、效益与成本的定量评估、多维度认同性等定性定量综合评价。对社会效果和社会效益的衡量，对经济效益、效果的平衡，都会成为医院绩效的主要内涵。

医院绩效受医院利益相关者和评价主体多元的影响，决定了多层次、多维度的医院绩效具有多元性。患者、医院员工、医院管理者、政府、医保支付者等不同的医院利益相关者，对医院绩效的关注点不同。患者期望医院提供价廉、质优、便捷的医疗服务，对医疗费用、质量、就医流程更为关注；医院员工更关注自身价值的体现，包括工作能力提高、良好的发展机会、职称职务的晋升、薪酬收入水平；医院管理者多关注医院社会效益与经济效益平衡、保持可持续发展、医院人财物的利用效率、医疗质量和患者安全保证；而政府对患者满意度、医院国有资产的保值增值和良性运作、为患者服务的技术水平、医学教育和科研等都会有明确的要求。

总之，医院绩效管理可以定义为是医院相关利益者，从社会效益、经济效益、医疗服务公平性和可及性、医疗质量、成本费用、医院发展等多维度对医院总体效益和业绩的分析。

绩效管理与传统绩效考核的区别：传统绩效考核是依据既定的标准，通过一套正式的结构化制度和系统的方法来评定和测量员工对职务所规定职责的履行程序，以确定其工作成绩的一种管理方法。而绩效管理则是为了达到医院的目标，通过持续的沟通和规范化的管理，不断提高员工和组织绩效、提高员工能力和素质的过程。绩效考核只是绩效管理的一个环节，是对绩效管理前期工作的总结和评价，并非绩效管理的全部。

绩效考核是运用管理学、经济学、数据统计等，采用特定的指标体系对医院、科室、员工一定时期内的社会效益、运营状况、工作质量和效率进行考核分析，做出全面、公正、准确的综合分析。

绩效管理就是对员工、科室或部门的行为及结果按照设置的目标进行规划，并通过绩效评价，对照标准进行对比分析，对其在一定时期内的过程、行为和结果进行考查、评定、奖励及其相关的培训和改进，以此建立激励与约束机制，促进管理不断改善，实现医院战略目标。

医院的绩效管理是对医院、科室和部门以及员工，通过制订目标和评价标准，通过组织实施、考核评价、培训改进、奖惩激励，最终达到战略目标的一系列相关活动过程。医院的绩效管理，不仅应包括医院医疗质量、运行效率，还应满足患者和医院员工的期望和需求，并以提高医院核心竞争力、可持续发展能力为目标。

医院绩效管理一般分为四个步骤：绩效计划、绩效评价、绩效改进、绩效激励。

医院绩效计划也称为绩效规划，是由医院管理者与科室、部门及员工共同设计制订的绩效计划。绩效计划是根据医院和部门的战略目标制订的一个相应的行动计划，并有具体的评价指标。医院的规章制度、诊疗常规、奖惩制度、工作条例等均属此范畴。

医院绩效计划制订后，应对各部门和员工进行绩效计划的培训辅导，使每个部门和每个员工都知道"做什么？如何做？"培训辅导的主要内容有：医院和部门绩效管理目标的详细解读；绩效计划中的规范、制度、条例的具体内容；绩效实施过程中，针对各部门和员工的管理业绩情况进行指导性辅导，以增强对绩效管理的认知，使绩效目标的实现更为准确可行。

绩效评价是在科学合理的绩效计划的基础上，根据可及可靠原则制订的评价指标，对绩效的形成过程和结果进行评定。医院的绩效评价可采取月评、季评和年度评价等办法，短期评价和长期评价结合，常规评价和随机评价相结合。

绩效改进是指在绩效评价性反馈的基础上，被评价的医院、部门和员工，针对存在的问题，寻找原因，"对症下药"。应该由医院管理者、部门和员工共同分析，针对制度、流程上的纰漏和问题，从规章制度、规范流程上重新修订，达到切实可行的改进效果，从而进入新一轮的绩效管理过程，实现绩效管理的螺旋式发展和持续改进。

绩效管理具有获得良性激励的有效作用。绩效评价结果，必然与医院的评优、晋升、奖金分配、干部聘任、资源分配等挂钩，才能达到营造关注绩效、不断改进、持续提高的氛围。绩效激励必须与医院的战略相结合，根据绩效的优良中差，体现出绩效差异主导的激励层次，要精神激励与物质激励相结合、长期激励与短期激励相结合，实现个体绩效激励与医院绩效发展的一致。

在医院绩效评价的目标、原则及其相应的理论指导下，形成多种医院绩效评价指标体系，并在实践应用中形成多种医院绩效评价模式。

目标管理模式是由医院的行政管理或办医主体，以目标责任书形式提出管理目标，然后定期考核。该模式曾被作为我国事业单位最常用的工作考评方法。该评价模式具有管理目标明确，对单个医院个性化管理的特点，但也带来目标结果指标过于单一、全面综合性不够、过程管理缺乏等不足。

应该将目标管理模式和其他评价方法相结合，将目标管理模式的关键环节以绩效评价为指标进行量化和细化，构建以目标为导向的医院绩效评价体系是其发展方向。目标管理模式的要点是绩效目标与医院发展战略的一致性，目标评价实现的真实性和可靠性，以及目标评价时整个医院绩效提高的影响力和促进作用。

关键绩效指标模式就是把医院的评价简化为几个关键指标的考核，把医院绩效的关键绩效指标进行标准比较。在一定程度上，关键绩效指标就是目标管理法与"二八定律"的有效结合。

关键绩效指标模式的优点是标准明确，易于评价，通过内部流程的关键参数的设置、取样、计算、分析，来衡量绩效的一种目标或量化管理指数，可明确各部门职责，做好绩效管理。关键绩效指标模式的缺点是标准制订难度较大，对指标的具体性、可衡量、可实现、相关性和时限性的要求较高。

平衡计分卡是指一种战略管理、业绩评价模式，是将组织战略目标逐层分解转移为各种具体的相关平衡的绩效评价指标，并对这些指标的实现状况进行补贴时段的评价，为战略目标的完成建立可靠的执行基础。

医院绩效评价平衡计分卡的应用，是以医院绩效信息为基础，将医院社会效益与经济效益结合，效益、效率与成本结合的战略目标，与科室、职能部门的绩效驱动因素结合，动态实施各部门目标的管理系统，制订与目标紧密联系的、体现科室和部门绩效贡献的工作量、服务质量、财务指标。

薪酬是员工作为劳动关系中的一方，向用人单位提供劳动后所获得的各种形式的回报，是用人单位支付给员工的劳动报酬。薪酬对于员工来说具有保障、激励、调节等功能，对于医院来说，具有吸引员工、留住员工、控制成本、强化医院文化、支撑医院战略实施、促进医院可持续发展的作用。

薪酬分为经济性薪酬和非经济性薪酬两种类型。经济性薪酬包括基本工资、绩效工资、奖励工资、津贴、福利、保险等；非经济性薪酬包括工作的多元化、挑战性，培训机会、发展机会、良好的工作氛围等。

医院人员薪酬管理是在医院发展战略的指导下，以效率、公正、合法为基点，对薪酬的支付原则、薪酬策略、薪酬水平、薪酬结构等进行确定、分配和调整的动态管理过程。

医院薪酬管理主要包括薪酬体系设计和薪酬日常管理两个方面。

科学、有效的薪酬管理，是医院吸引、留住员工的重要手段，也是医院获取竞争优势的重要源泉。因此薪酬的外部竞争力与内部的公平性是影响医务人员工作态度、工作方式、工作绩效的重要因素，甚至会影响到他们与医院长期合作的意愿。因此，医院应在总体发展战略的统领下，与时俱进地构建有竞争力的薪酬体系，使员工生存有保障、生活有尊严、工作有干劲、事业有追求。

医院薪酬体系设计包括对薪酬水平和薪酬结构的设计。影响薪酬体系设计的因素有医院文化、社会政治与经济环境、竞争对手的薪酬政策、员工对薪酬制度的期望等。在进行薪酬设计时要遵循战略、公平、竞争、激励、经济、合法的原则。

国家要求公立医院实行岗位绩效工资制度。岗位绩效工资由岗位工资、薪级工资、绩效工资和津贴补贴等四个部分构成，其中岗位工资和薪级工资为基本工资，基本工资执行国家统一的工资政策和标准。绩效工资的分配要以综合绩效考核为依据，突出服务质量、数量，要强化岗位、突出业绩，注重向优秀人才及高科技含量、高风险和关键岗位倾斜，并合理拉开差距，同时也要妥善处理好医院内部各部门之间、各类人员之间的分配关系，防止差距过大。国家要求员工个人绩效工资要严格按照其工作质量、工作数量、职业道德等综合考核结果发放，严禁与业务收入直接挂钩。

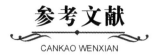

参考文献

CANKAO WENXIAN

1.张中南.唤醒护理［M］.北京：光明日报出版社，2013.

2.池宇翔.品牌科室［M］.广州：广东人民出版社，2013.

3.张鹭鹭，王羽.医院管理学［M］.2版.北京：人民卫生出版社，2014.

4.梁万年.卫生服务营销管理［M］.北京：人民卫生出版社，2013.

5.朱恒鑫.现代医院经营策略［M］.北京：清华大学出版社，2015.

6.刘宇.美国医院管理［M］.北京：光明日报出版社，2016.

7.芮苏敏.卓越的医院管理——美国国家质量奖案例［M］.北京：中国标准出版社，2006.

8.陈春花.管理的常识［M］.修订版.北京：机械工业出版社，2016.

9.陈春花.经营的本质［M］.北京：机械工业出版社，2013.

10.陈春花.激活个体：互联时代的组织管理新范式［M］.北京：机械工业出版社，2015.

11.魏庆国，王舜睦.医疗机构绩效管理［M］.台北：华杏出版股份有限公司，2009.

12.姜学林，李晓波，郁申华.患者学［M］.上海：第二军医大学出版社，2007.

13.李庆功.临床风险管理［M］.北京：人民卫生出版社，2009.

14.王冬，黄德海.非营利性医院的企业式经营：向长庚医院学管理［M］.北京：化学工业出版社，2014.

15.周萍.济世有道：解析台湾长庚医院"合理化"管理［M］.北京：清华大学出版社，2015.

16.中国医院协会.三级综合医院评审标准实施指南（2011年版）［M］.北京：人民卫生出版社，2011.

17.张宗久.中国医院评审实务［M］.北京：人民军医出版社，2013.

18.梁铭会.医院患者安全目标手册［M］.北京：科学技术文献出版社，2013.

19.陈进堂，陈佳琪.医疗平衡计分卡［M］.北京：科学技术文献出版社，2017.

20.张英.医院人力资源管理［M］.广州：广东人民出版社，2011.

21.魏华林，金坚强.养老大趋势［M］.北京：中信出版社，2014.

22.郭清.中国健康服务业发展报告2013［M］.北京：人民卫生出版社，2014.

23.文学国，房志武.中国医药卫生体制改革报告（2014—2015）［M］.北京：社会科学文献出版社，2014.

24.方鹏骞.中国医疗卫生事业发展报告2015：中国公立医院改革与发展专题［M］.北京：人民出版社，2016.

25.黄晓琳，燕铁斌.康复医学［M］.北京：人民卫生出版社，2013.

26.李小寒，尚少梅.基础护理学［M］.北京：人民卫生出版社，2008.

27.姜乾金.医学心理学［M］.北京：人民卫生出版社，2010.

28.李鲁.社会医学［M］.3版.北京：人民卫生出版社，2007.

29.罗伯特·卡普兰，大卫·诺顿.平衡计分卡——化战略为行动［M］.刘俊勇、孙薇，译.广州：广东经济出版社，2014.

30.罗伯特·卡普兰，大卫·诺顿.战略地图［M］.刘俊勇、孙薇，译.广州：广东经济出版社，2016.

31.罗伯特·S.卡普兰，戴维·P.诺顿.组织协同——运用平衡计分卡创造企业合力［M］.博意门咨询公司，译.北京：商务印书馆，2010.

32.罗伯特·卡普兰，戴维·诺顿.战略中心型组织：经典版［M］.上海博意门咨询有限公司，译.北京：北京联合出版公司，2017.

33.罗伯特·卡普兰，戴维·诺顿.平衡计分卡战略实践［M］.上海博意门咨询有限公司，译.北京：中国人民大学出版社，2009.

34.金特，邓肯.医疗机构战略管理：第7版［M］.王艳冬，冯丽萍，译.北京：北京大学医学出版社，2016.

35.彼得·德鲁克，弗朗西斯·赫塞尔本，琼·西德尔·库尔.德鲁克经典五问：历久弥新的领导智慧［M］.鲍栋，刘寅龙，译.北京：机械工业出版社，2016.

36.利奥纳多·L.贝瑞，肯特·D.赛尔曼.向世界最好的医院学管理［M］.张国萍，译.北京：机械工业出版社，2009.

37.托比·科斯格罗夫.向世界最好的医院学经营：克利夫兰诊所的经营之道［M］.科特勒咨询集团（中国），译.北京：机械工业出版社，2015.

38.美国医疗机构评审国际联合委员会.美国医疗机构评审国际联合委员会医院评审标准：第6版［M］.郿忠，蒋宋怡，译.北京：中国协和医科大学出版社，2017.

39.瓦拉瑞尔·A.泽丝曼尔，玛丽·乔·比特纳等.服务营销：第6版［M］.张金成，白长虹，杜建刚，等，译.北京：机械工业出版社，2015.

40.詹姆斯·A.菲茨西蒙斯，莫娜·J.菲茨西蒙斯.服务管理：运作、战略与信息技术：第7版［M］.张金成，范秀成，杨坤，译.北京：机械工业出版社，2013.

41.詹姆斯·S.奥罗克.管理沟通：以案例分析为视角［M］.康青，译.北京：中国人民大学出版社，2011.

42.斯蒂芬·P.罗宾斯，玛丽·库尔特.管理学［M］.11版.孙健敏，李原，黄小勇，译.北京：中国人民大学出版社，2012.

43.加里·德斯勒.人力资源管理［M］.刘昕，译.12版.北京：中国人民大学出版社，2012.

44.斯蒂芬·P.罗宾斯，蒂莫西·A.贾奇，组织行为学［M］.14版.孙健敏，李原，黄小勇，译.北京：中国人民大学出版社，2012.

45.埃里克·托普.未来医疗［M］.郑杰，译.杭州：浙江人民出版社，2016.

46.谢利·泰勒.健康心理学：第7版［M］.北京：中国人民大学出版社，2012.